Ronald Thomschke

50 Workouts gegen Rückenschmerzen

Verspannungen lösen, Muskeln aufbauen, Körperhaltung verbessern

riva

Bibliografische Information der Deutschen Nationalbibliothek
Die Deutsche Nationalbibliothek verzeichnet diese Publikation in der Deutschen Nationalbibliografie. Detaillierte bibliografische Daten sind im Internet über http://dnb.de abrufbar.

Für Fragen und Anregungen
info@m-vg.de

Wichtige Hinweise
Dieses Buch ist für Lernzwecke gedacht. Es stellt keinen Ersatz für eine individuelle medizinische Beratung dar und sollte auch nicht als solcher benutzt werden. Wenn Sie medizinischen Rat einholen wollen, konsultieren Sie bitte einen qualifizierten Arzt. Der Verlag und der Autor haften für keine nachteiligen Auswirkungen, die in einem direkten oder indirekten Zusammenhang mit den Informationen stehen, die in diesem Buch enthalten sind.

Ausschließlich zum Zweck der besseren Lesbarkeit wurde auf eine genderspezifische Schreibweise sowie eine Mehrfachbezeichnung verzichtet. Alle personenbezogenen Bezeichnungen sind somit geschlechtsneutral zu verstehen.

Originalausgabe
5. Auflage 2026

Türkenstraße 89
80799 München
Tel.: 089 651285-0

Redaktion: Susanne Schneider
Umschlaggestaltung: Manuela Amode
Bildnachweis: Illustrationen auf dem Umschlag und im Innenteil: evoletics – ein Produkt der science on field GmbH
Layout: Meike Herzog, www.alpsee-design.de
Satz: Daniel Förster, Belgern
Druck: Florjancic Tisk d.o.o., Slowenien
Printed in the EU

ISBN Print 978-3-7423-1865-7
ISBN E-Book (EPUB, Mobi) 978-3-7453-1587-5

Wir produzieren nachhaltig
www.m-vg.de

Weitere Informationen zum Verlag finden Sie unter

www.rivaverlag.de

Beachten Sie auch unsere weiteren Verlage unter www.m-vg.de

Inhalt

Rückenschmerzen – Ursachen und Therapie

1

Unser Rücken – ein komplexes System

Sie sind weitverbreitet und fast jeder hat schon einmal Bekanntschaft mit ihnen gemacht: Rückenschmerzen. Ihre genaue Ursache ist nicht immer geklärt, was mit daran liegt, dass es unterschiedliche Gründe für ihr Auftreten gibt. Wenn es im Rücken zwickt und zwackt und dieser sensible Bereich Schmerzen verursacht, dann ist es hilfreich, sich ein wenig gründlicher mit der Anatomie des Rückens auseinanderzusetzen und mögliche schmerzauslösende Ursachen genauer unter die Lupe zu nehmen.

Der Rücken ist ein komplexes System aus Gelenken, Muskeln und Bändern, das regelmäßig bewegt und ausgeglichen beansprucht werden möchte. Die Realität im Alltag sieht bei vielen Menschen aber anders aus. Beruflich wird sie geprägt durch zu häufiges und zu langes Sitzen, langes Stehen in der gleichen Position und gebeugte Körperhaltungen. Auch in der Freizeit findet kein entsprechender Bewegungsausgleich statt. Wir sitzen im Auto oder im Bus, im Café und vor dem Fernsehgerät oder blicken mit nach vorn und unten geneigtem Kopf auf das Smartphone. So verbringen wir durchschnittlich acht Stunden am Tag. Der Bewegungsmangel senkt nicht nur den Kalorienverbrauch, fördert Übergewicht und erhöht das Risiko von Folgeerkrankungen des Herz-Kreislauf-Systems, sondern lässt auch die Muskulatur verkümmern mit unangenehmen Folgen wie Verspannungen, Einschränkungen der Beweglichkeit und Schmerzen. Treten Beschwerden häufig auf, mindern sie unsere Lebensqualität. Auf Dauer können Schmerzen zum Beispiel im unteren Rücken oder im Schulter- und Nackenbereich chronisch werden.

Auch wenn wir berufsbedingt meist keine andere Wahl haben, so können wir unter anderem versuchen, kleine Bewegungseinheiten in den Berufsalltag zu integrieren. Wir können zu Fuß oder mit dem Fahrrad zur Arbeit kommen, beim Telefonieren aufstehen und Sitzpositionen regelmäßig ändern. Außerdem benötigt unser Körper ein regelmäßiges Ausgleichstraining zur beruflichen Tätigkeit, das die Muskelaktivität fordert, die Muskeln ausgeglichen belastet, den Energieumsatz steigert und positiven Einfluss auf die körperliche Leistungsfähigkeit hat.

Bereits zwei Trainingseinheiten pro Woche für den Rücken und die stabilisierende Muskulatur können nach fünf bis sechs Wochen regelmäßigem Training die Körperstabilität verbessern, die Muskelkraft steigern, die Beweglichkeit fördern und dadurch die Häufigkeit und Intensität von Rückenbeschwerden lindern.

Spezifische und unspezifische Rückenschmerzen

In Deutschland gehören Rückenschmerzen zu den häufigsten Beschwerden und im Gegensatz zu vielen anderen Erkrankungen sind bereits viele junge Erwachsene betroffen. Den spezifischen und oftmals auch unspezifischen Rückenbeschwerden liegen die unterschiedlichsten Ursachen zugrunde.

Zu den spezifischen Beschwerden gehören unter anderem Bandscheibenvorwölbungen, Bandscheibenvorfälle, Wirbelverletzungen durch Unfälle oder rheumatische Erkrankungen. Bei über 80 Prozent der Betroffenen sind jedoch keine spezifischen Ursachen nachweisbar, die Rückenschmerzen werden als unspezifisch eingeordnet. Ein klassisches Beispiel für einen unspezifischen, plötzlich auftretenden Rückenschmerz ist der Hexenschuss. Hervorgerufen wird dieser häufig durch ruckartige Bewegungen und das Heben von Gegenständen. In Magnetresonanztomografie- (MRT-) und Röntgenaufnahmen ist ein Hexenschuss nicht sichtbar. Demzufolge werden die Symptome meist medikamentös oder physiotherapeutisch behandelt. Problematisch in diesem Zusammenhang ist, dass die Schmerzen nach der Behandlung häufig zurückkehren und, über einen längeren Zeitraum betrachtet, einen chronischen Verlauf nehmen können. Doch wie so oft gibt es zwei Seiten einer Medaille. Die positive Nachricht in diesem Fall lautet: Bei der Diagnose unspezifischer Rückenschmerzen kannst du immer selbst aktiv werden.

Ursachen unspezifischer Rückenschmerzen

Unspezifische Rückenschmerzen können unter anderem durch folgende Faktoren ausgelöst werden:

- Bewegungsmangel und lange, nahezu ununterbrochene Sitzzeiten
- Fehlbelastungen durch unbewegtes Sitzen oder Stehen, gebeugte oder verdrehte Körperpositionen
- Einseitige und/oder schwere körperliche Arbeit
- Schwache Rumpfmuskulatur
- Falsches Training
- Sportliche Überlastungen
- Psychische Belastungen im beruflichen oder familiären Umfeld
- Übergewicht

Eine ausgeglichene Muskelentwicklung und gesunde Knochen bilden die Grundlagen für einen leistungsfähigen Rücken. Ohne Muskulatur, Sehnen und Faszien (Bindegewebe) bleibt der passive Bewegungsapparat (Knochen, Gelenke, Bandscheiben, Bänder) starr. Muskeln und Faszien müssen regelmäßig trainiert und beansprucht werden. Ohne mechanische Belastungen werden Muskeln abgebaut und Faszien verlieren an Elastizität. Die aus Bewegungsmangel resultierende Kombination aus schwacher Muskulatur und unelastischen Faszien gilt als häufigste Ursache für Rückenschmerzen.

Aufbau der Wirbelsäule

Der Rücken wird maßgeblich von der Wirbelsäule geformt, die aus einer Reihe von Einzelwirbeln gebildet wird und, von der Seite betrachtet, in einer Doppel-S-Kurve schwingt. Diese besondere Konstruktion federt alle Bewegungen ab, balanciert sie aus und erlaubt schließlich den aufrechten Gang des Menschen.

Die fünf Abschnitte der Wirbelsäule

Die menschliche Wirbelsäule besteht aus 24 einzelnen Wirbeln sowie dem Kreuzbein und dem Steißbein. Sie lässt sich in fünf Abschnitte unterteilen, denen eine feste Anzahl von Wirbeln zugeordnet wird: sieben Halswirbel, zwölf Brustwirbel, fünf Lendenwirbel. Die einzelnen Wirbel sind durch Bandscheiben miteinander verbunden, die für die Beweglichkeit der Wirbelsäule sorgen. Die Wirbel im Bereich der Lendenwirbelsäule sind besonders groß und stabil, da sie mehr Gewicht tragen müssen. Von unten nach oben betrachtet nimmt die Größe und Stärke der Wirbel ab. Kreuz- und Steißbein bestehen aus verschmolzenen Wirbeln, die jeweils einen Knochen bilden.

Funktion und Versorgung der Bandscheiben

Die zwischen den einzelnen Wirbeln liegenden Bandscheiben dienen als Stoßdämpfer beim Laufen und Springen und ermöglichen vielfältige Bewegungen. Wir können uns nach vorn, zurück und zur Seite neigen und den Oberkörper drehen. Da die Bandscheiben durch eine Knorpelschicht an den Wirbeln fixiert sind, verhindern sie gleichzeitig, dass sich die Wirbel verschieben. Damit unsere Bandscheiben lange funktionsfähig bleiben, brauchen sie regelmäßig Bewegung und Belastung. Bei Belastung verlieren sie Flüssigkeit und zugleich an Volumen. Bei Entlastung wird der Flüssigkeitsverlust ausgeglichen, die Bandscheiben werden wieder dicker. Dieses System garantiert gesunde Bandscheiben, indem Stoffwechselprodukte abtransportiert und Nährstoffe sowie Sauerstoff zugeführt werden. Lang anhaltender Druck durch dauerhaftes Sitzen stresst die Bandscheiben und behindert die Zufuhr von Nährstoffen. Auch eine Entlastung und Schonung des Rückens behindert den Flüssigkeitsaustausch in den Bandscheiben und lässt zudem die Stützmuskulatur verkümmern. Wenn du dich ausreichend bewegst und gezielt Muskeln aufbaust, unterstützt du deine Bandscheiben, indem du ihre Nährstoffversorgung gewährleistest, und entlastest deine Wirbelsäule.

Funktionelle Einheit von Beinen, Becken und Wirbelsäule

Wirbelsäule und Beine sind indirekt über das Becken miteinander verbunden. Funktionell betrachtet bilden sie eine Einheit, die Muskelbewegungen und -kräfte überträgt und über ein Nervengeflecht vereint wird. Für einen gesunden, starken Rücken und eine stabile Wirbelsäule ist es notwendig, die Hüftbeugemuskulatur sowie die Gesäß- und Oberschenkelmuskulatur in das Training zu integrieren. Warum das so ist, erfährst du im folgenden Kapitel.

Aufbau der Rückenmuskulatur

Die Rückenmuskulatur gehört zu den Skelettmuskeln des Rumpfes und sorgt für dessen Beweglichkeit. Da die gesamte Rückenmuskulatur aus mehreren Schichten besteht, kann sie bei genauer Betrachtung grob in zwei Gruppen unterteilt werden.

Oberflächliche Rückenmuskeln

Wer häufig ins Fitnessstudio geht und seinen Körper mittels Krafttraining an Maschinen fordert, trainiert zum großen Teil nur die Oberflächenmuskulatur. Sie liegt direkt unter der Haut und dem Fettgewebe, kann gezielt angesteuert und durch ein regelmäßiges Training auch gut sichtbar gemacht werden. Zu diesen Muskeln gehören unter anderem der Trapezmuskel im Bereich des Nackens und oberen Rückens, der breite Rückenmuskel, der den gesamten Rücken unterhalb der Schulterblätter bedeckt, sowie die Rautenmuskeln, die unterhalb des Trapezmuskels die Schulterblätter am Rumpf fixieren. Die Muskeln dienen unter anderem der Skelettbeweglichkeit, verbinden die Wirbelsäule mit den Armen und dem Brustkorb und stabilisieren die aufrechte Haltung.

Tiefe Rückenmuskeln

Beim Maschinentraining werden die tief liegenden (autochthonen) Rückenmuskeln kaum beansprucht. Auch findet keine Schulung von Gleichgewicht, Koordination und Beweglichkeit statt. Die autochthone Rückenmuskulatur verläuft rechts und links der Wirbelsäule vom Becken bis zum Kopf. Sie besteht aus vielen einzelnen Muskeln, die in ihrer Gesamtheit als Rückenstrecker (*Musculus erector spinae)* bezeichnet werden. Die Muskeln bilden ein verzweigtes Verspannungssystem, halten Kopf und Wirbelsäule aufrecht und ermöglichen Beugungen, Drehungen und Seitneigungen des Rumpfes. Da die tiefen Rückenmuskeln nicht willentlich angespannt und direkt trainiert werden können, sind sie bei vielen Menschen nur schwach ausgebildet. Die Oberflächenmuskulatur muss demzufolge Aufgaben der tief liegenden Stützmuskulatur mit übernehmen. Sie ist jedoch für diese Aufgaben nicht entwickelt, ermüdet sehr schnell und reagiert mit Verspannungen. Viele Rückenprobleme sind auf eine schwache autochthone Rückenmuskulatur zurückzuführen. Wird sie gestärkt, trägt sie maßgeblich zu einem schmerzfreien Rücken bei.

Das Training der tief liegenden Muskeln erfolgt immer zusammen mit dem Training der Oberflächenmuskulatur, erfordert jedoch besondere Voraussetzungen. Du kannst mit Kurzhanteln oder dem eigenen Körpergewicht trainieren, Übungen im Einbeinstand, Ausfallschritt oder auf instabilen Unterlagen, zum Beispiel mit dem Gymnastikball, absolvieren. Je komplexer die Übungen sind, desto mehr Muskeln und Gelenke werden beansprucht und desto größer ist auch der Einfluss auf das Fasziengewebe. Das beste Rückentraining besteht somit aus Workouts, die den ganzen Körper kräftigen, die Wirbelsäule stabilisieren, die Bandscheiben entlasten, Beweglichkeit und Koordination fördern.

Muskuläre Disbalancen

Bei Bewegungen arbeiten immer zwei Muskeln – Agonist und Antagonist – zusammen. Der Agonist, auch Spieler genannt, kontrahiert und verkürzt sich, während sich der Antagonist als Gegenspieler streckt. Wird zum Beispiel der Bizeps am Oberarm angespannt, beugt sich der Arm über den Ellenbogen. Der Gegenspieler, in diesem Fall der Trizeps, muss sich strecken. Damit sich der Bizeps wieder strecken kann, muss der Trizeps aktiv werden. Er kontrahiert, der Bizeps kann sich entspannen. Alle weiteren an der Bewegung beteiligten Muskeln werden als Synergisten bezeichnet.

Gegensätzlich arbeitende Muskeln sollten kräftemäßig ähnlich ausgebildet sein. Ist das nicht der Fall und die muskuläre Disbalance erreicht einen bestimmten Grad, können Fehlhaltungen und Beschwerden auftreten. Einen Rundrücken oder eine vorgeschobene Kopfhaltung kannst du selbst im Spiegel erkennen, Nacken- und Rückenverspannungen sind spürbar.

Der moderne Lebensstil fördert muskuläre Disbalancen. Allgemeiner Bewegungsmangel und langes Sitzen gehören zu den häufigsten Ursachen für die Ausbildung muskulärer Ungleichgewichte. Ein klassisches Beispiel liefert die Hüft-Becken-Region, da hier zahlreiche Muskeln optimal zusammenarbeiten müssen. Während die Hüftbeugemuskulatur und die Rückenstreckmuskulatur im unteren Rücken das Becken kippen und ins Hohlkreuz ziehen, arbeiten die Bauch- und Gesäßmuskulatur sowie die Muskeln an der Oberschenkelrückseite dagegen und sind dafür verantwortlich, das Becken aufzurichten.

Insbesondere die Bauchmuskulatur als direkter Gegenspieler der Rückenstreckmuskulatur hat Einfluss auf die Stärke der Hohlkreuzbildung. Untrainierte und durch langes Sitzen geschwächte Bauch-, Gesäß- und Beinmuskeln können ihre Funktionen nur noch bedingt ausüben. Dies kann zu einer verstärkten Krümmung der Lendenwirbelsäule nach vorn führen und in der Folge dauerhafte Schmerzen und eine verstärkte Unbeweglichkeit im unteren Rücken hervorrufen. Demzufolge gehören Übungen zur Kräftigung der Bauch-, Gesäß- und Oberschenkelmuskulatur zum Rückentraining. Nur so kannst du Disbalancen vermeiden.

Die Workouts im Detail

Wie bereits erläutert, werden Rückenschmerzen am häufigsten durch schwache Muskeln und muskuläre Disbalancen infolge von Bewegungsmangel und Fehlhaltungen hervorgerufen. Eine gut ausgebildete und regelmäßig trainierte Muskulatur schafft die Grundlagen für einen schmerzfreien Rücken. Dabei solltest du nicht nur die Rückenmuskulatur trainieren, sondern das Rückentraining in ein Ganzkörpertraining integrieren. Der Rücken und die Körperhaltung werden von der Muskulatur des gesamten Körpers beeinflusst. Die 50 Rücken-Workouts ermöglichen dir ein abwechslungsreiches und individuelles Kräftigungstraining und ergeben in ihrer Gesamtheit einen perfekten Mix aus Rücken- und Ganzkörpertraining, Mobilisation und Entspannung. Sie können jederzeit und an fast jedem Ort ausgeführt werden.

Trainingsorganisation: Zirkel- und Stationstraining

Du kannst dein Training in zwei verschiedenen Organisationsformen durchführen: Stations- und Zirkeltraining. Für die Rücken-Workouts kommen beide Formen zum Einsatz.

Beim Zirkeltraining werden mehrere unterschiedliche Übungen mit kleinen Pausen hintereinander ausgeführt. Die Rücken-Workouts nach dem Zirkelprinzip enthalten fünf bis neun Übungen, die mit 20 oder 30 Sekunden Pause hintereinander absolviert werden. Die Belastungszeit liegt zwischen 30 und 60 Sekunden. Die Zeit wird pro Übung oder Seite angegeben, alternativ dazu eine Wiederholungsanzahl. Nach dem Zirkeldurchlauf wird eine Pause von drei bis fünf Minuten eingelegt, dann startet ein zweiter oder dritter Zirkel. Vor den Workouts nach dem Zirkelprinzip solltest du ein kleines Aufwärmprogramm ausführen. Nutze dazu einfache Übungen wie Ausfallschritte, Kniebeugen, Anfersen, einen Kniehebelauf auf der Stelle oder einen Treppenlauf, um die Körpertemperatur zu erhöhen, die Durchblutung anzuregen und das Nervensystem zu aktivieren. Oder stelle dir Übungen aus den Bereichen Mobilisation und aktives Faszientraining zusammen. Dehnen fördert die Muskelentspannung. Ich empfehle dir, nach der letzten Zirkelrunde oder am folgenden Tag ein Dehnprogramm auszuführen. Suche dir dazu Übungen aus dem gleichnamigen Übungsteil aus.

Beim Stationstraining werden alle Trainingssätze einer Übung mit kurzen Pausen nacheinander ausgeführt, bevor es zur nächsten Übung geht. In der Regel sind zwei Sätze pro Übung ausreichend, da mehrere Rückenübungen absolviert werden. Nach dem ersten Satz einer Übung wird eine kleine Pause eingelegt, bevor der zweite Satz mit gleicher Dauer oder Wiederholungsanzahl startet. Ein Satz umfasst immer auch die Durchführung auf beiden Seiten, sofern das die Übung erfordert.

Nach dem Satztraining organisierte Workouts enthalten in der Regel Übungen aus der Mobilisation und dem aktiven Faszientraining. Die Übungen dienen der Erwärmung und Gelenkmobilisation und trainieren gleichzeitig das Fasziengewebe. Abschließend werden Dehnübungen zur Muskelentspannung ausgeführt – teilweise ohne Pause direkt nacheinander.

Wie du richtig trainierst

Die Qualität der Übungsausführung ist für deinen Trainingserfolg von enormer Bedeutung. Nur die technisch korrekte Ausführung gewährleistet ein sicheres und zugleich effektives Training.

- Spanne zur Stabilisierung der Wirbelsäule und zur Vermeidung einer übermäßigen Hohlkreuzbildung bei jeder Übung die Bauch- und Gesäßmuskulatur an.
- Führe alle Bewegungen immer langsam und kontrolliert aus. Vermeide Bewegungen mit Schwung.
- Achte darauf, dass deine Schultern entspannt bleiben und du sie nicht hochziehst.
- Halte während der Übungsausführung den Nacken gestreckt.
- Achte bei allen Übungen im Stand auf eine stabile Position.
- Je anstrengender eine Übung für dich ist, desto mehr Sauerstoff benötigt dein Körper. Vermeide unbedingt Pressatmung. Als einfache Regel gilt: Atme in der Belastungsphase aus und in der Entlastungsphase ein.

Unabhängig von der technischen Ausführung der Übungen gibt es einige weitere Aspekte, die du beachten solltest, um langfristig Erfolge zu erzielen:

- Nur ein regelmäßiges Training führt zum Ziel, und wer Erfolge sehen will, muss seine Komfortzone verlassen.
- Wähle Workouts, die deinem Leistungsstand entsprechen, dich aber nicht unterfordern.
- Die angegebenen Schwierigkeitsgrade dienen der Orientierung. Abhängig vom Trainingsstand, der Tagesform oder von vorhandenen Beschwerden wirst du einzelne Übungen als schwieriger oder leichter bewerten.
- Setze regelmäßig andere Reize und wechsle zwischen den Workouts, damit sich deine Muskeln nicht an die Belastung gewöhnen.

Equipment für die folgenden Trainingseinheiten

Die Workouts enthalten Übungen mit Kleingeräten, aber auch ohne. Für die Übungen am Boden empfehle ich dir eine weiche Unterlage wie eine Yoga- oder Gymnastikmatte. Die Matte gibt dir bei Bodenübungen einen festen Halt und verhindert das Rutschen von Händen und Füßen. Als Kleingeräte kommen Kurzhanteln und Gymnastikbälle zum Einsatz.

Kurzhanteln

Sie werden zwar hauptsächlich im Krafttraining verwendet, kommen aber auch im Gesundheits- und Rehasport sowie bei Aerobic zum Einsatz: Kurzhanteln. Bei den in den Workouts vorgestellten Übungen reichen kleine Gewichte unterhalb von drei Kilogramm aus. Höhere Gewichte solltest du erst dann verwenden, wenn du die Übungen technisch korrekt ausführen kannst. Als Alternative zu den Kurzhanteln eignen sich mit Wasser gefüllte Flaschen.

Der Gymnastikball – ein Trainingsgerät für alle Muskeln

Für das Training der großen Muskelgruppen sowie der tief liegenden Rücken-, Bauch- und Beckenbodenmuskulatur eignet sich hervorragend der Gymnastikball. Bei den Übungen mit dem Ball musst du ständig das Gleichgewicht halten und seine Bewegungen ausgleichen. Das schult nicht nur den Gleichgewichtssinn und verbessert die Koordination, das Balltraining wirkt sich auch positiv auf die Gelenkstabilität und Beweglichkeit aus.

Die Workouts

2

1 Sanftes Rückenprogramm 1 ohne Geräte für Einsteiger

1 2 3

Trainingsdauer: 20 Minuten
Equipment: Gymnastikmatte
Trainingsmethode: Satztraining

	Übungen	Belastungszeit/ Wiederholungen	Pause in Sek.	Sätze	Intensität	Seite
1	Ellenbogenkreisen vorwärts und rückwärts	10 Wdh.		1	1	118
2	Seitbeugen im Kreuzschritt mit Nachfedern	3 Wdh. pro Seite		1	1	119
3	Rotation im Ausfallschritt	5 Wdh. pro Seite	30	2	2	121
4	Dynamische Schulterbrücke	30 Sek.	30	2	1	124
5	Seitlicher Unterarmstütz auf Knie	30 Sek. pro Seite	30	1	2	126
6	Rumpfheben in Bauchlage	30 Sek.	30	1	2	128
7	Dehnung unterer Rücken, Schultern und Brust	30 Sek.	15	2		141
8	Dehnung Brust- und seitliche Bauchmuskulatur	30 Sek. pro Seite		1		140
9	Dehnung Hüftbeuger	30 Sek. pro Seite		1		140

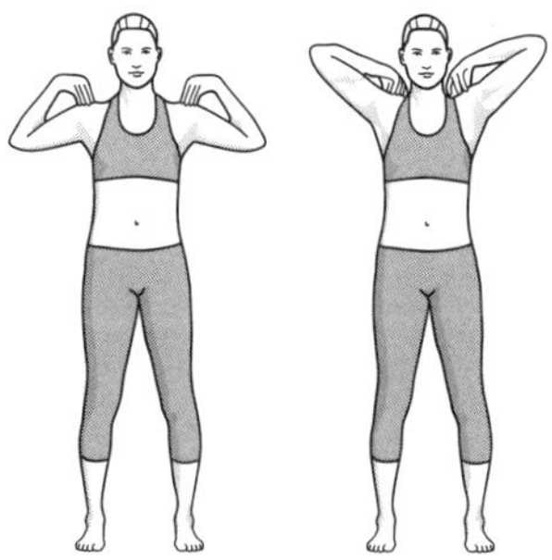

1 Ellenbogenkreisen vorwärts und rückwärts

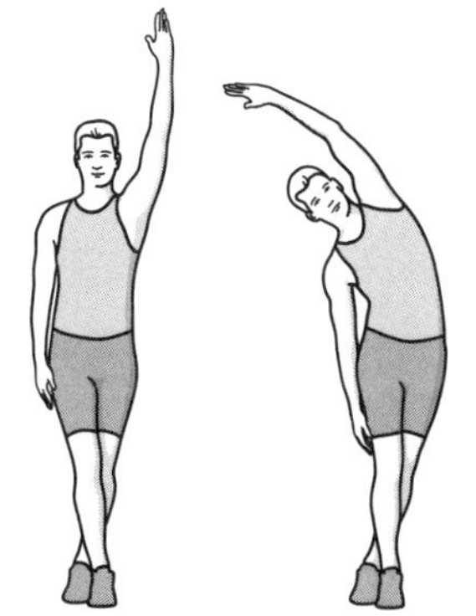

2 Seitbeugen im Kreuzschritt mit Nachfedern

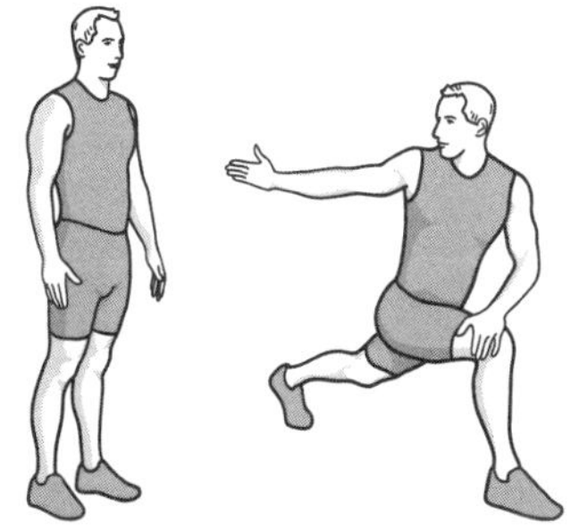

3 Rotation im Ausfallschritt

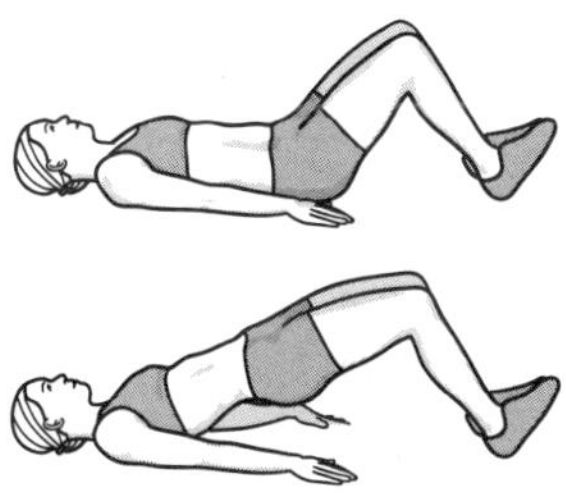

4 Dynamische Schulterbrücke

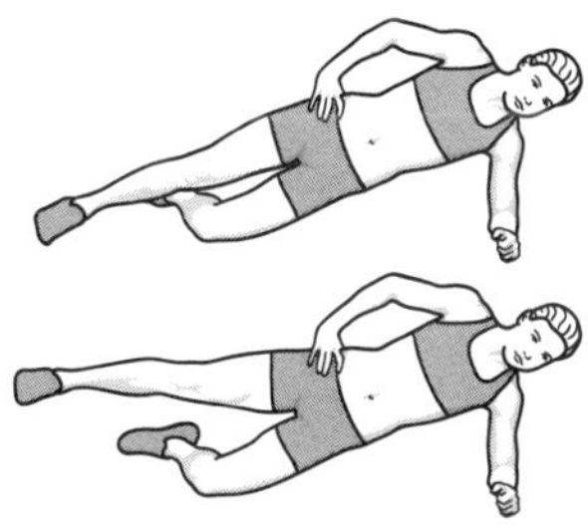

5 Seitlicher Unterarmstütz auf Knie

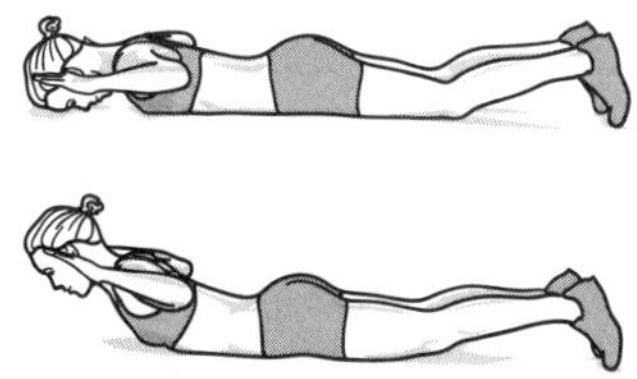

6 Rumpfheben in Bauchlage

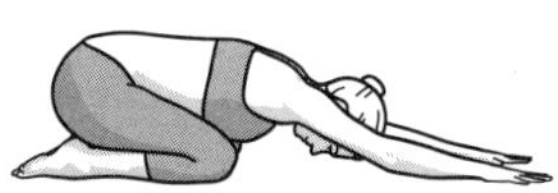

7 Dehnung unterer Rücken, Schultern und Brust

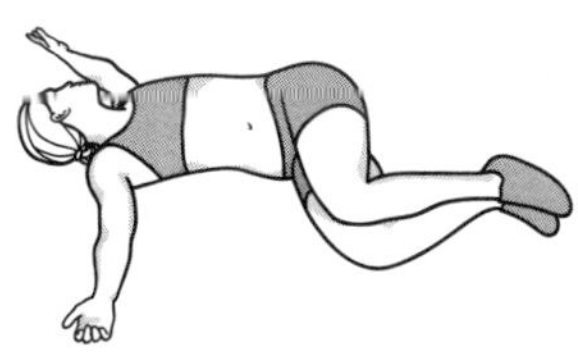

8 Dehnung Brust- und seitliche Bauchmuskulatur

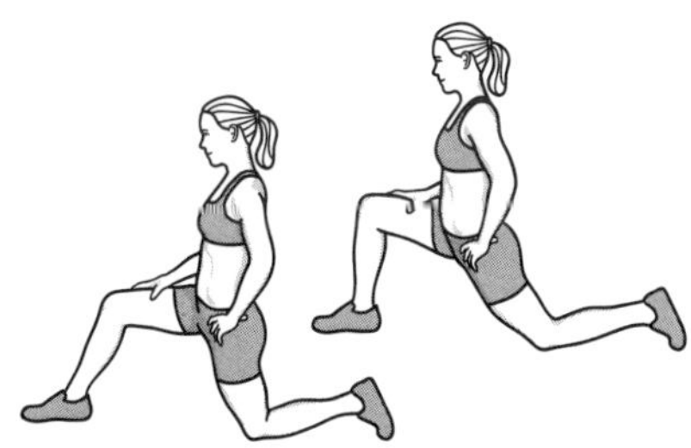

9 Dehnung Hüftbeuger

2 Sanftes Rückenprogramm 2 ohne Geräte für Einsteiger

1 2 3

Trainingsdauer: 20 Minuten
Equipment: Gymnastikmatte
Trainingsmethode: Satztraining

	Übungen	Belastungszeit/ Wiederholungen	Pause in Sek.	Sätze	Intensität	Seite
1	Pferderücken/Katzenbuckel	10 Wdh.		1	1	118
2	Außenrotation im Vierfüßlerstand mit Nachfedern	4 Wdh. pro Seite		1	1	119
3	Seitliches Kniekreisen im Vierfüßlerstand	10 Wdh. pro Seite	30	2	1	121
4	Beinrückheben mit angewinkeltem Bein	30 Sek. pro Seite	30	2	1	123
5	Beinpendel in Seitenlage	30 Sek. pro Seite	30	2	1	125
6	Scheibenwischer mit angewinkelten Beinen	10 Wdh. pro Seite	30	2	2	127
7	Dehnung Gesäß und Lendenbereich	30 Sek.	15	2		138
8	Dehnung Brust- und vordere Schultermuskulatur	30 Sek.	15	2		141

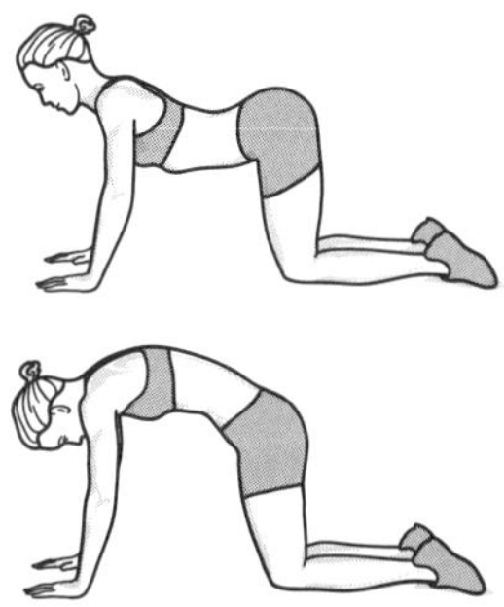

1 Pferderücken/ Katzenbuckel

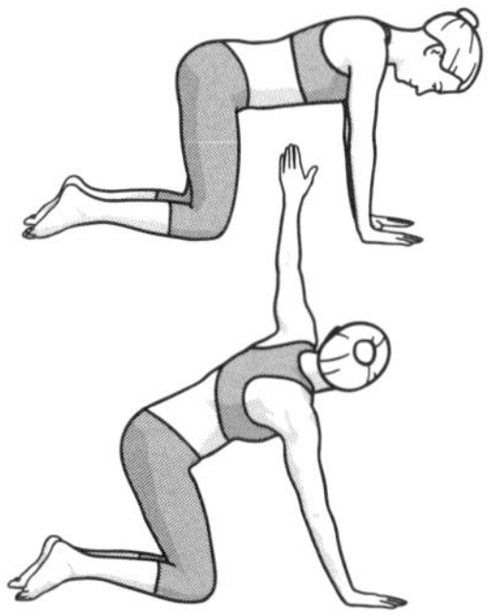

2 Außenrotation im Vierfüßlerstand mit Nachfedern

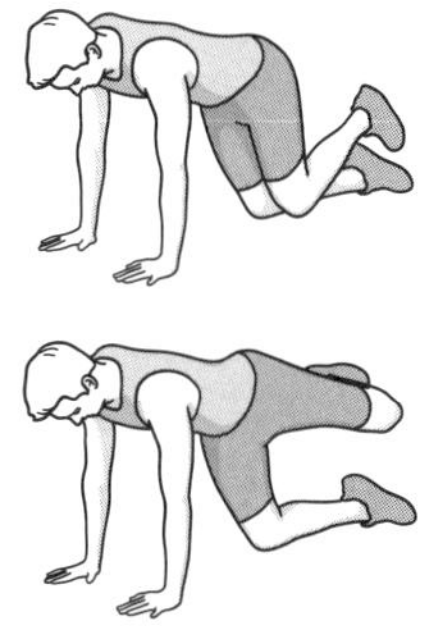

3 Seitliches Kniekreisen im Vierfüßlerstand

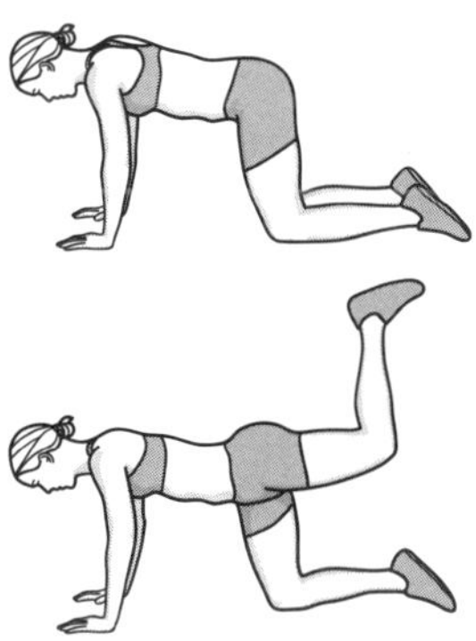

4 Beinrückheben mit angewinkeltem Bein

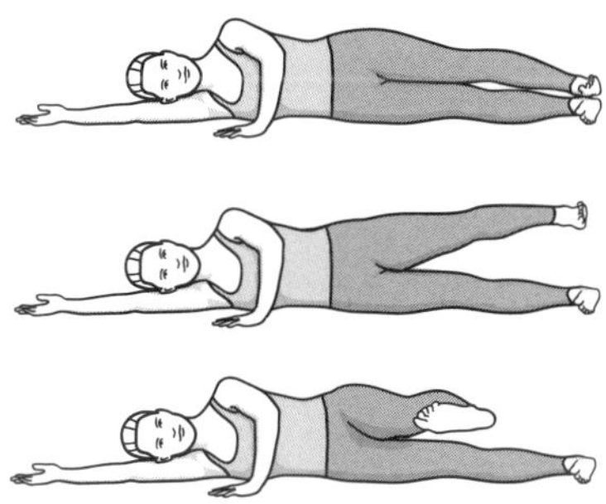

5 Beinpendel in Seitenlage

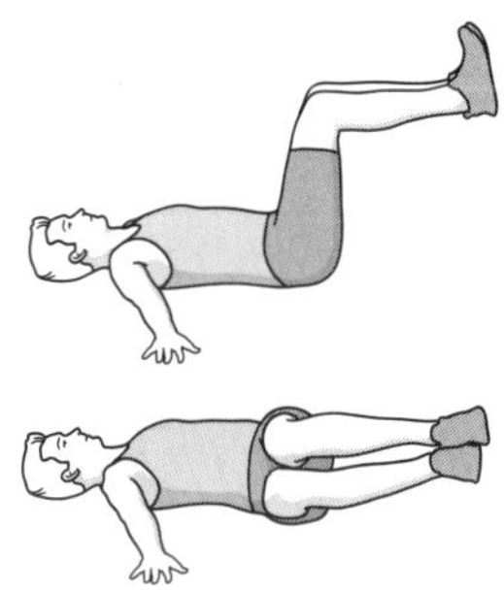

6 Scheibenwischer mit angewinkelten Beinen

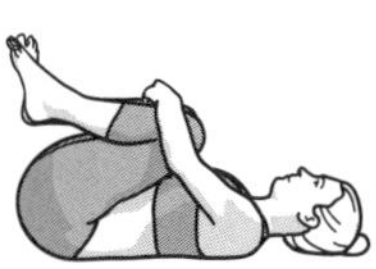

7 Dehnung Gesäß und Lendenbereich

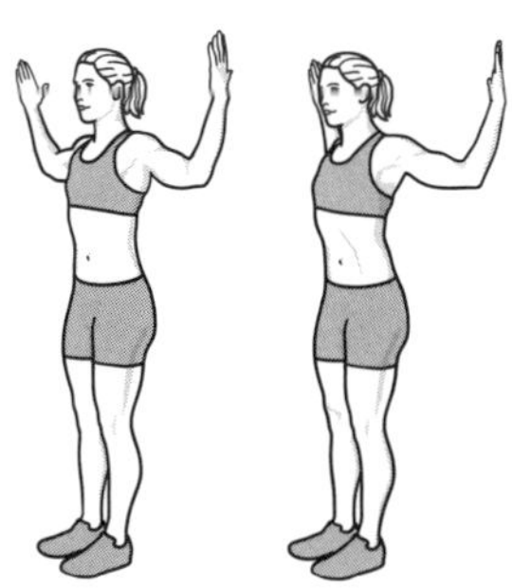

8 Dehnung Brust- und vordere Schultermuskulatur

3 Sanftes Rückenprogramm 3 ohne Geräte für Einsteiger

1 2 3

Trainingsdauer: 20 Minuten
Equipment: Gymnastikmatte
Trainingsmethode: Satztraining

	Übungen	Belastungszeit/ Wiederholungen	Pause in Sek.	Sätze	Intensität	Seite
1	Schultern öffnen und schließen im Stand	10 Wdh.		1	1	120
2	Innenrotation im Vierfüßlerstand mit Nachfedern	4 Wdh. pro Seite		1	1	121
3	Hüft- und Beinpendel in Rückenlage	60 Sek.		1	1	119
4	Beinkreuzen im Vierfüßlerstand	30 Sek. pro Seite	30	2	1	126
5	Oberkörperrotation in Bauchlage	30 Sek.	30	2	2	129
6	Diagonales Arm- und Beinheben in Bauchlage	10 Wdh. pro Seite	30	2	2	128
7	Dehnung Oberschenkelrückseiten und Lendenbereich	30 Sek. pro Seite		1		138
8	Dehnung Brust-, vordere Schultermuskulatur und Arme	20 Sek.		1		142
9	Dehnung seitliche Hals- und Nackenmuskulatur	30 Sek. pro Seite		1		143

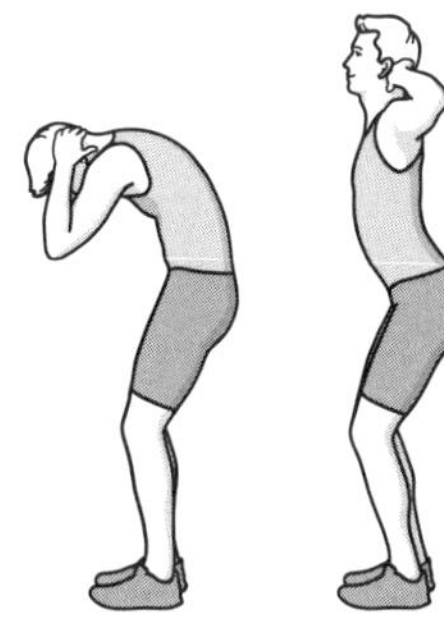

1 Schultern öffnen und schließen im Stand

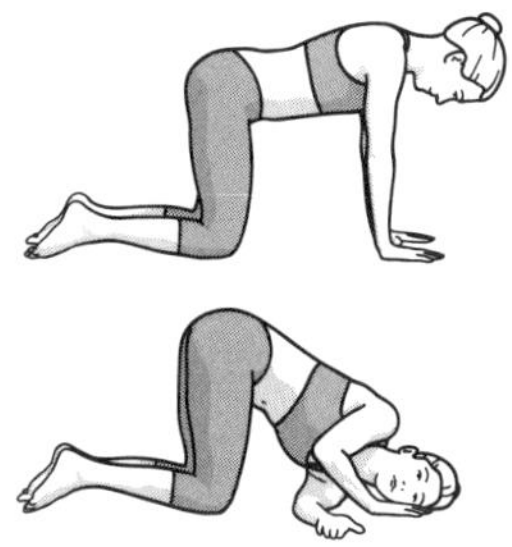

2 Innenrotation im Vierfüßlerstand mit Nachfedern

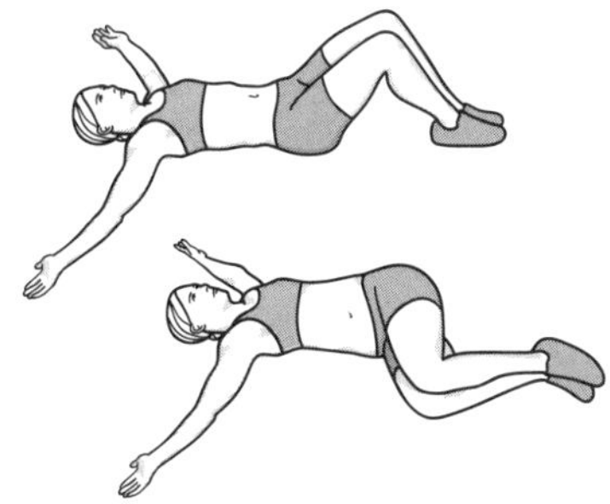

3 Hüft- und Beinpendel in Rückenlage

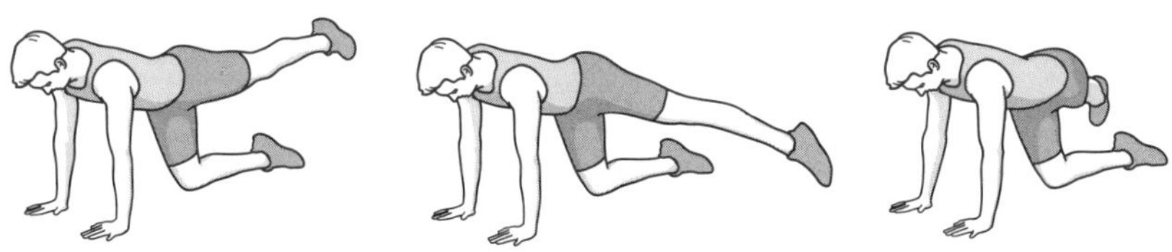

4 Beinkreuzen im Vierfüßlerstand

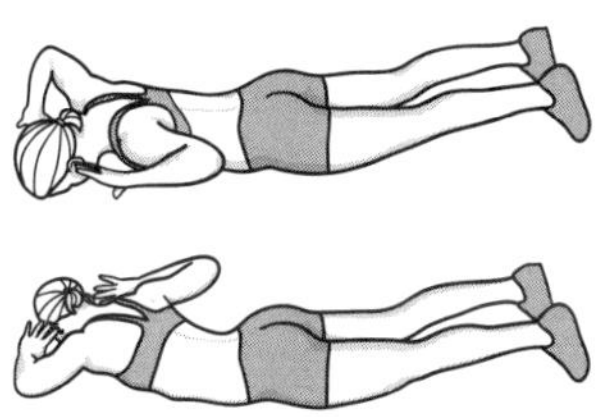

5 Oberkörperrotation in Bauchlage

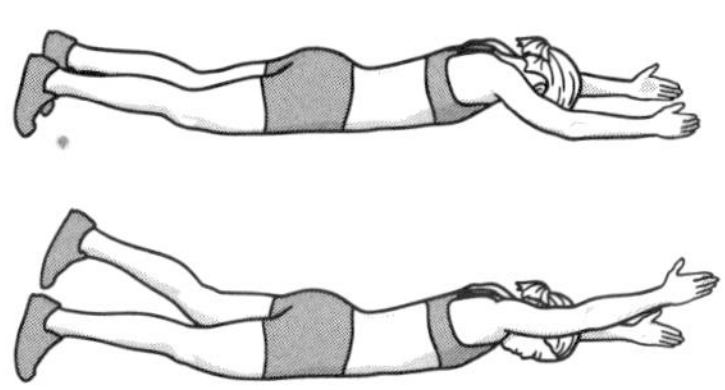

6 Diagonales Arm- und Beinheben in Bauchlage

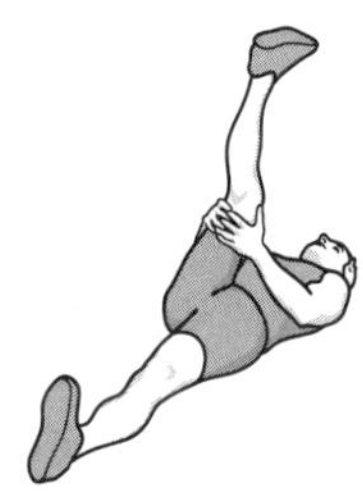

7 Dehnung Oberschenkelrückseiten und Lendenbereich

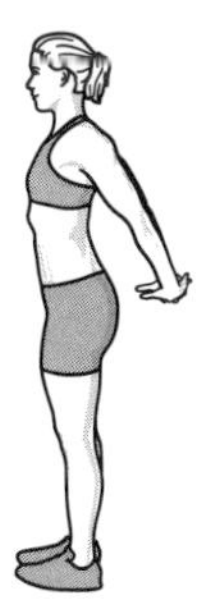

8 Dehnung Brust-, vordere Schultermuskulatur und Arme

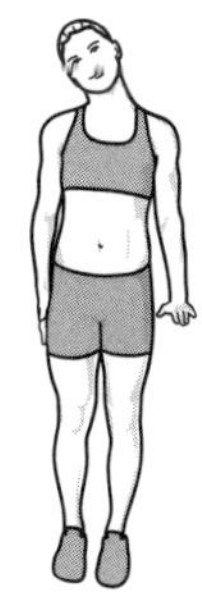

9 Dehnung seitliche Hals- und Nackenmuskulatur

4 Rückenprogramm 1 für Einsteiger mit und ohne Geräte

1 2 3

Trainingsdauer: 20 Minuten
Equipment: Gymnastikmatte, 2 Kurzhanteln
Trainingsmethode: Satztraining

	Übungen	Belastungszeit/ Wiederholungen	Pause in Sek.	Sätze	Intensität	Seite
1	Seitliche Rumpfverschiebung im Stand	10 Wdh. pro Seite		1	1	120
2	Kniebeugen mit nach oben gestreckten Armen	10 Wdh.		1	2	122
3	Schulterdrücken	15 Wdh.	30	2	2	131
4	Seitheben	10 Wdh.	30	2	2	131
5	Vorgebeugtes Rudern	10 Wdh.	30	2	2	132
6	Dehnung Rücken- und Schultermuskulatur	30 Sek.	15	2		142
7	Dehnung Hüfte und Oberschenkel	20 Sek. pro Seite		1		140
8	Dehnung Oberarme und Schultern	20 Sek. pro Seite	15	2		142
9	Dehnung Unterarme und Oberarmbeuger	20 Sek. pro Seite	15	2		143

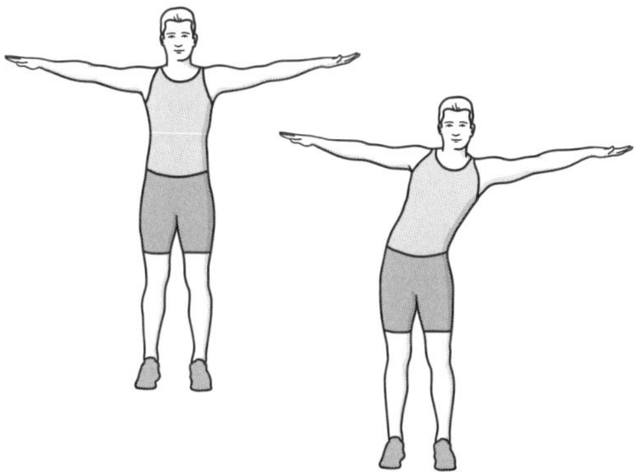

1 Seitliche Rumpfverschiebung im Stand

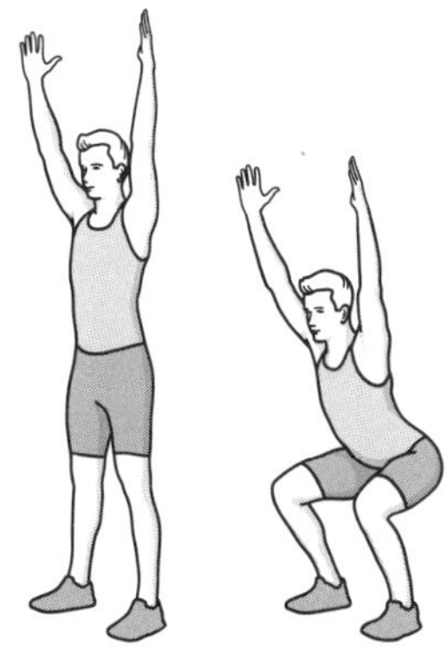

2 Kniebeugen mit nach oben gestreckten Armen

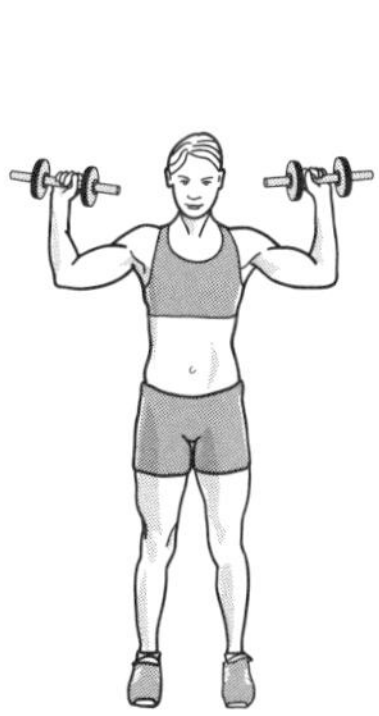

3 Schulterdrücken

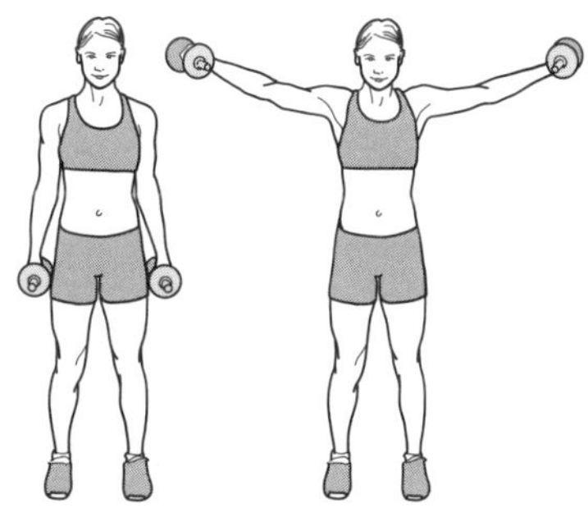

4 Seitheben

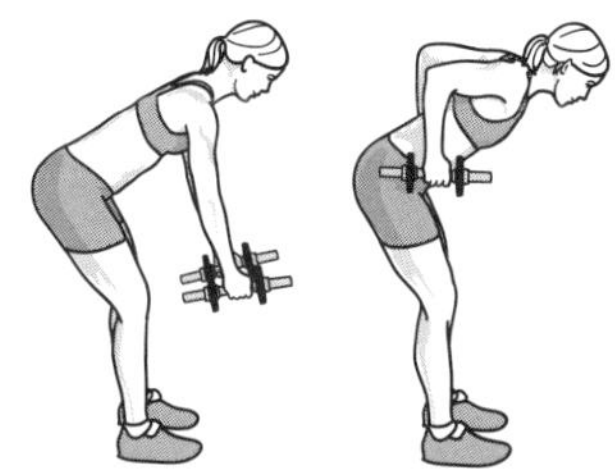

5 Vorgebeugtes Rudern

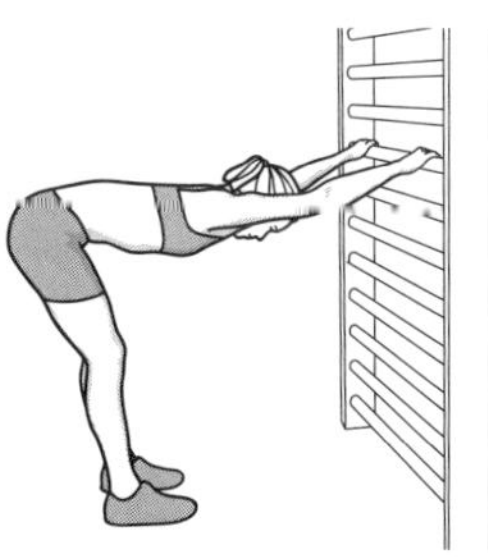

6 Dehnung Rücken- und Schultermuskulatur

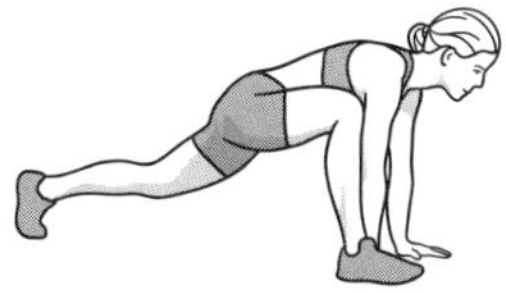

7 Dehnung Hüfte und Oberschenkel

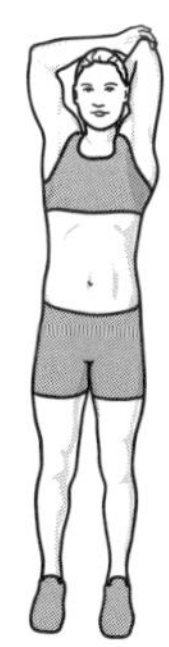

8 Dehnung Oberarme und Schultern

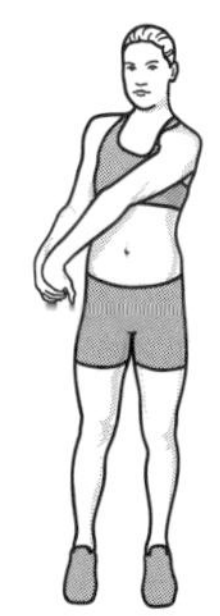

9 Dehnung Unterarme und Oberarmbeuger

5 Rückenprogramm 2 für Einsteiger mit und ohne Geräte

1 2 3

Trainingsdauer: 20 Minuten
Equipment: Gymnastikmatte, Gymnastikball
Trainingsmethode: Satztraining

	Übungen	Belastungszeit/ Wiederholungen	Pause in Sek.	Sätze	Intensität	Seite
1	Schultern öffnen und schließen im Stand	10 Wdh.		1	1	120
2	Hüftaußenrotation im Vierfüßlerstand	10 Wdh. pro Seite	30	2	1	120
3	Rotation im Ausfallschritt	5 Wdh. pro Seite	30	2	2	121
4	Dynamische Rückenbrücke	10 Wdh.	30	2	2	134
5	Seitlicher Ballstütz	30 Sek. pro Seite	30	2	2	135
6	Bein-Curl	10 Wdh.	30	2	2	135
7	Dehnung äußere Hüfte und Oberschenkel	20 Sek. pro Seite	15	2		139
8	Dehnung breiter Rückenmuskel und Schultermuskulatur	20 Sek. pro Seite	15	2		141

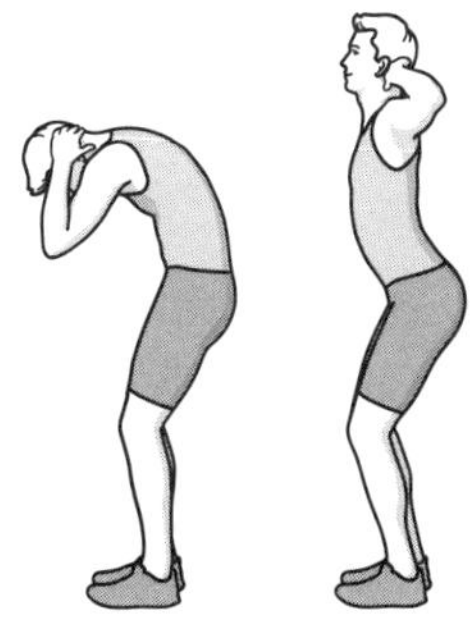

1 Schultern öffnen und schließen im Stand

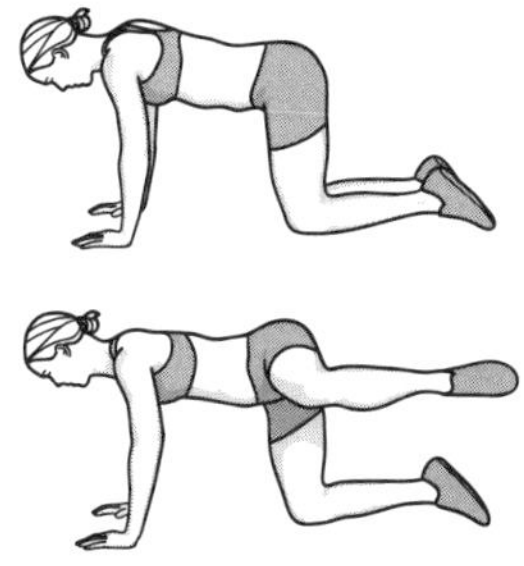

2 Hüftaußenrotation im Vierfüßlerstand

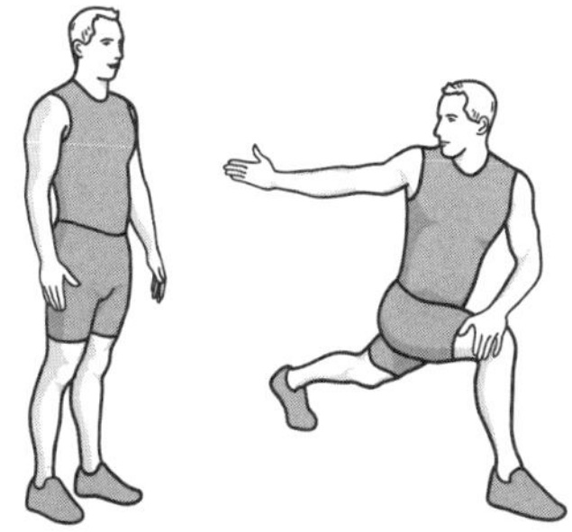

3 Rotation im Ausfallschritt

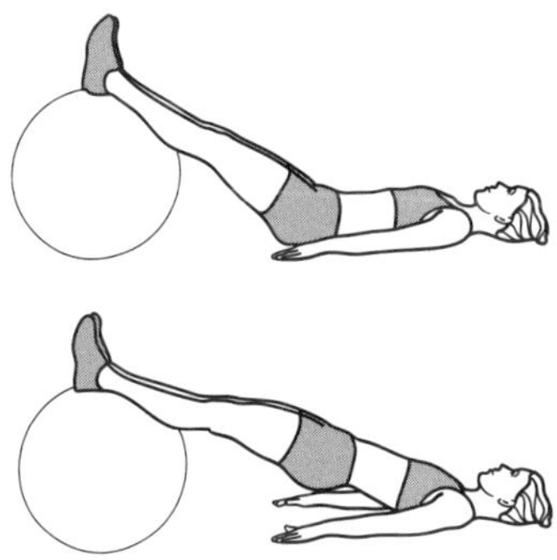

4 Dynamische Rückenbrücke

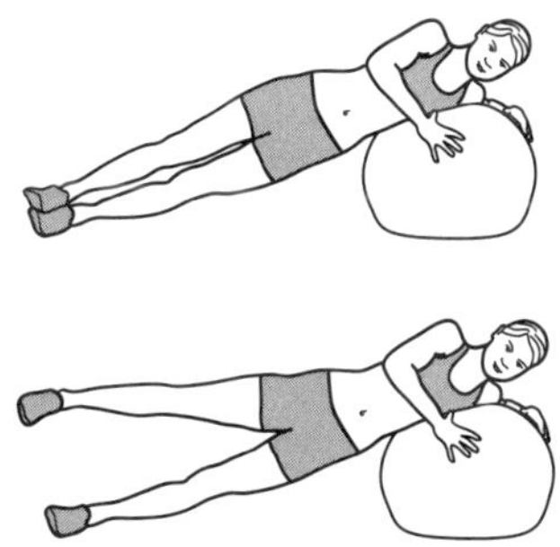

5 Seitlicher Ballstütz

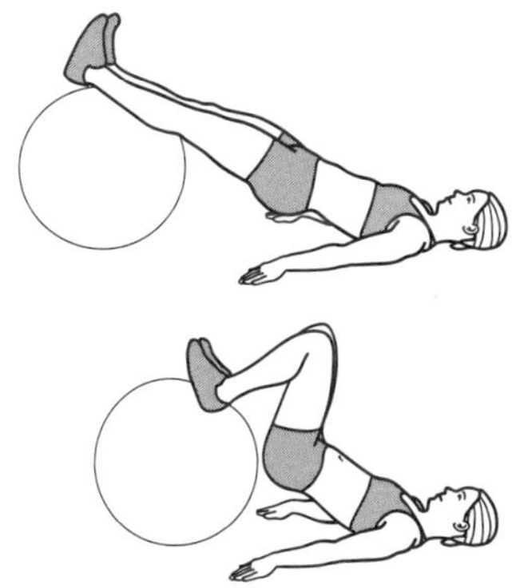

6 Bein-Curl

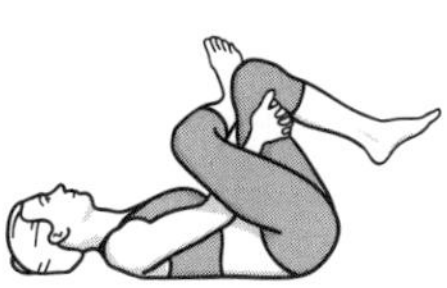

7 Dehnung äußere Hüfte und Oberschenkel

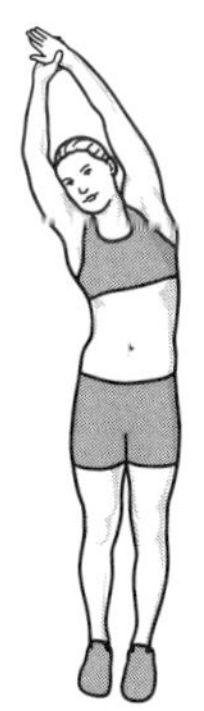

8 Dehnung breiter Rückenmuskel und Schultermuskulatur

6 Rückenprogramm 3 für Einsteiger mit und ohne Geräte

1 2 3

Trainingsdauer: 20 Minuten
Equipment: Gymnastikmatte, 2 Kurzhanteln, Gymnastikball
Trainingsmethode: Satztraining

	Übungen	Belastungszeit/ Wiederholungen	Pause in Sek.	Sätze	Intensität	Seite
1	Ellenbogenkreisen vorwärts und rückwärts	10 Wdh.		1	1	118
2	Ausfallschritt mit T-Rotation	5 Wdh. pro Seite	30	1	2	122
3	Vorgebeugtes Rudern	10 Wdh.	30	2	2	132
4	Frontheben	8 Wdh.	30	2	2	131
5	Dynamische Rückenbrücke	10 Wdh.	30	2	2	134
6	Ball-Plank	30 Sek.	30	2	2	135
7	Dehnung Gesäß und Lendenbereich	30 Sek.	15	2		138
8	Dehnung unterer Rücken, Schultern und Brust	30 Sek.	15	2		141

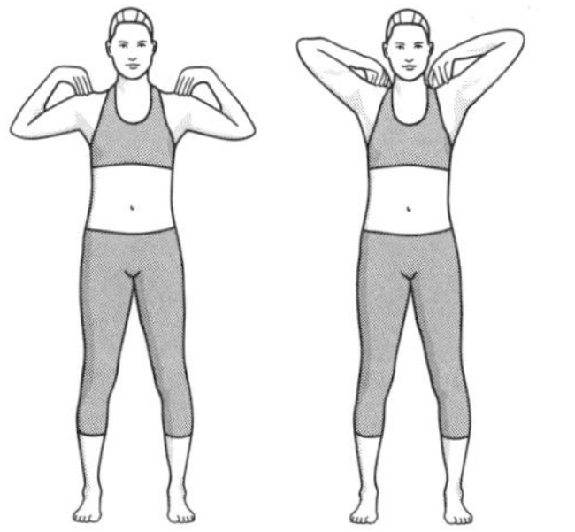

1 Ellenbogenkreisen vorwärts und rückwärts

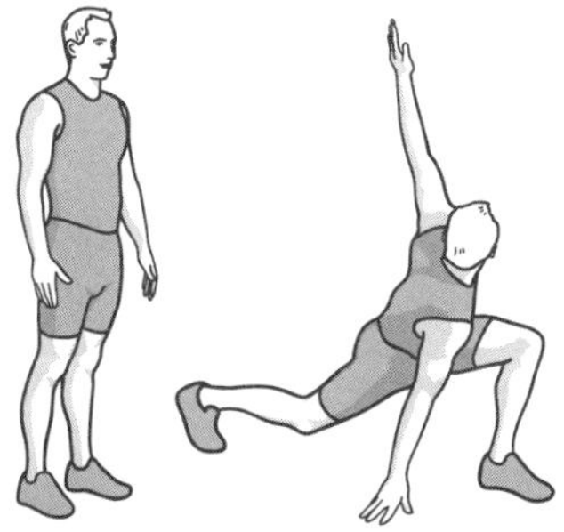

2 Ausfallschritt mit T-Rotation

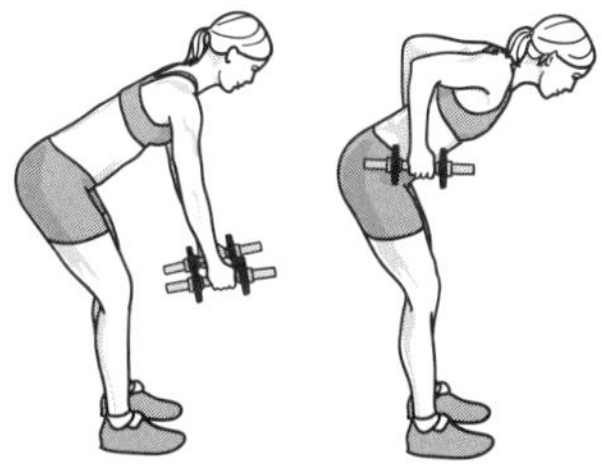

3 Vorgebeugtes Rudern

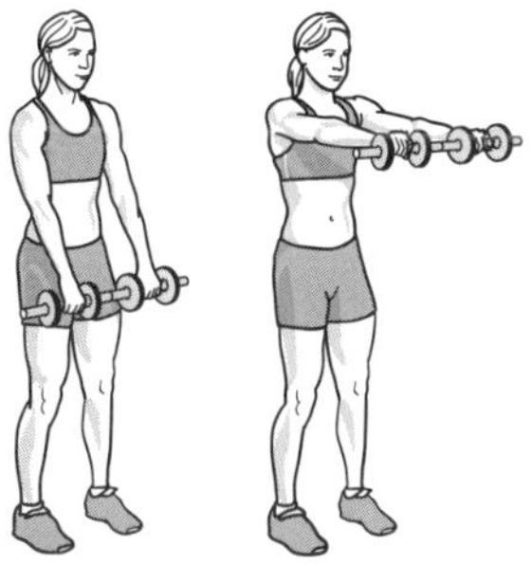

4 Frontheben

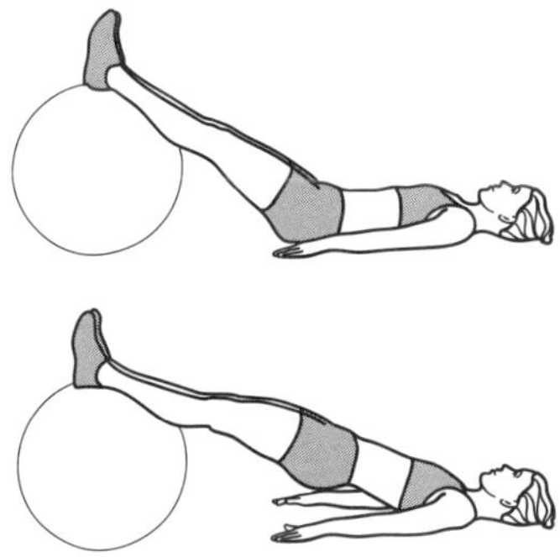

5 Dynamische Rückenbrücke

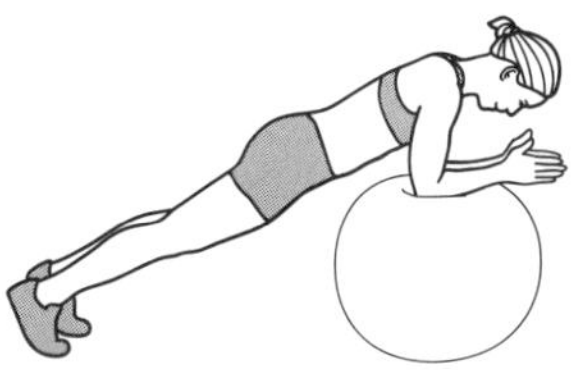

6 Ball-Plank

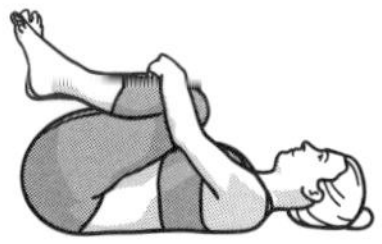

7 Dehnung Gesäß und Lendenbereich

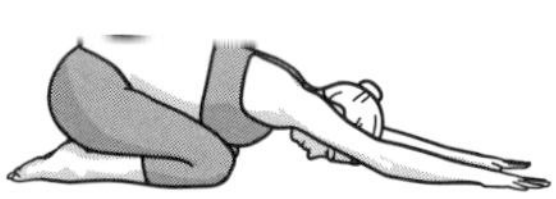

8 Dehnung unterer Rücken, Schultern und Brust

7 Rückenprogramm 1 für Fortgeschrittene ohne Geräte

1 **2** 3

Trainingsdauer: 35 Minuten
Equipment: Gymnastikmatte
Trainingsmethode: Zirkeltraining, 2 Zirkeldurchläufe, dazwischen 3–4 Minuten Pause

	Übungen	Belastungszeit/ Wiederholungen	Pause in Sek.	Intensität	Seite
1	Rumpfrotation im Ausfallschritt mit gestreckten Armen	30 Sek. pro Seite	30	2	129
2	Reverse Flys in Bauchlage mit angewinkelten Armen	8 Wdh.	30	2	129
3	Unterarm-Fersen-Stütz	60 Sek.	30	2	127
4	Einbeinige Schulterbrücke	30 Sek. pro Seite	30	2	124
5	Beinheben in Seitenlage	30 Sek. pro Seite	30	2	125
6	Rudern in Bauchlage	60 Sek.	30	2	128
7	Scheibenwischer mit angewinkelten Beinen	60 Sek.	30	2	127
8	Rumpfheben in Bauchlage	60 Sek.	30	2	128
9	Beinrückheben mit gestrecktem Bein	30 Sek. pro Seite	30	1	123

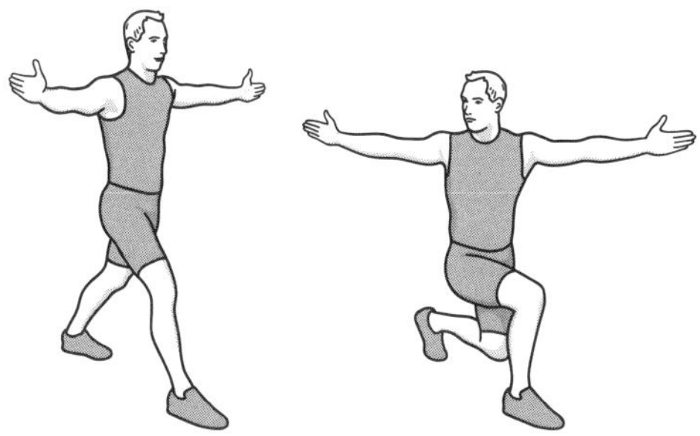

1 Rumpfrotation im Ausfallschritt mit gestreckten Armen

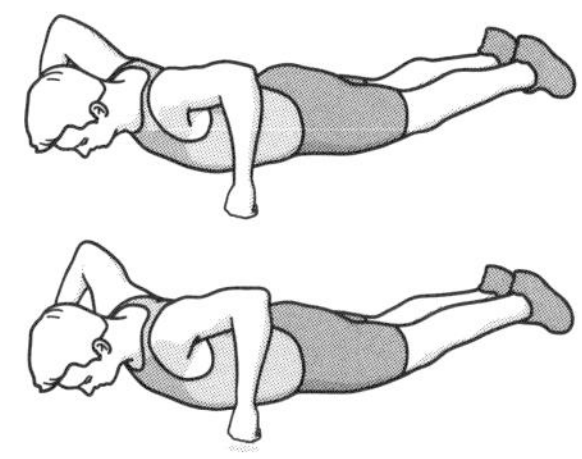

2 Reverse Flys in Bauchlage mit angewinkelten Armen

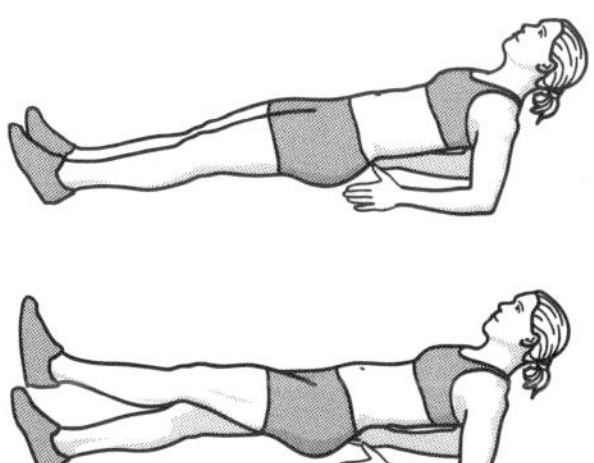

3 Unterarm-Fersen-Stütz

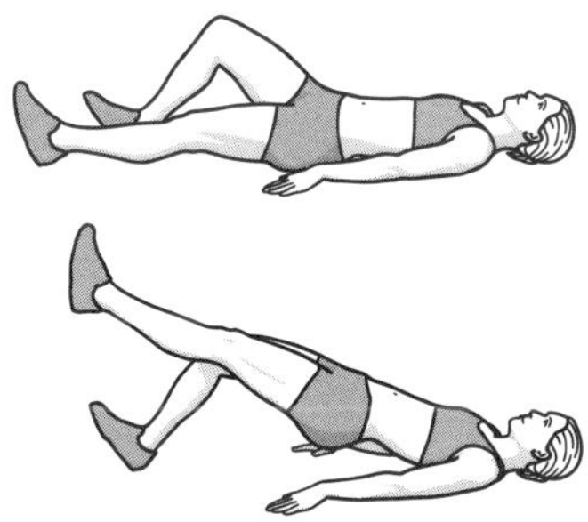

4 Einbeinige Schulterbrücke

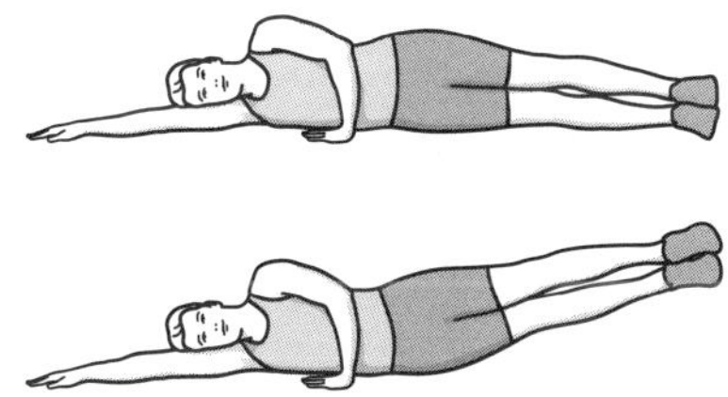

5 Beinheben in Seitenlage

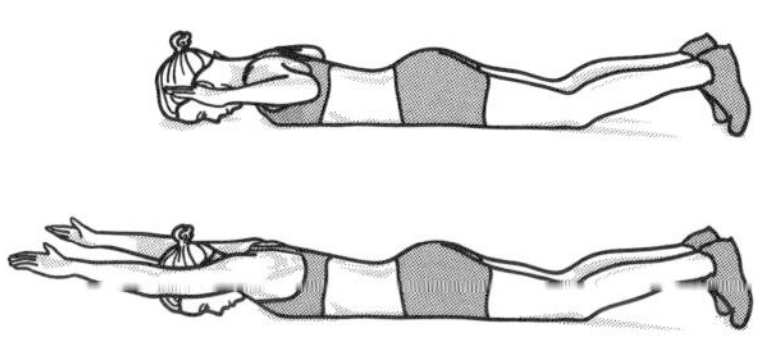

6 Rudern in Bauchlage

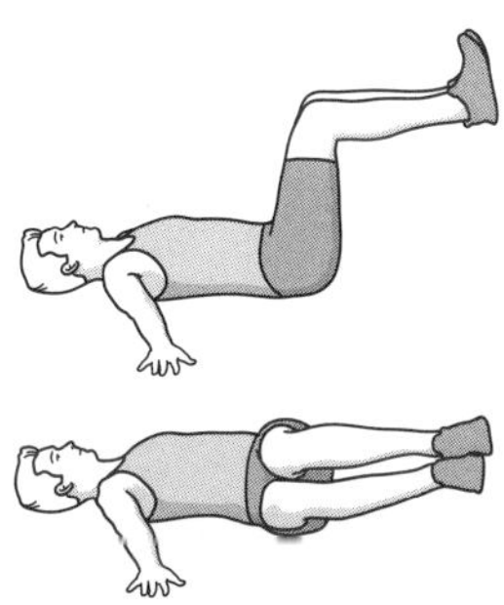

7 Scheibenwischer mit angewinkelten Beinen

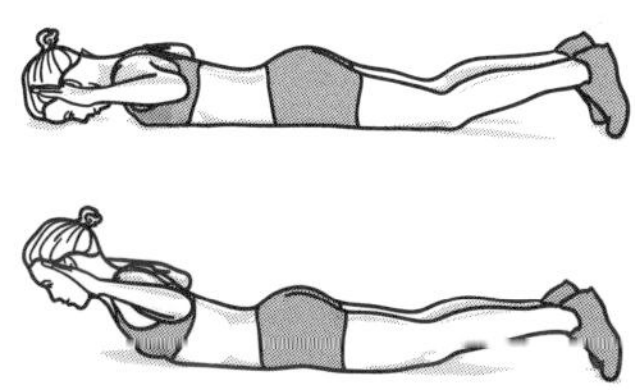

8 Rumpfheben in Bauchlage

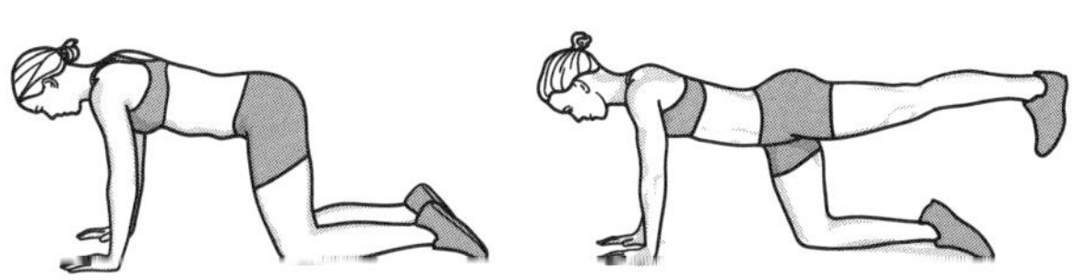

9 Beinrückheben mit gestrecktem Bein

8 Rückenprogramm 2 für Fortgeschrittene ohne Geräte

1 **2** 3

Trainingsdauer: 30 Minuten
Equipment: Gymnastikmatte
Trainingsmethode: Zirkeltraining, 2 Zirkeldurchläufe, dazwischen 3–4 Minuten Pause

	Übungen	Belastungszeit/ Wiederholungen	Pause in Sek.	Intensität	Seite
1	Armheben im Knie-Hand-Stütz	60 Sek.	30	2	123
2	Lat-Drücken in Rückenlage	10 Wdh.	30	2	125
3	Seitstütz mit Beinpendel	30 Sek. pro Seite	30	3	126
4	Oberkörperrotation in Bauchlage	60 Sek.	30	2	129
5	Diagonales Arm- und Beinheben in Bauchlage	30 Sek. pro Seite	30	2	128
6	Diagonale Streckung im Vierfüßlerstand mit Zusammenziehen	30 Sek. pro Seite	30	2	124
7	Dynamische Schulterbrücke	60 Sek.	30	2	124
8	Standwaage mit zur Seite gestreckten Armen	30 Sek. pro Seite	30	2	130

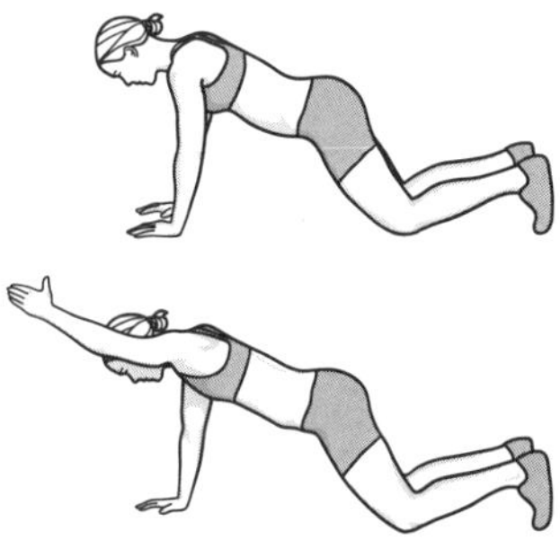

1 Armheben im Knie-Hand-Stütz

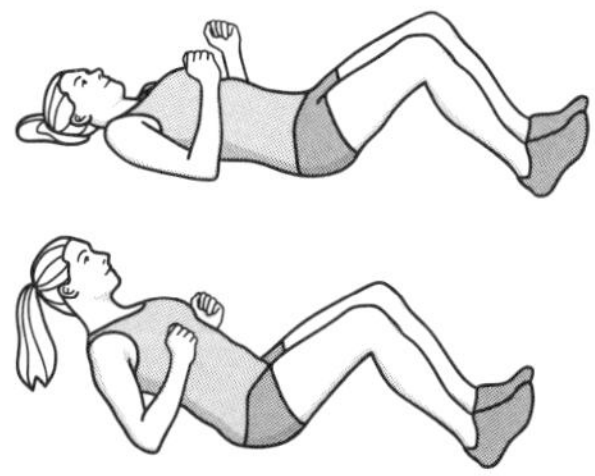

2 Lat-Drücken in Rückenlage

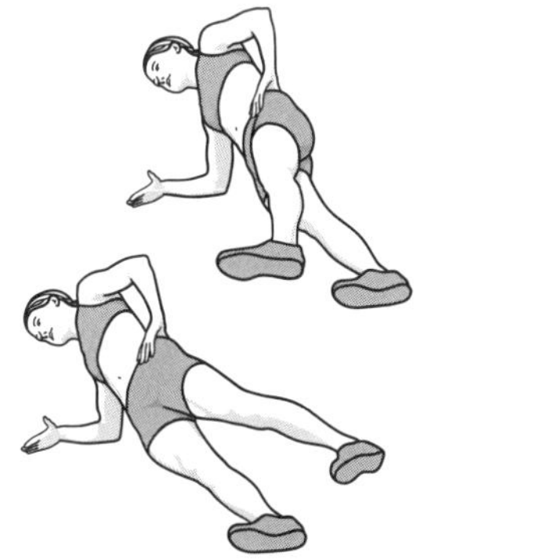

3 Seitstütz mit Beinpendel

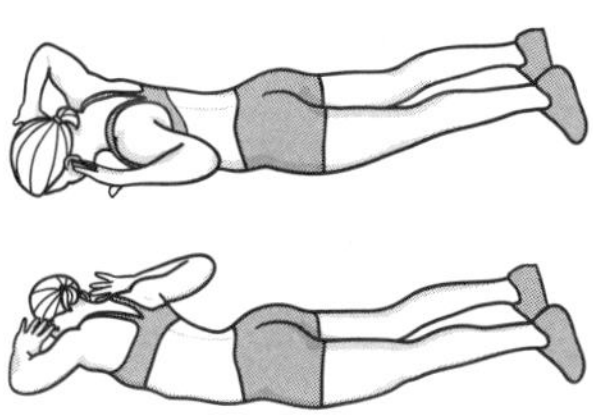

4 Oberkörperrotation in Bauchlage

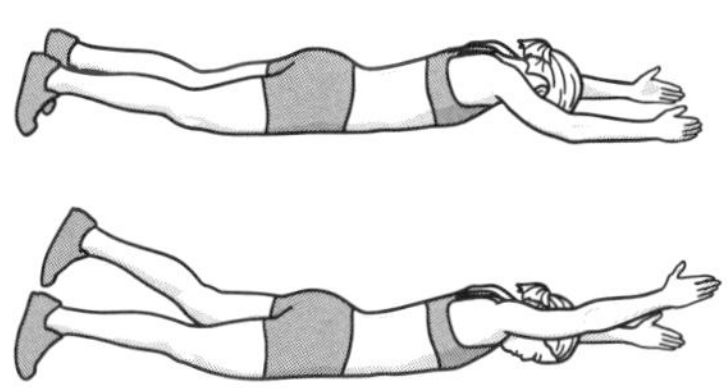

5 Diagonales Arm- und Beinheben in Bauchlage

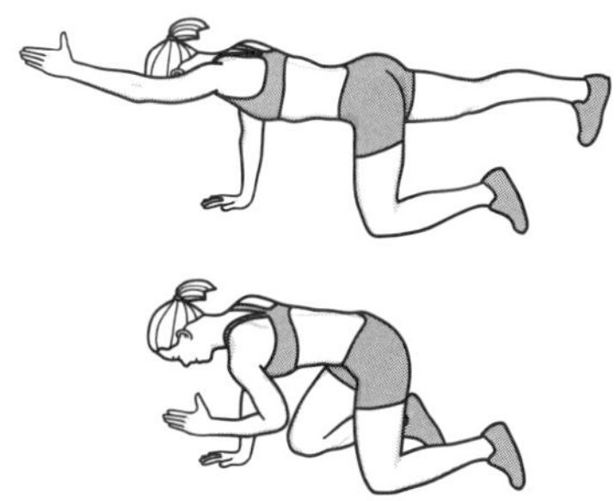

6 Diagonale Streckung im Vierfüßlerstand mit Zusammenziehen

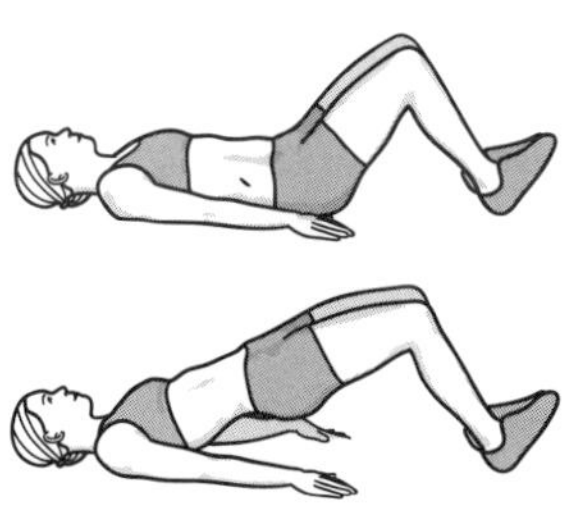

7 Dynamische Schulterbrücke

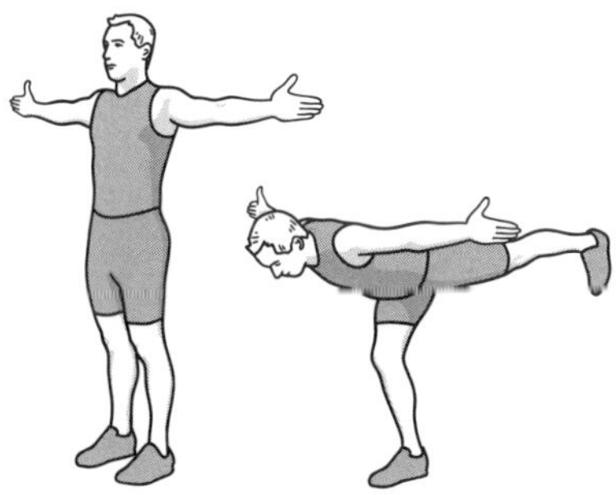

8 Standwaage mit zur Seite gestreckten Armen

9 Rückenprogramm 3 für Fortgeschrittene ohne Geräte

1 **2** 3

Trainingsdauer: 50 Minuten
Equipment: Gymnastikmatte
Trainingsmethode: Zirkeltraining, 3 Zirkeldurchläufe, dazwischen 4 Minuten Pause

	Übungen	Belastungszeit/ Wiederholungen	Pause in Sek.	Intensität	Seite
1	Kniebeugen mit nach oben gestreckten Armen	60 Sek.	30	2	122
2	Unterarm-Fersen-Stütz	60 Sek.	30	2	127
3	Reverse Flys in Bauchlage mit angewinkelten Armen	8 Wdh.	30	2	129
4	Seitlicher Unterarmstütz auf Knie	45 Sek. pro Seite	30	2	126
5	Rudern in Bauchlage	60 Sek.	30	2	128
6	Beinheben in Seitenlage	45 Sek. pro Seite	30	2	125
7	Beinadduktion in Seitenlage	30 Sek. pro Seite	30	2	127
8	Rotation im Ausfallschritt	30 Sek. pro Seite	30	2	121

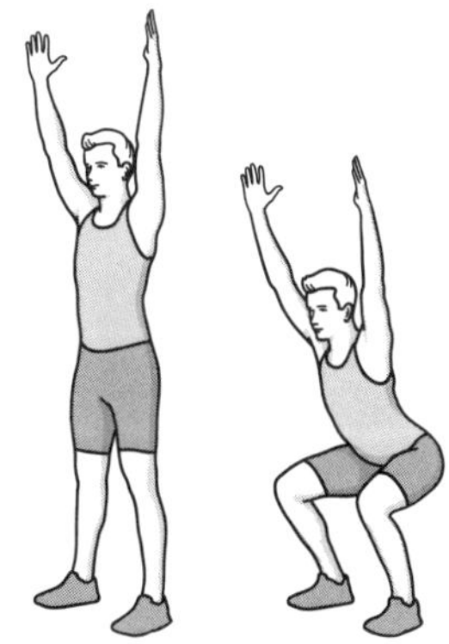

1 Kniebeugen mit nach oben gestreckten Armen

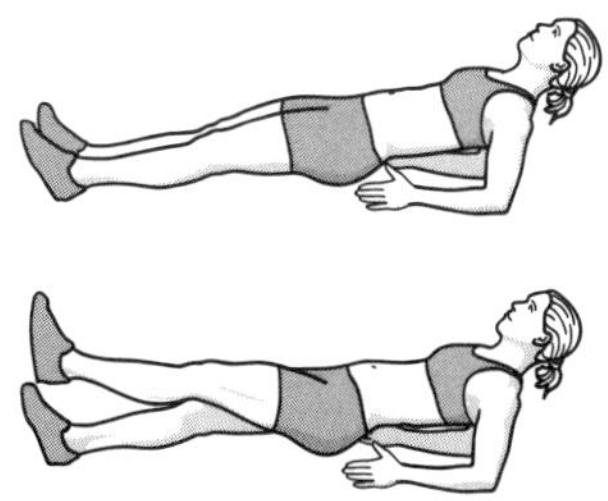

2 Unterarm-Fersen-Stütz

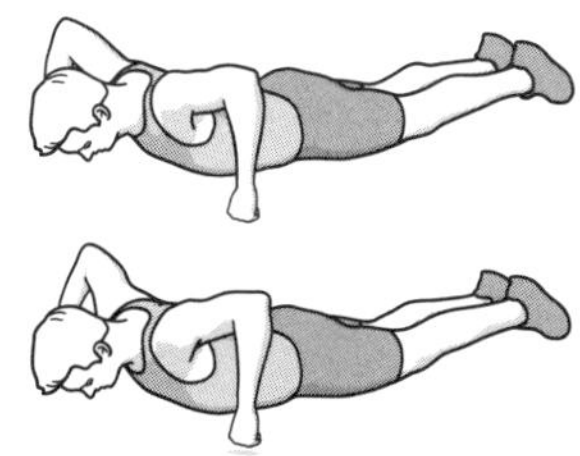

3 Reverse Flys in Bauchlage mit angewinkelten Armen

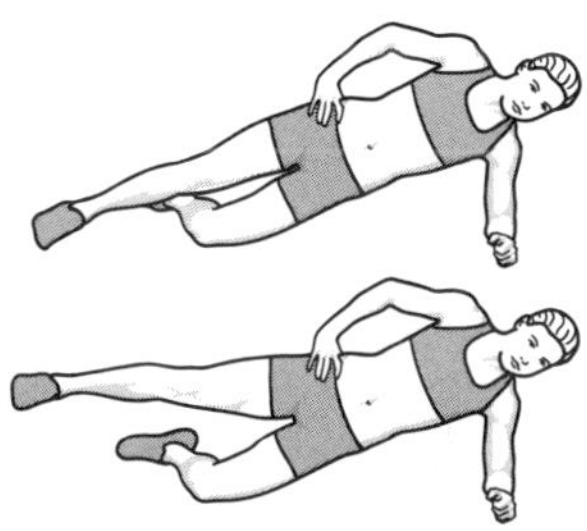

4 Seitlicher Unterarmstütz auf Knie

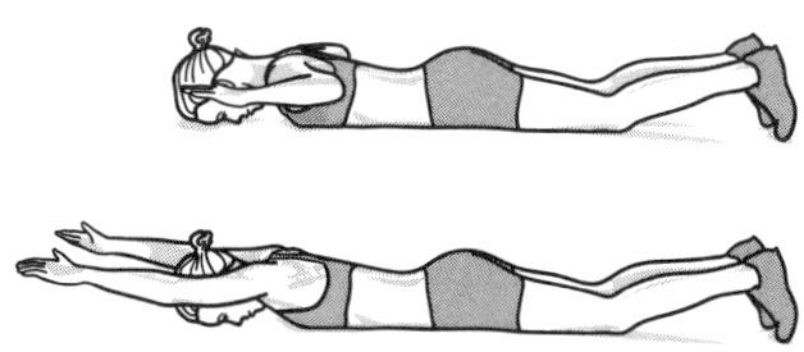

5 Rudern in Bauchlage

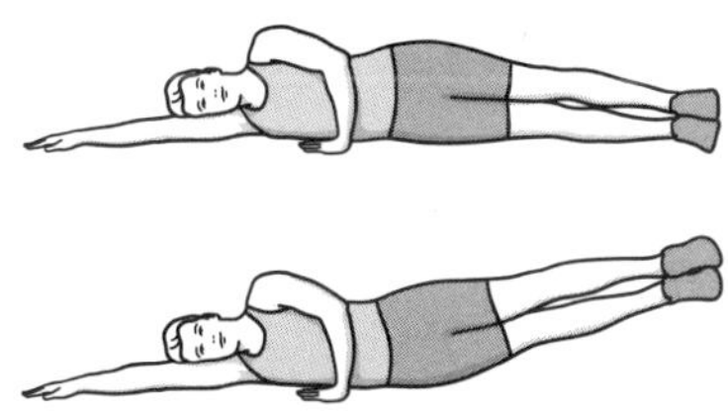

6 Beinheben in Seitenlage

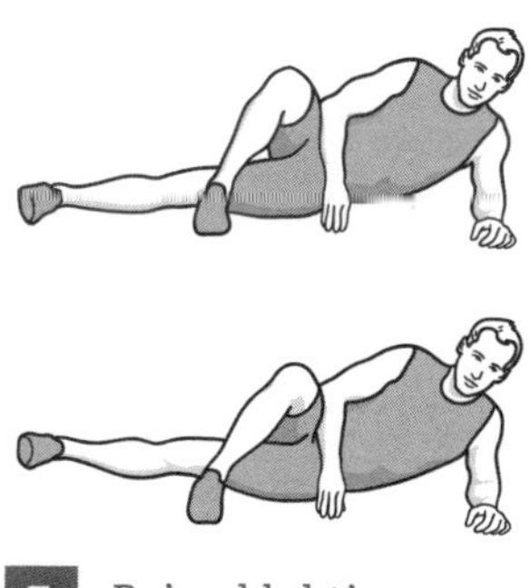

7 Beinadduktion in Seitenlage

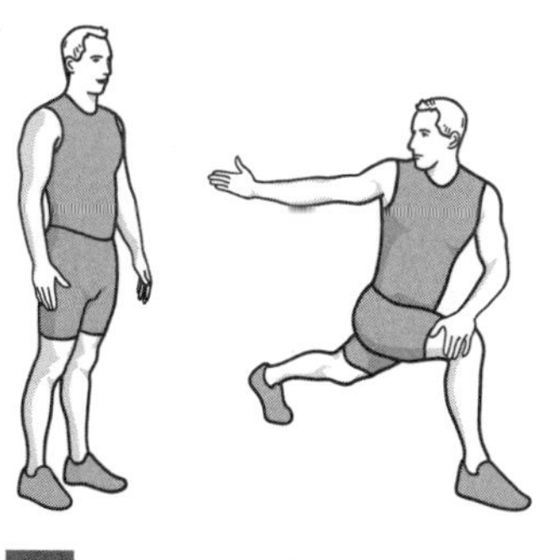

8 Rotation im Ausfallschritt

10 Rückenprogramm 1 für Fortgeschrittene mit und ohne Geräte

1 **2** 3

Trainingsdauer: 30 Minuten
Equipment: Gymnastikmatte, 2 Hanteln
Trainingsmethode: Zirkeltraining, 2 Zirkeldurchläufe, dazwischen 3–4 Minuten Pause

	Übungen	Belastungszeit/ Wiederholungen	Pause in Sek.	Intensität	Seite
1	Ausfallschritt mit T-Rotation	60 Sek.	30	2	122
2	Reverse Flys vorgebeugt	12 Wdh.	30	2	132
3	Standwaage mit zur Seite gestreckten Armen	30 Sek. pro Seite	30	2	130
4	Wechselseitiges Armstrecken in Bauchlage	15 Wdh.	30	2	133
5	Lat-Drücken in Rückenlage	10 Wdh.	30	2	125
6	Armrückheben	15 Wdh.	30	2	132
7	Hüftaußenrotation im Vierfüßlerstand	30 Sek. pro Seite	30	2	120
8	Schulterdrücken	15 Wdh.	30	2	131

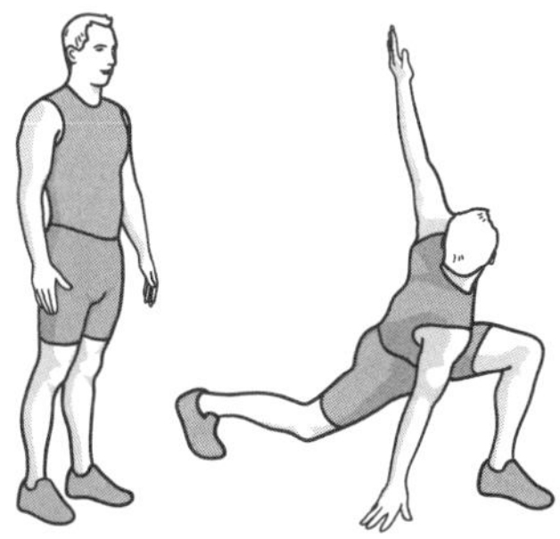

1 Ausfallschritt mit T-Rotation

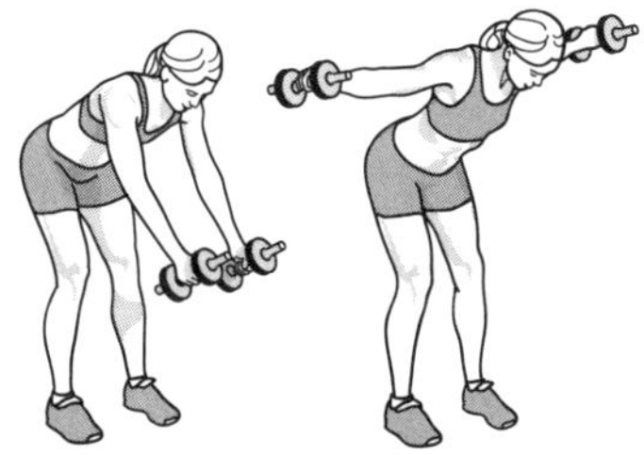

2 Reverse Flys vorgebeugt

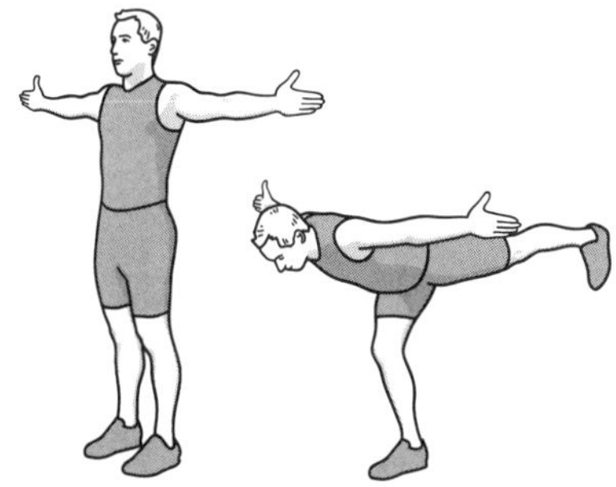

3 Standwaage mit zur Seite gestreckten Armen

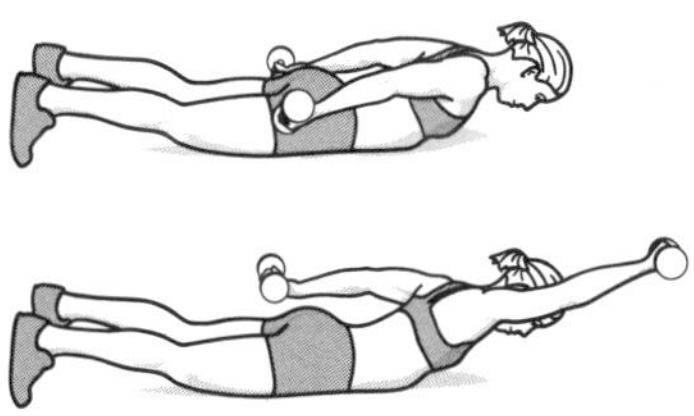

4 Wechselseitiges Armstrecken in Bauchlage

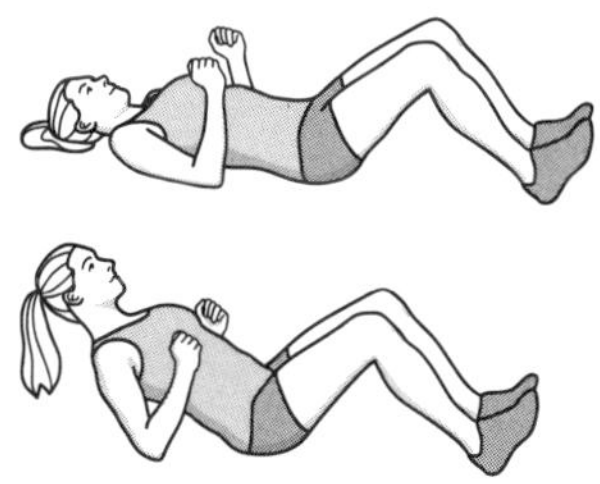

5 Lat-Drücken in Rückenlage

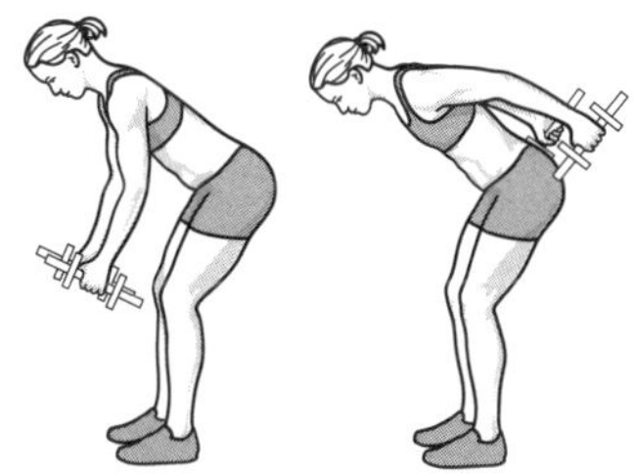

6 Armrückheben

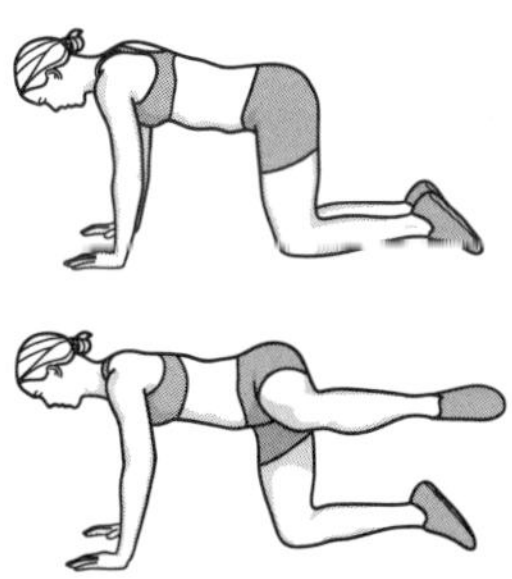

7 Hüftaußenrotation im Vierfüßlerstand

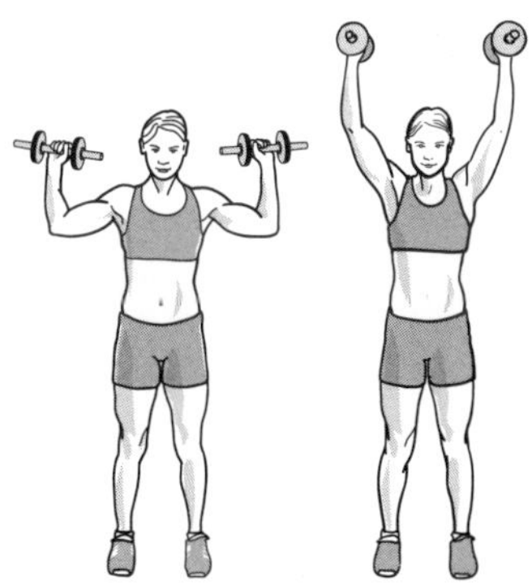

8 Schulterdrücken

11 Rückenprogramm 2 für Fortgeschrittene mit und ohne Geräte

1 2 3

Trainingsdauer: 45 Minuten
Equipment: Gymnastikmatte, Gymnastikball
Trainingsmethode: Zirkeltraining, 3 Zirkeldurchläufe, dazwischen 4 Minuten Pause

	Übungen	Belastungszeit/ Wiederholungen	Pause in Sek.	Intensität	Seite
1	Diagonale Streckung im Vierfüßlerstand mit Zusammenziehen	30 Sek. pro Seite	30	2	124
2	Reverse Flys mit gestreckten Armen	60 Sek.	30	2	134
3	Bein-Curl	60 Sek.	30	2	135
4	Seitstütz mit Beinpendel	30 Sek. pro Seite	30	3	126
5	Ball-Plank	60 Sek.	30	2	135
6	Rumpfrotation im Ausfallschritt mit gestreckten Armen	30 Sek. pro Seite	30	2	129
7	Seitlicher Ballstütz	30 Sek. pro Seite	30	2	135

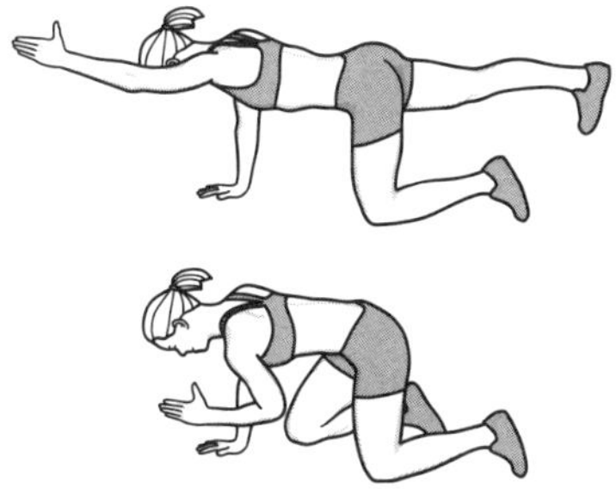

1 Diagonale Streckung im Vierfüßlerstand mit Zusammenziehen

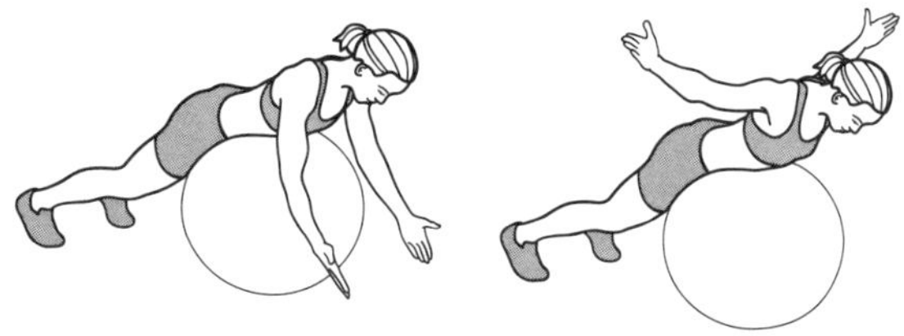

2 Reverse Flys mit gestreckten Armen

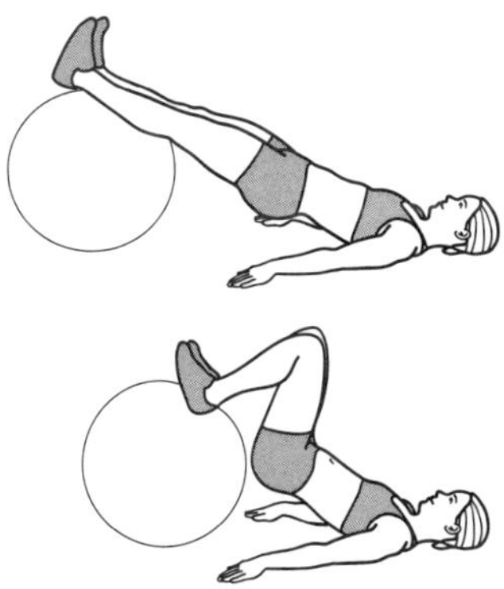

3 Bein-Curl

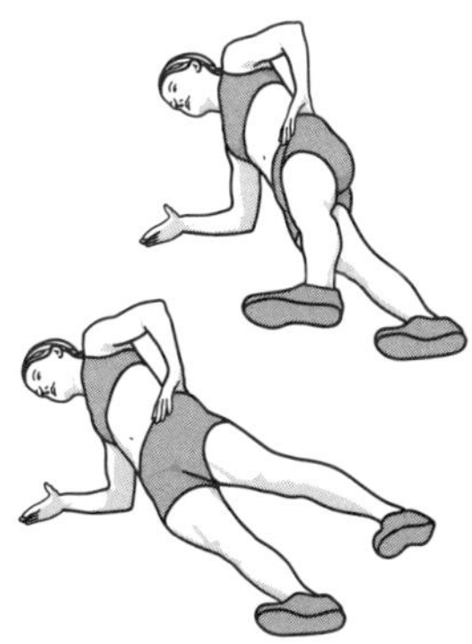

4 Seitstütz mit Beinpendel

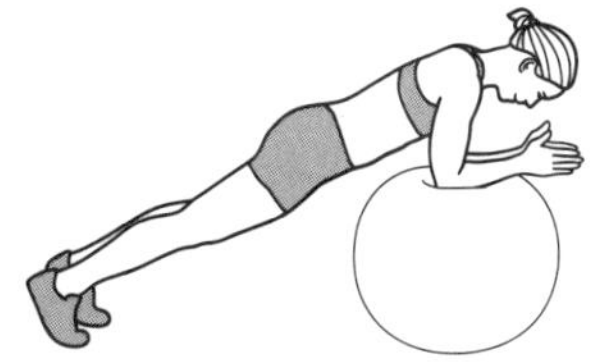

5 Ball-Plank

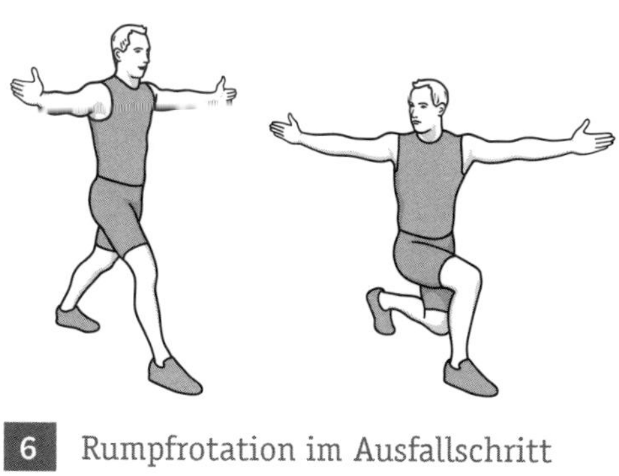

6 Rumpfrotation im Ausfallschritt mit gestreckten Armen

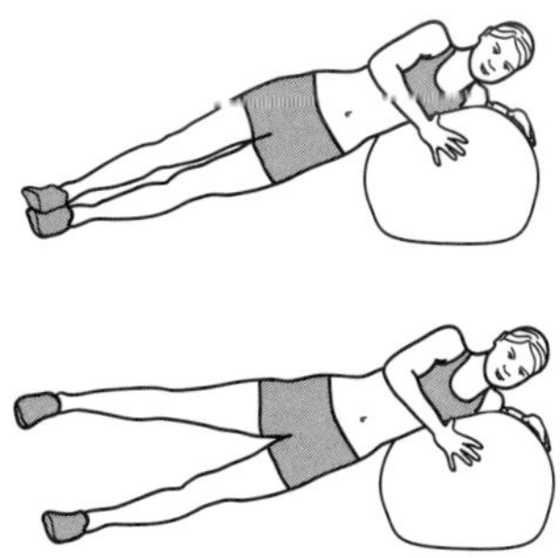

7 Seitlicher Ballstütz

12 Rückenprogramm 1 für Fortgeschrittene mit Geräten

1 2 3

Trainingsdauer: 50 Minuten
Equipment: Gymnastikmatte, 2 Hanteln, Gymnastikball
Trainingsmethode: Zirkeltraining, 3 Zirkeldurchläufe, dazwischen 4 Minuten Pause

	Übungen	Belastungszeit/ Wiederholungen	Pause in Sek.	Intensität	Seite
1	Brustdrücken	60 Sek.	30	3	137
2	Reverse Flys vorgebeugt	60 Sek.	30	2	132
3	Überzug mit gestreckten Armen	60 Sek.	30	3	136
4	Armrückheben	60 Sek.	30	2	132
5	Kurzhantel-Butterfly	60 Sek.	30	3	137
6	Frontheben im Vierfüßlerstand	60 Sek.	30	2	133
7	Oberkörperrotation mit Kurzhantel	60 Sek.	30	3	136
8	Seitheben	60 Sek.	30	2	131

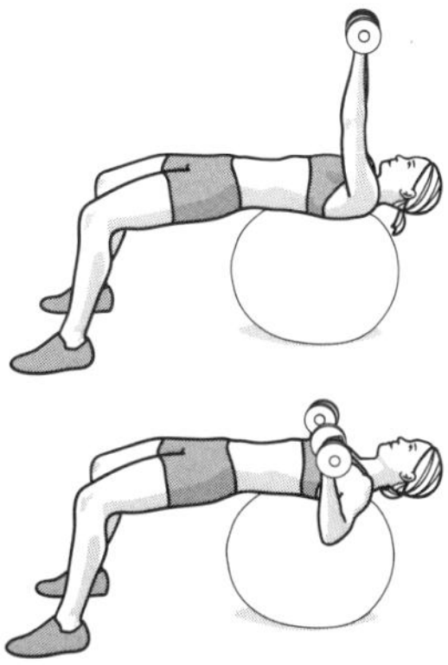

1 Brustdrücken

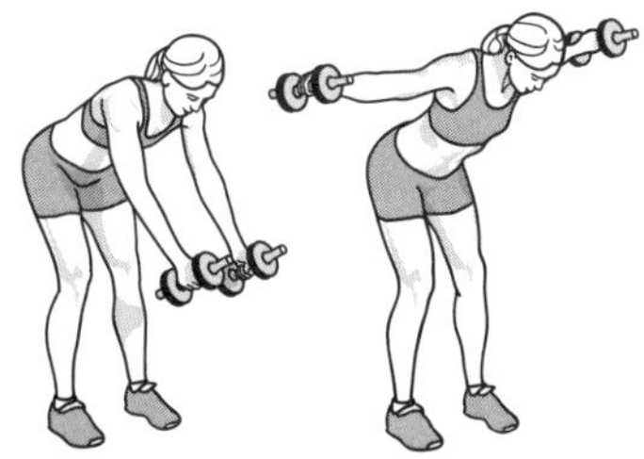

2 Reverse Flys vorgebeugt

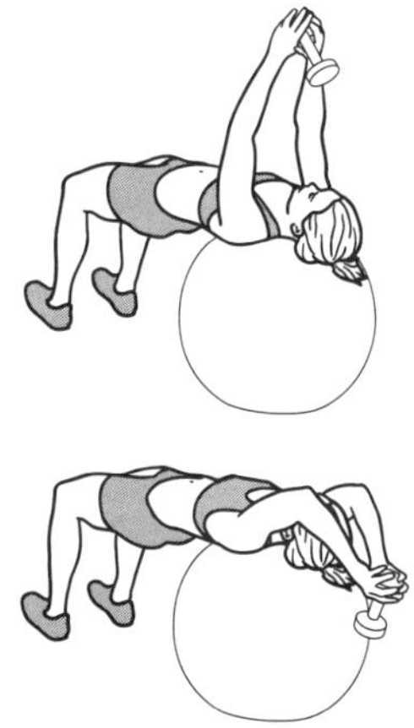

3 Überzug mit gestreckten Armen

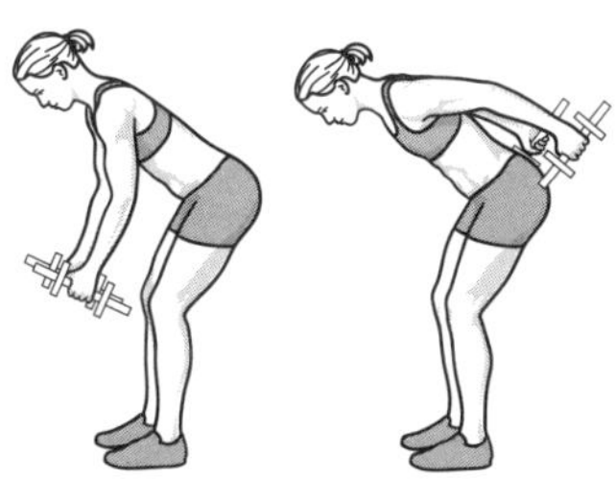

4 Armrückheben

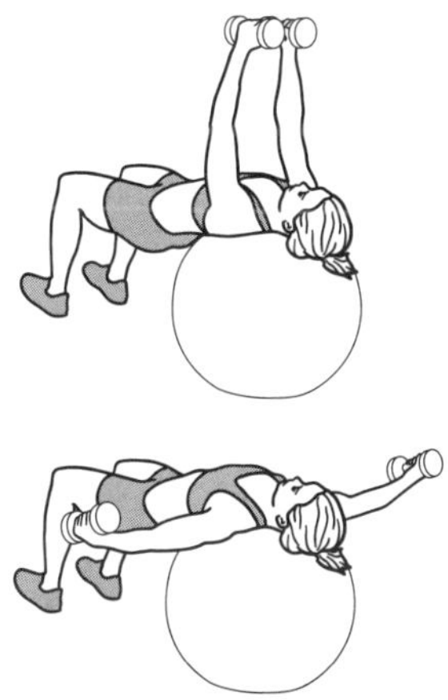

5 Kurzhantel-Butterfly

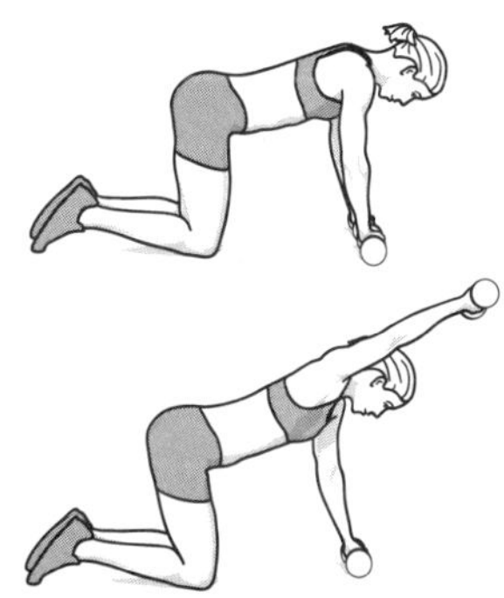

6 Frontheben im Vierfüßlerstand

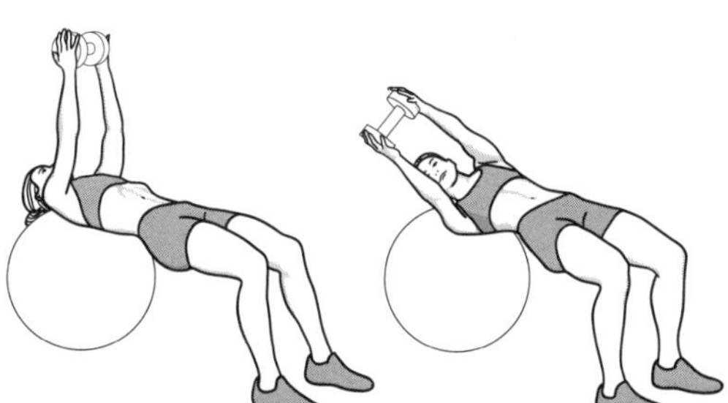

7 Oberkörperrotation mit Kurzhantel

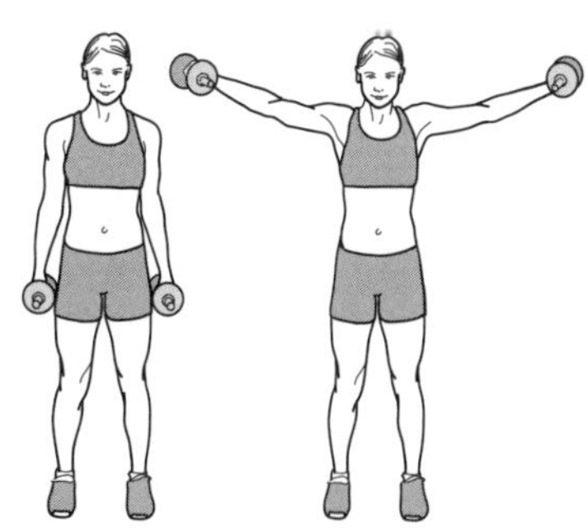

8 Seitheben

13 Rückenprogramm 2 für Fortgeschrittene mit Geräten

1 2 **3**

Trainingsdauer: 55 Minuten
Equipment: Gymnastikmatte, 2 Hanteln, Gymnastikball
Trainingsmethode: Zirkeltraining, 3 Zirkeldurchläufe, dazwischen 4 Minuten Pause

	Übungen	Belastungszeit/ Wiederholungen	Pause in Sek.	Intensität	Seite
1	Reverse Flys mit gestreckten Armen	60 Sek.	30	2	134
2	Kurzhantel-Butterfly	60 Sek.	30	3	137
3	Bein-Curl	60 Sek.	30	2	135
4	Wechselseitiger Überzug	60 Sek.	30	3	137
5	Ball-Plank	60 Sek.	30	2	135
6	Oberkörperrotation mit Kurzhantel	60 Sek.	30	3	136
7	Seitlicher Ballstütz	30 Sek. pro Seite	30	2	135
8	Brustdrücken	60 Sek.	30	3	137
9	Dynamische Rückenbrücke	60 Sek.	30	2	134

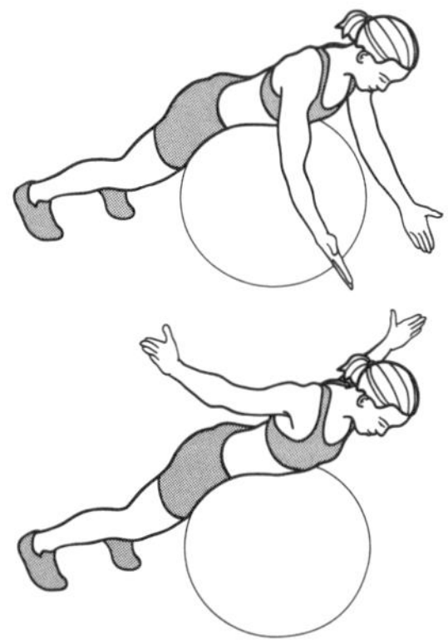

1 Reverse Flys mit gestreckten Armen

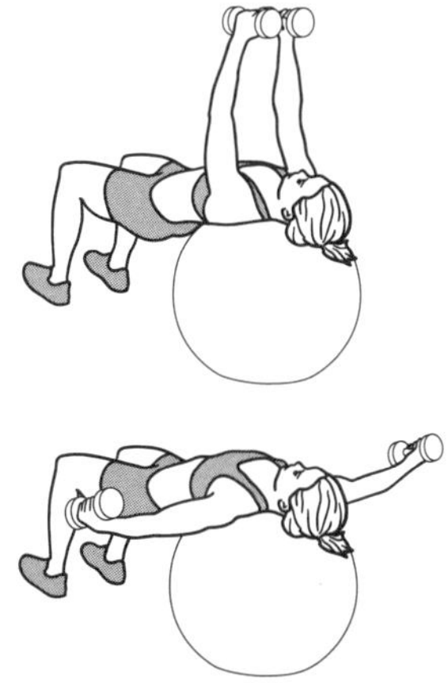

2 Kurzhantel-Butterfly

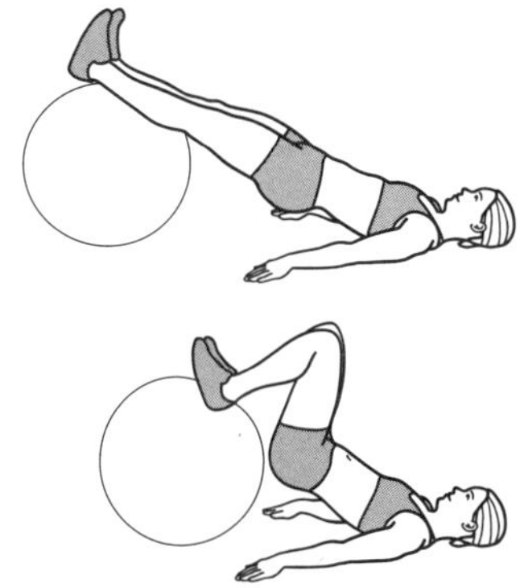

3 Bein-Curl

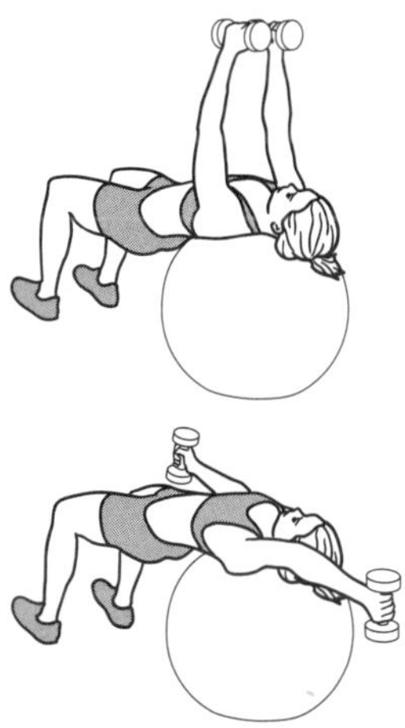

4 Wechselseitiger Überzug

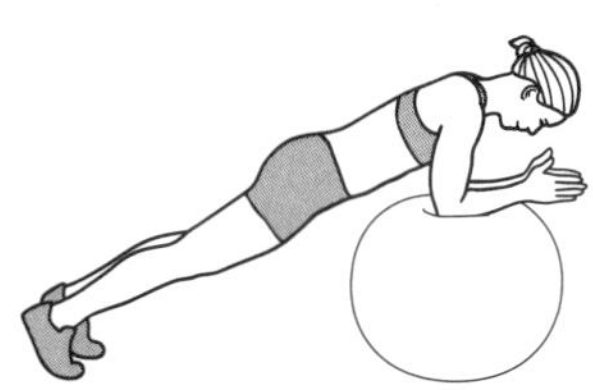

5 Ball-Plank

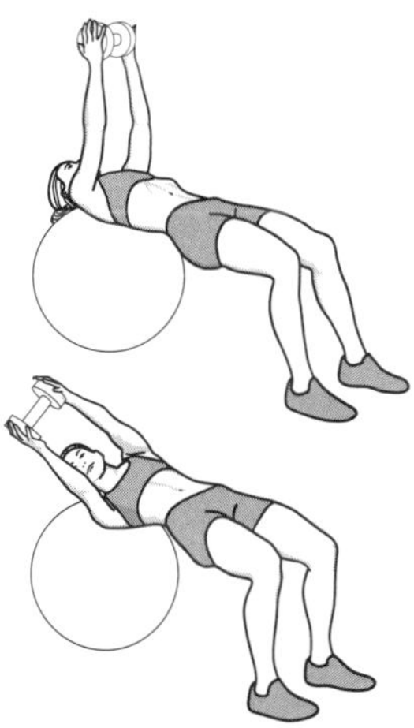

6 Oberkörperrotation mit Kurzhantel

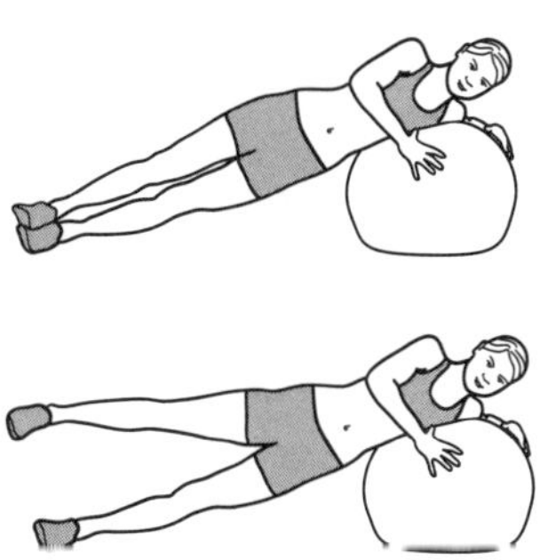

7 Seitlicher Ballstütz

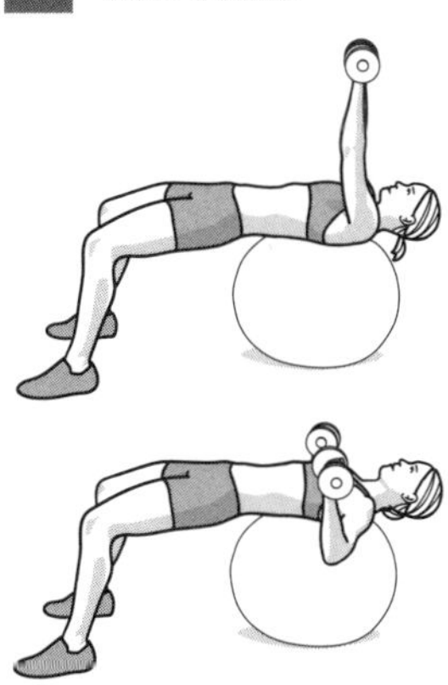

8 Brustdrücken

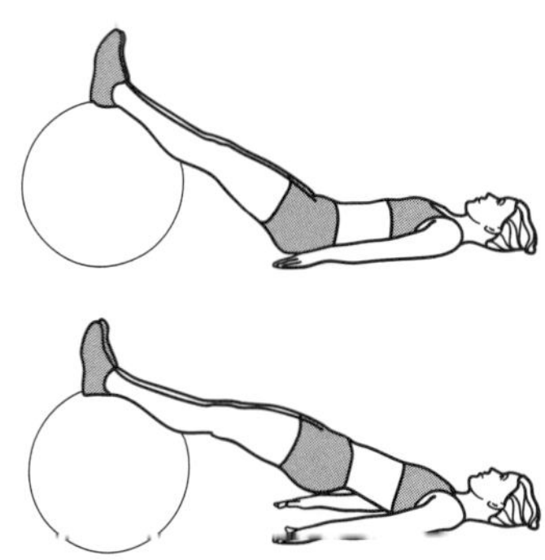

9 Dynamische Rückenbrücke

14 Workout 1 gegen Rundrücken

Trainingsdauer: 20 Minuten
Equipment: Gymnastikmatte
Trainingsmethode: Satztraining

1 2 3

	Übungen	Belastungszeit/ Wiederholungen	Pause in Sek.	Sätze	Intensität	Seite
1	Schultern öffnen und schließen im Stand	10 Wdh.		1	1	120
2	Seitbeugen im Kreuzschritt mit Nachfedern	5 Wdh. pro Seite		1	1	119
3	Diagonale Streckung im Vierfüßlerstand mit Zusammenziehen	30 Sek. pro Seite		1	2	124
4	Lat-Drücken in Rückenlage	8 Wdh.	20	2	2	125
5	Rudern in Bauchlage	30 Sek.	20	2	2	128
6	Unterarm-Fersen-Stütz	30 Sek.	20	2	2	127
7	Dehnung Rücken- und Schultermuskulatur	30 Sek.		1		142
8	Dehnung Oberschenkelrückseiten und Lendenbereich	30 Sek. pro Seite		1		138
9	Dehnung Brust- und seitliche Bauchmuskulatur	20 Sek. pro Seite		1		140
10	Dehnung Brust-, vordere Schultermuskulatur und Arme	20 Sek.		1		142

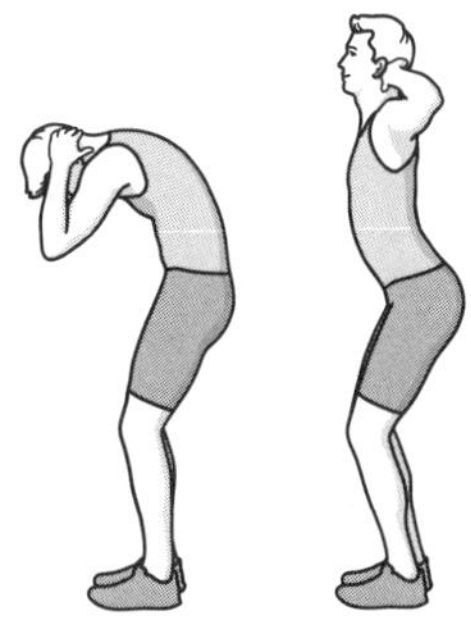

1 Schultern öffnen und schließen im Stand

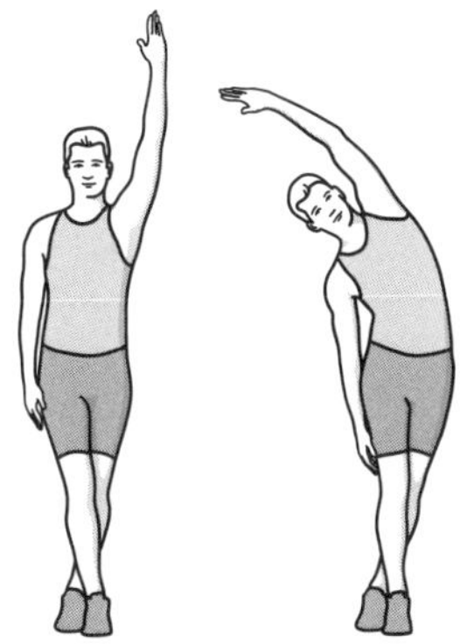

2 Seitbeugen im Kreuzschritt mit Nachfedern

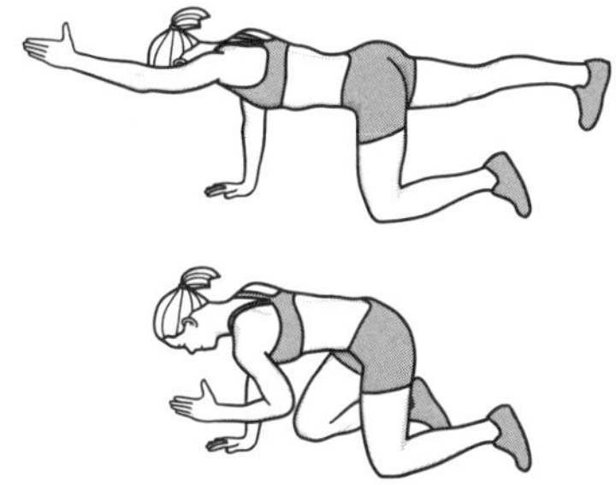

3 Diagonale Streckung im Vierfüßlerstand mit Zusammenziehen

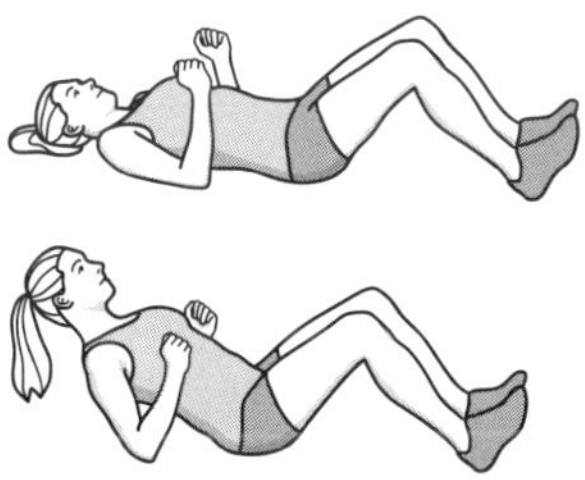

4 Lat-Drücken in Rückenlage

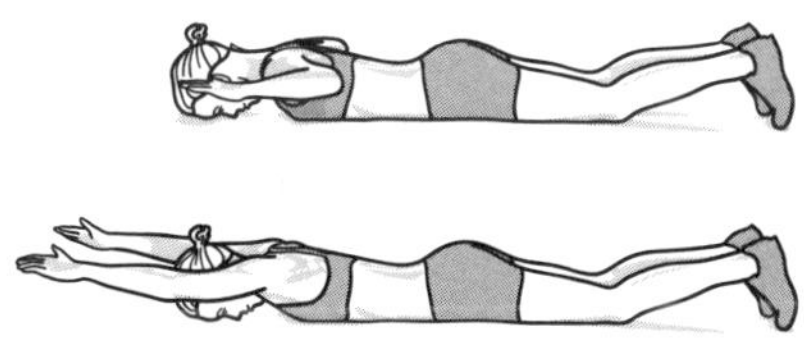

5 Rudern in Bauchlage

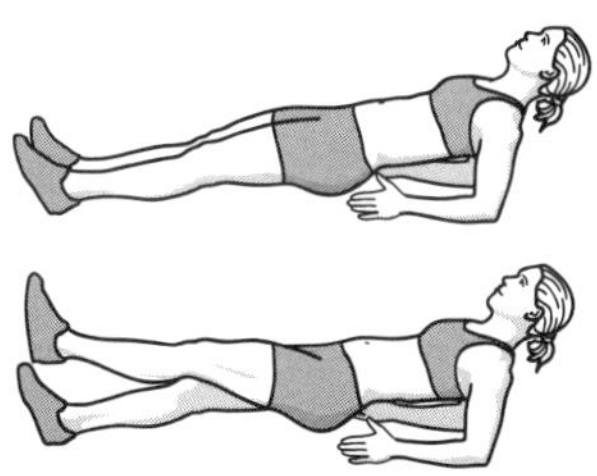

6 Unterarm-Fersen-Stütz

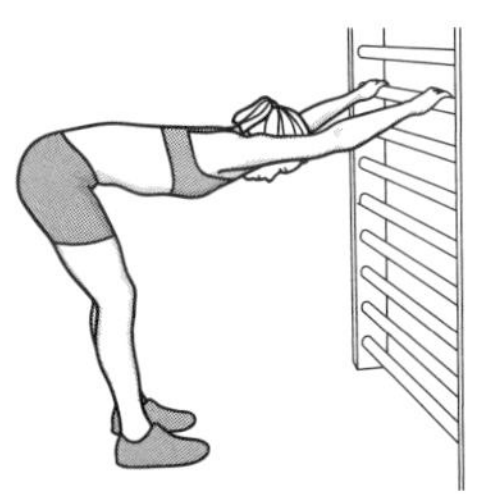

7 Dehnung Rücken- und Schultermuskulatur

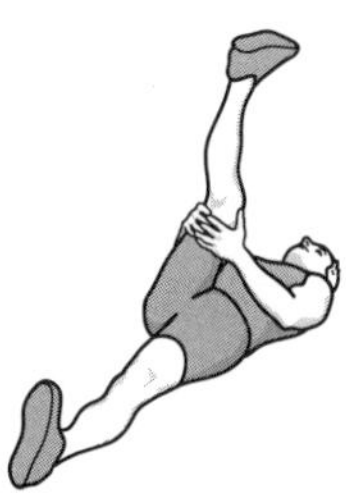

8 Dehnung Oberschenkelrückseiten und Lendenbereich

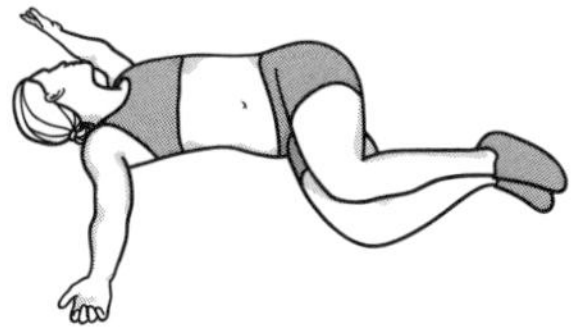

9 Dehnung Brust- und seitliche Bauchmuskulatur

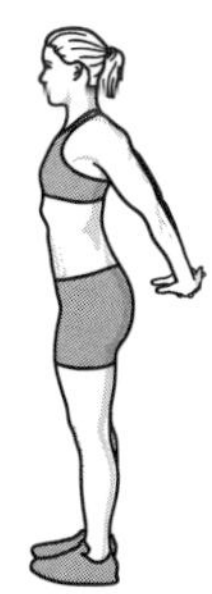

10 Dehnung Brust-, vordere Schultermuskulatur und Arme

15 Workout 2 gegen Rundrücken

Trainingsdauer: 20 Minuten
Equipment: Gymnastikmatte
Trainingsmethode: Satztraining

1 2 3

	Übungen	Belastungszeit/ Wiederholungen	Pause in Sek.	Sätze	Intensität	Seite
1	Seitliche Rumpfverschiebung im Stand	10 Wdh. pro Seite		1	1	120
2	Rotation im Ausfallschritt	5 Wdh. pro Seite		1	2	121
3	Pferderücken/Katzenbuckel	10 Wdh.		1	1	118
4	Außenrotation im Vierfüßlerstand mit Nachfedern	5 Wdh. pro Seite		1	1	119
5	Rumpfheben in Bauchlage	30 Sek.	20	2	2	128
6	Dynamische Schulterbrücke	45 Sek.	20	2	1	124
7	Reverse Flys in Bauchlage mit angewinkelten Armen	6 Wdh.	30	2	2	129
8	Dehnung unterer Rücken, Schultern und Brust	30 Sek.		1		141
9	Dehnung Brust- und vordere Schultermuskulatur	30 Sek.		1		141
10	Dehnung Oberarme und Schultern	20 Sek. pro Seite		1		142

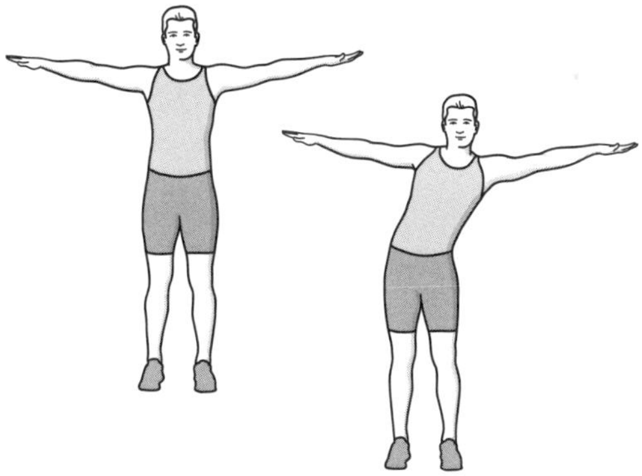

1 Seitliche Rumpfverschiebung im Stand

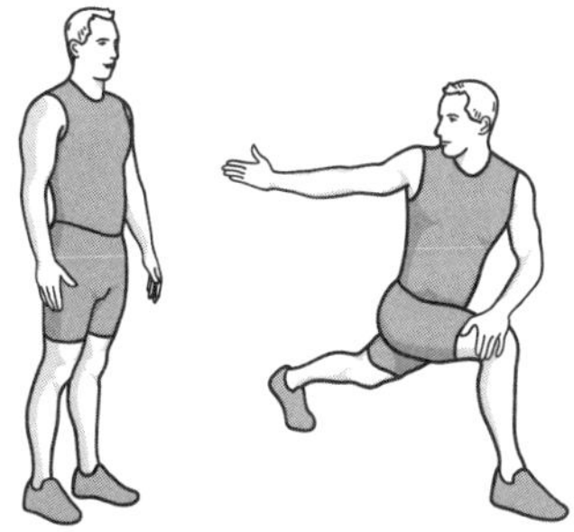

2 Rotation im Ausfallschritt

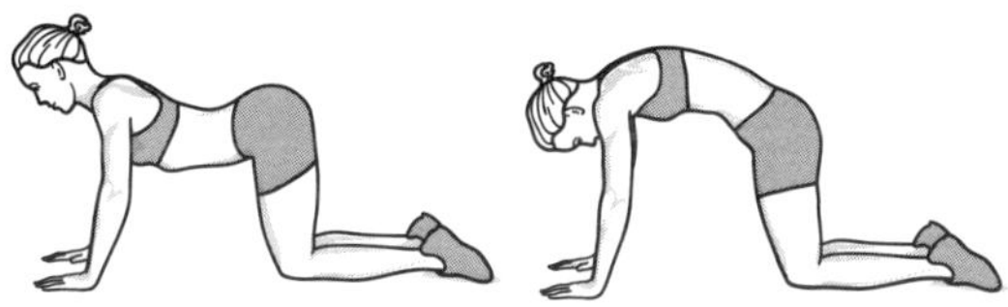

3 Pferderücken/Katzenbuckel

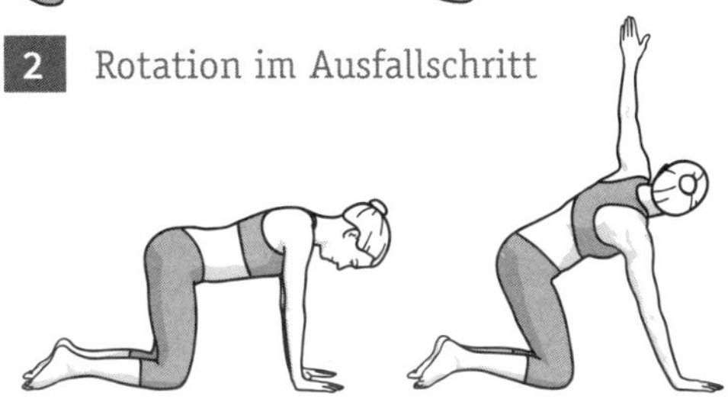

4 Außenrotation im Vierfüßlerstand mit Nachfedern

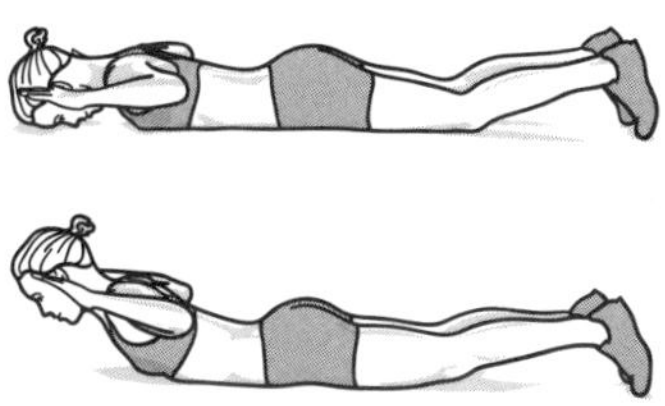

5 Rumpfheben in Bauchlage

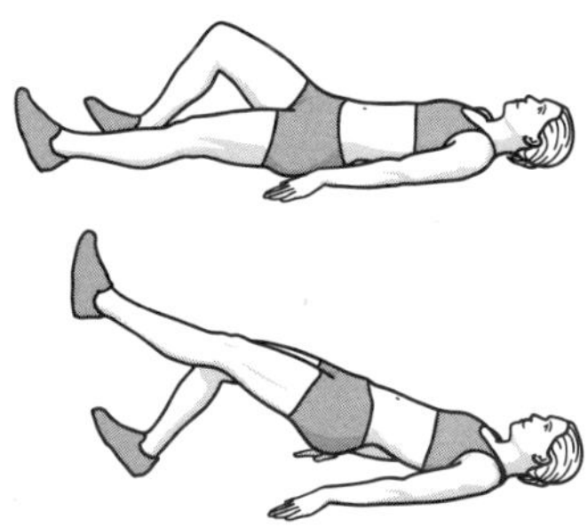

6 Dynamische Schulterbrücke

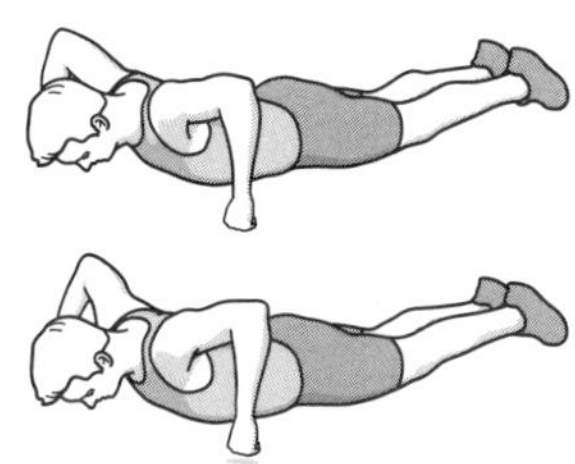

7 Reverse Flys in Bauchlage mit angewinkelten Armen

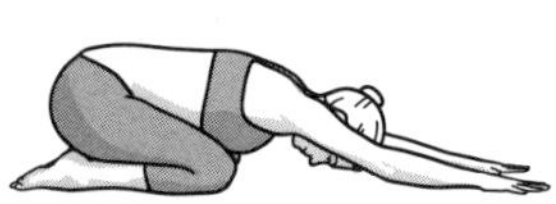

8 Dehnung unterer Rücken, Schultern und Brust

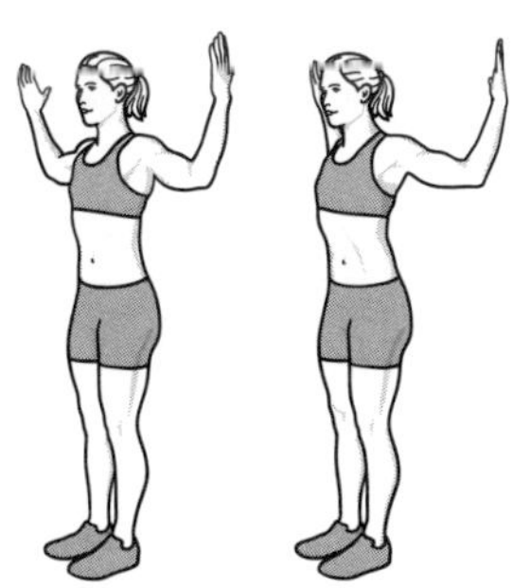

9 Dehnung Brust und vordere Schultermuskulatur

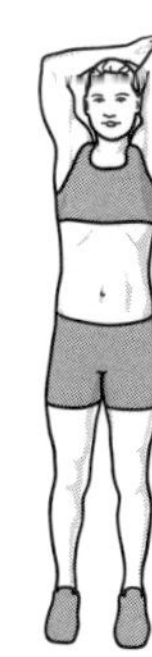

10 Dehnung Oberarme und Schultern

16 Workout 3 gegen Rundrücken

Trainingsdauer: 20 Minuten
Equipment: Gymnastikmatte, 2 Hanteln, Gymnastikball
Trainingsmethode: Satztraining

	Übungen	Belastungszeit/ Wiederholungen	Pause in Sek.	Sätze	Intensität	Seite
1	Ellenbogenkreisen vorwärts und rückwärts	10 Wdh.		1	1	118
2	Hüft- und Beinpendel in Rückenlage	60 Sek.		1	1	119
3	Kniebeugen mit nach oben gestreckten Armen	10 Wdh.		1	2	122
4	Reverse Flys vorgebeugt	10 Wdh.	30	2	2	132
5	Überzug mit gestreckten Armen	12 Wdh.	30	2	3	136
6	Reverse Flys mit gestreckten Armen	10 Wdh.	30	2	2	134
7	Dehnung Rücken- und Schultermuskulatur	30 Sek.		1		142
8	Dehnung breiter Rückenmuskel und Schultermuskulatur	30 Sek. pro Seite		1		141
9	Dehnung Brust-, vordere Schultermuskulatur und Arme	30 Sek.		1		142

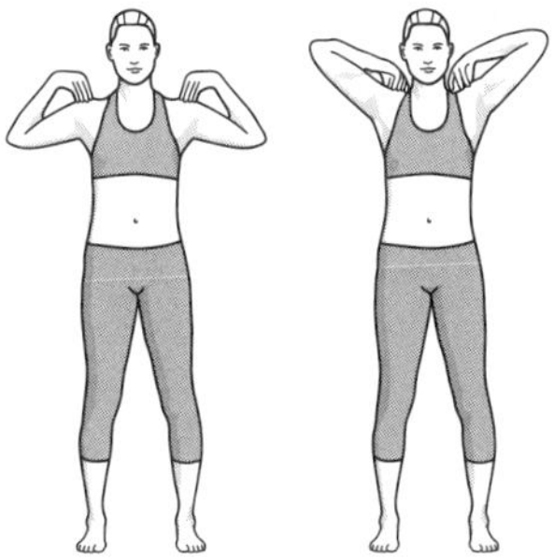

1 Ellenbogenkreisen vorwärts und rückwärts

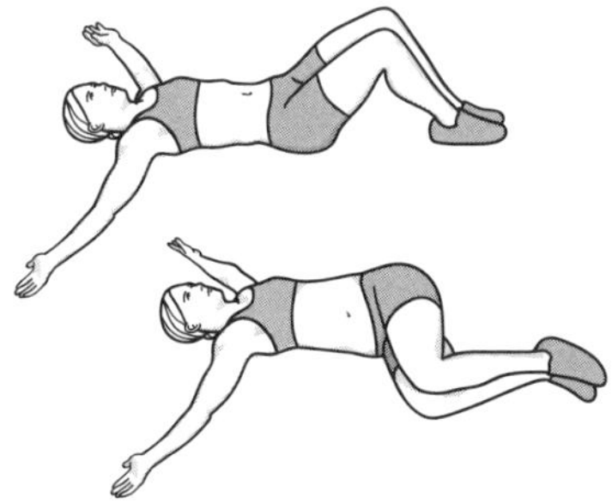

2 Hüft- und Beinpendel in Rückenlage

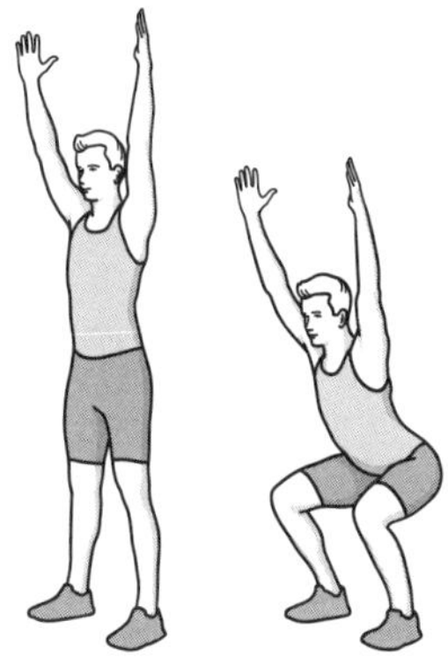

3 Kniebeugen mit nach oben gestreckten Armen

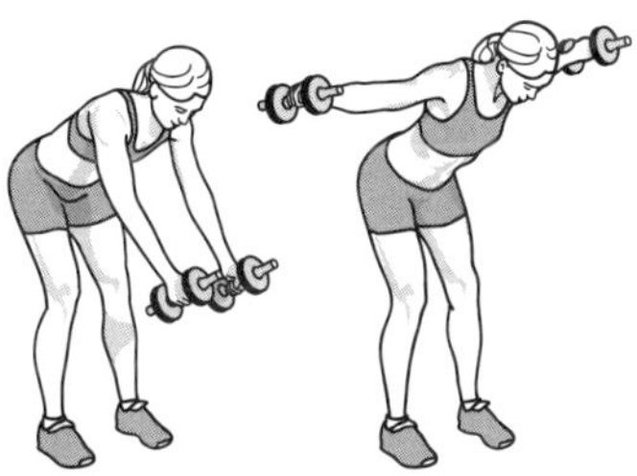

4 Reverse Flys vorgebeugt

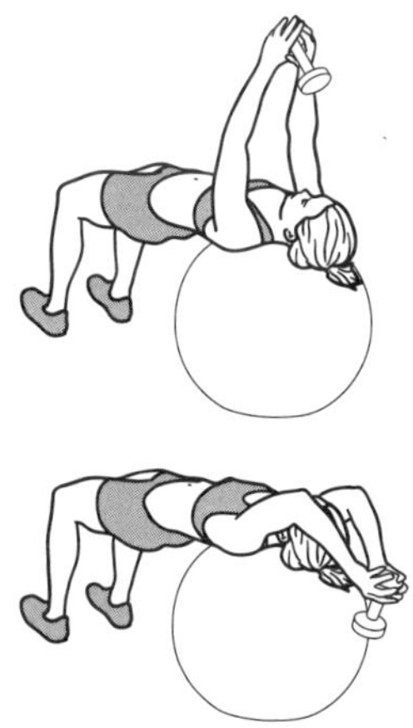

5 Überzug mit gestreckten Armen

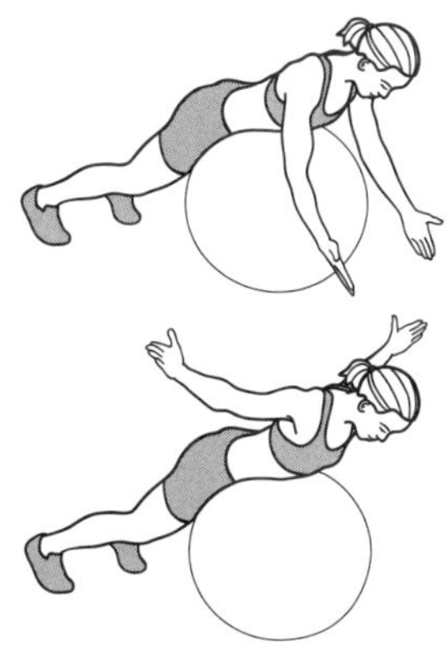

6 Reverse Flys mit gestreckten Armen

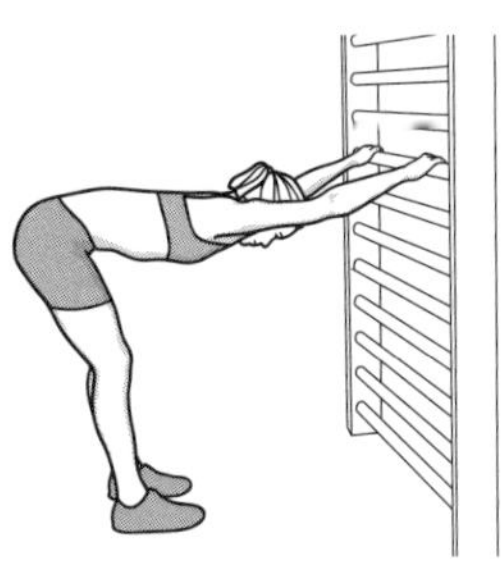

7 Dehnung Rücken- und Schultermuskulatur

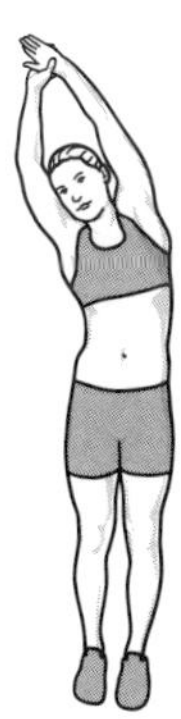

8 Dehnung breiter Rückenmuskel und Schultermuskulatur

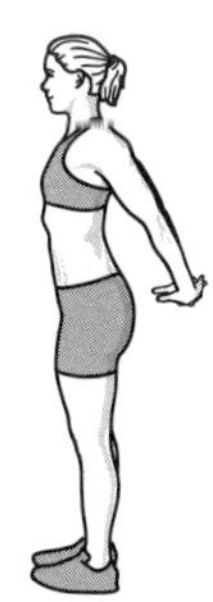

9 Dehnung Brust-, vordere Schultermuskulatur und Arme

17 Workout 1 gegen Hohlkreuz

Trainingsdauer: 20 Minuten
Equipment: Gymnastikmatte
Trainingsmethode: Satztraining

1 2 3

	Übungen	Belastungszeit/ Wiederholungen	Pause in Sek.	Sätze	Intensität	Seite
1	Innenrotation im Vierfüßlerstand mit Nachfedern	5 Wdh. pro Seite		1	1	121
2	Seitliches Kniekreisen im Vierfüßlerstand	10 Wdh. pro Seite		1	1	121
3	Hüft- und Beinpendel in Rückenlage	60 Sek.		1	1	119
4	Seitlicher Unterarmstütz auf Knie	30 Sek. pro Seite	20	2	2	126
5	Beinpendel in Seitenlage	30 Sek. pro Seite	20	2	1	125
6	Scheibenwischer mit angewinkelten Beinen	10 Wdh. pro Seite	20	2	2	127
7	Beinrückheben mit gestrecktem Bein	30 Sek. pro Seite	20	2	1	123
8	Dehnung Oberschenkelvorderseiten	30 Sek. pro Seite		1		138
9	Dehnung Hüfte und Oberschenkel	30 Sek. pro Seite		1		140
10	Dehnung Gesäß und Lendenbereich	45 Sek.		1		138

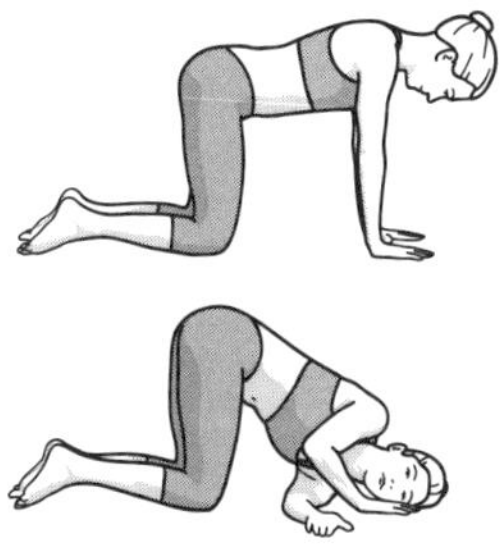

1 Innenrotation im Vierfüßlerstand mit Nachfedern

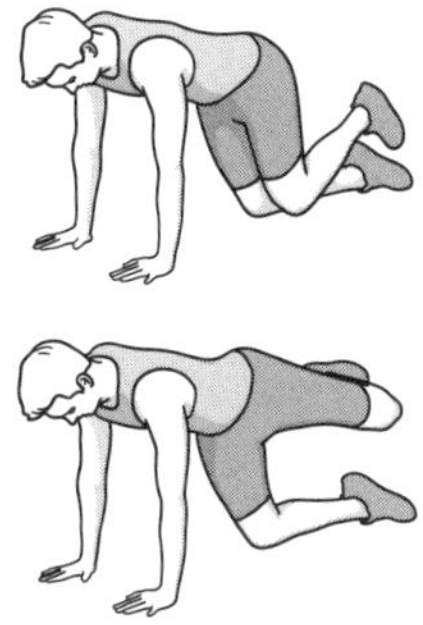

2 Seitliches Kniekreisen im Vierfüßlerstand

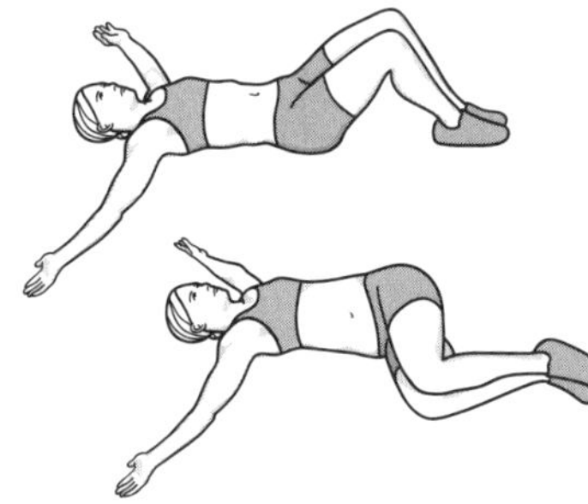

3 Hüft- und Beinpendel in Rückenlage

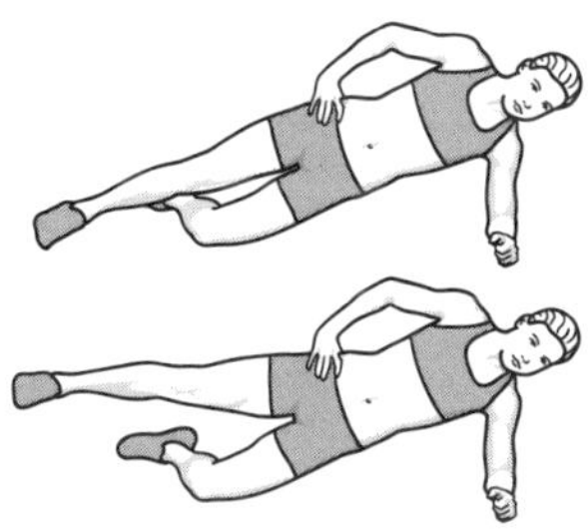

4 Seitlicher Unterarmstütz auf Knie

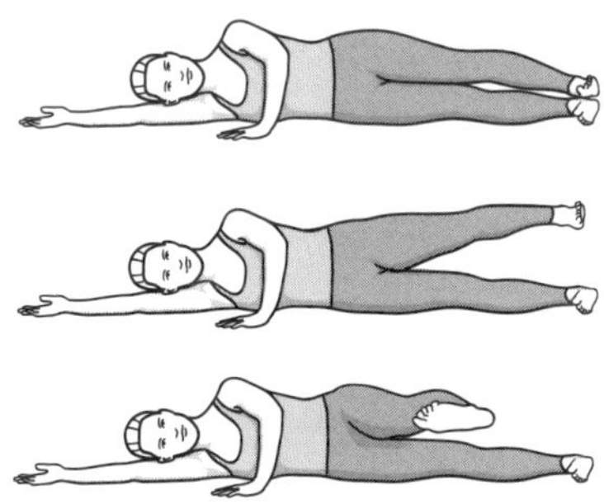

5 Beinpendel in Seitenlage

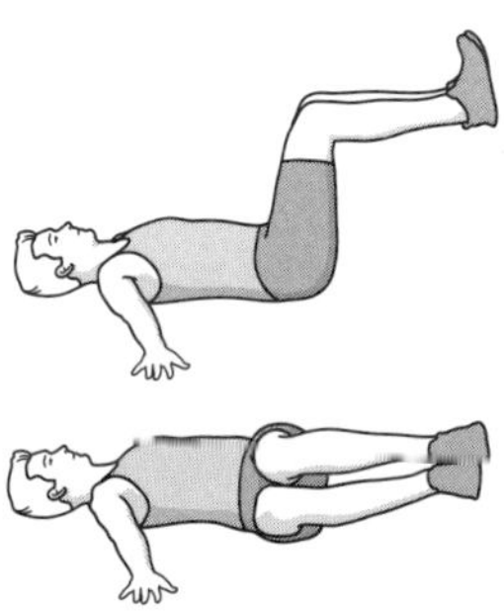

6 Scheibenwischer mit angewinkelten Beinen

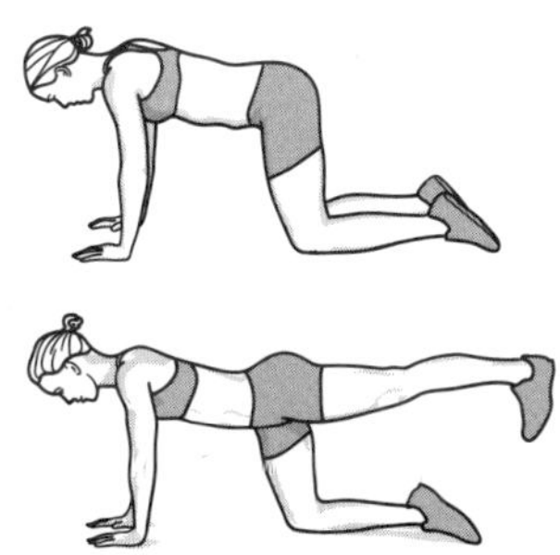

7 Beinrückheben mit gestrecktem Bein

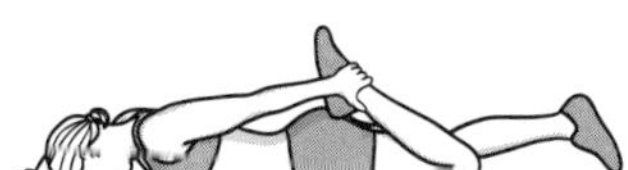

8 Dehnung Oberschenkelvorderseiten

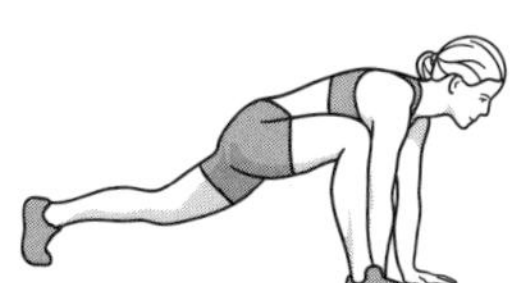

9 Dehnung Hüfte und Oberschenkel

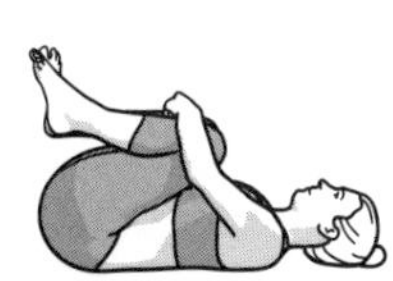

10 Dehnung Gesäß und Lendenbereich

18 Workout 2 gegen Hohlkreuz

Trainingsdauer: 20 Minuten
Equipment: Gymnastikmatte, 1 Hantel, Gymnastikball
Trainingsmethode: Satztraining

1 **2** 3

	Übungen	Belastungszeit/ Wiederholungen	Pause in Sek.	Sätze	Intensität	Seite
1	Hüftaußenrotation im Vierfüßlerstand	30 Sek. pro Seite		1	1	120
2	Rotation im Ausfallschritt	30 Sek. pro Seite		1	2	121
3	Beinrückheben mit angewinkeltem Bein	30 Sek. pro Seite	20	2	1	123
4	Seitstütz mit Beinpendel	20 Sek. pro Seite	30	2	3	126
5	Bein-Curl	10 Wdh.	20	2	2	135
6	Oberkörperrotation mit Kurzhantel	60 Sek.	30	2	3	136
7	Ball-Plank	40 Sek.	30	2	2	135
8	Dehnung äußere Hüfte und Oberschenkel	30 Sek. pro Seite		1		139
9	Dehnung seitliche Gesäßmuskulatur	30 Sek. pro Seite		1		140
10	Dehnung unterer Rücken, Schultern und Brust	40 Sek.		1		141

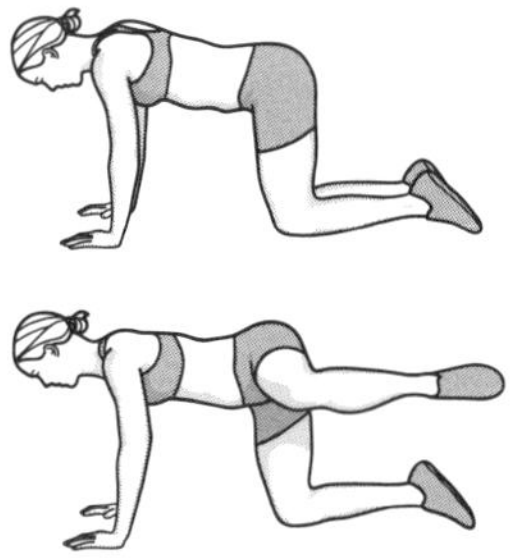

1 Hüftaußenrotation im Vierfüßlerstand

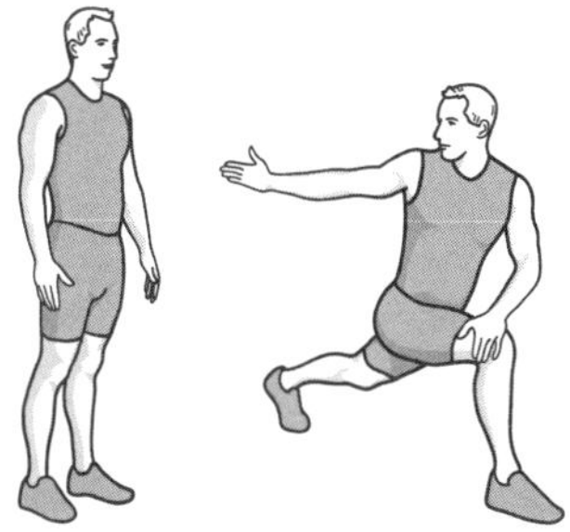

2 Rotation im Ausfallschritt

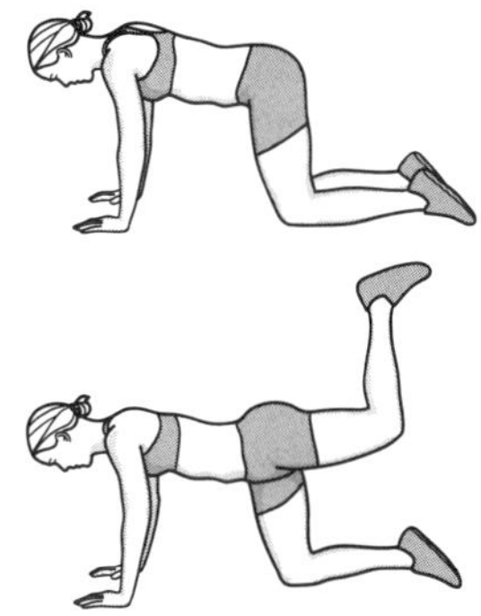

3 Beinrückheben mit angewinkeltem Bein

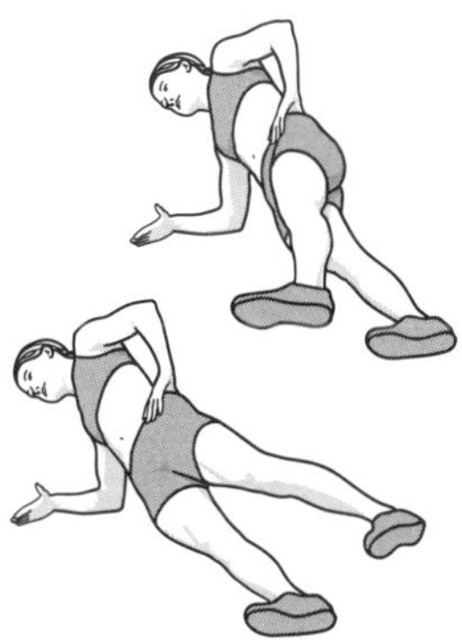

4 Seitstütz mit Beinpendel

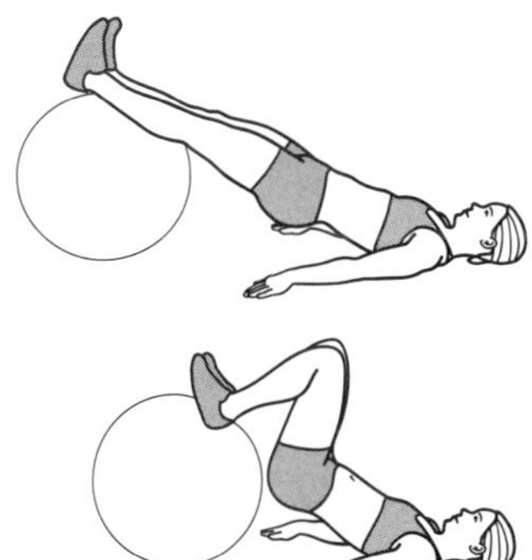

5 Bein-Curl

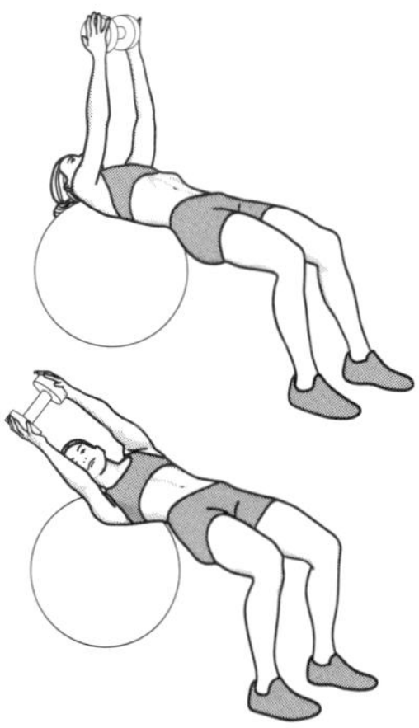

6 Oberkörperrotation mit Kurzhantel

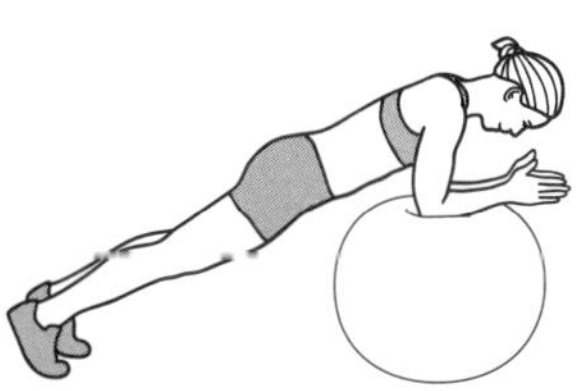

7 Ball-Plank

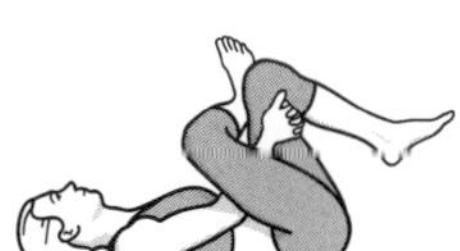

8 Dehnung äußere Hüfte und Oberschenkel

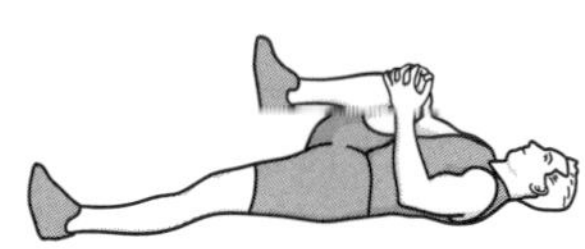

9 Dehnung seitliche Gesäßmuskulatur

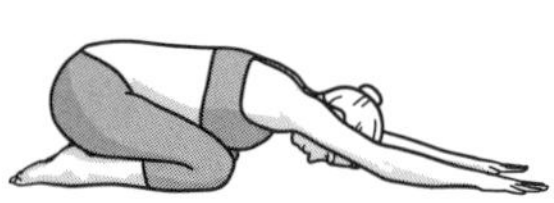

10 Dehnung unterer Rücken, Schultern und Brust

19 Workout 3 gegen Hohlkreuz

Trainingsdauer: 20 Minuten
Equipment: Gymnastikmatte, 2 Hanteln, Gymnastikball
Trainingsmethode: Satztraining

1 **2** 3

	Übungen	Belastungszeit/ Wiederholungen	Pause in Sek.	Sätze	Intensität	Seite
1	Ausfallschritt mit T-Rotation	5 Wdh. pro Seite		1	2	122
2	Innenrotation im Vierfüßlerstand mit Nachfedern	5 Wdh. pro Seite		1	1	121
3	Vorgebeugtes Rudern	15 Wdh.	30	2	2	132
4	Beinkreuzen im Vierfüßlerstand	30 Sek. pro Seite	30	2	1	126
5	Wechselseitiger Überzug	30 Sek.	30	2	3	137
6	Einbeinige Schulterbrücke	30 Sek. pro Seite	30	2	2	124
7	Dehnung Oberschenkelvorderseiten	30 Sek. pro Seite		1		138
8	Dehnung Oberschenkelrückseiten und Waden	30 Sek. pro Seite		1		139
9	Dehnung Hüftbeuger	30 Sek. pro Seite		1		140
10	Dehnung Gesäß und Lendenbereich	60 Sek.		1		138

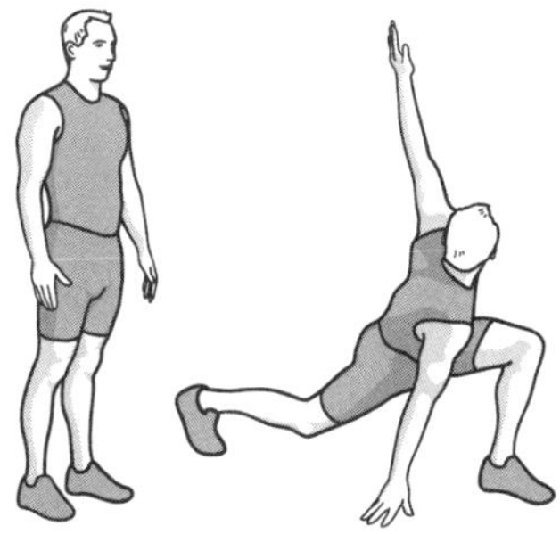

1 Ausfallschritt mit T-Rotation

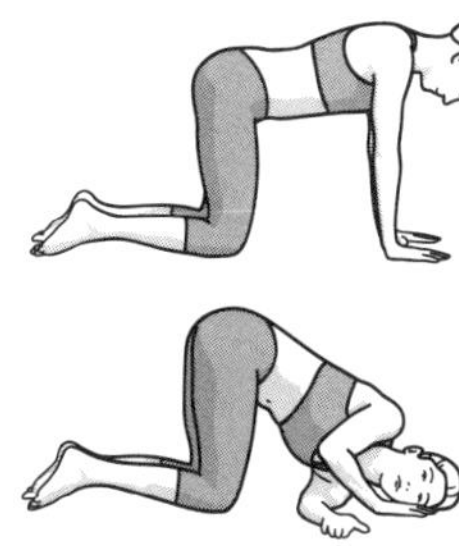

2 Innenrotation im Vierfüßlerstand mit Nachfedern

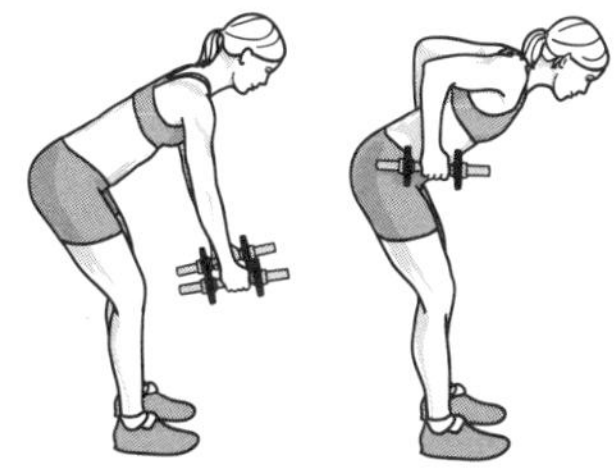

3 Vorgebeugtes Rudern

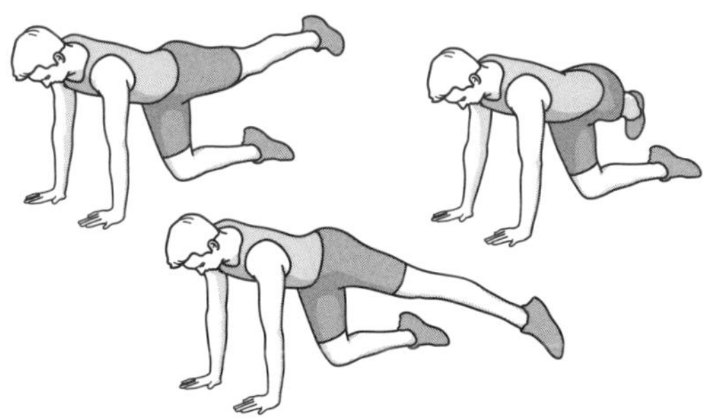

4 Beinkreuzen im Vierfüßlerstand

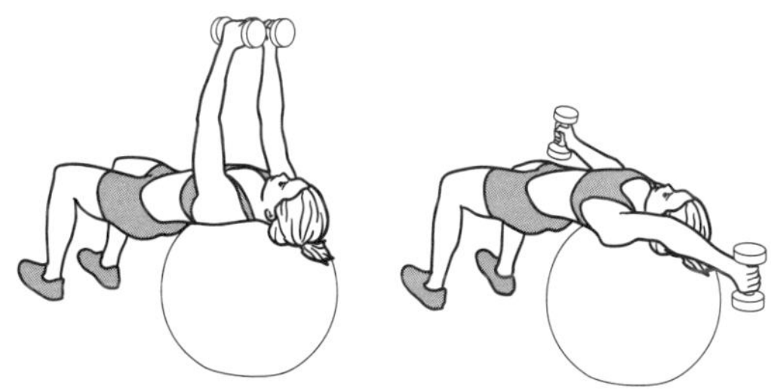

5 Wechselseitiger Überzug

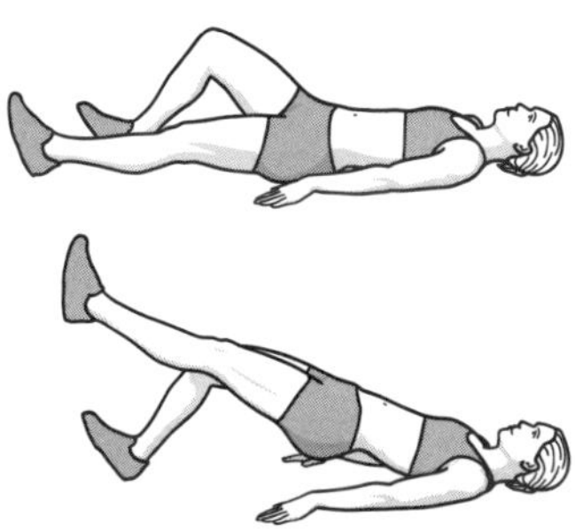

6 Einbeinige Schulterbrücke

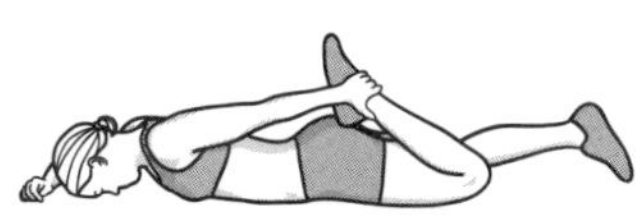

7 Dehnung Oberschenkelvorderseiten

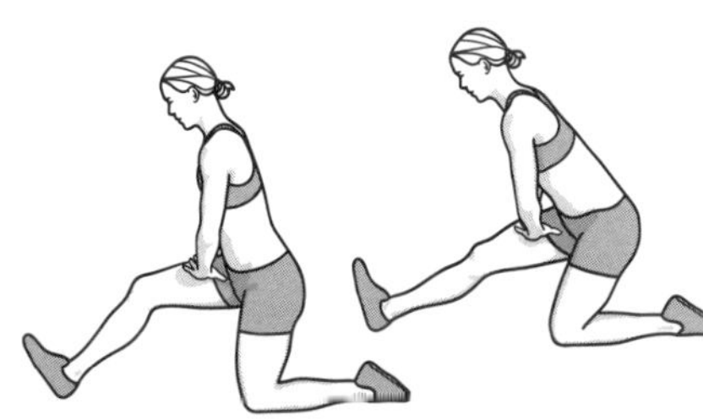

8 Dehnung Oberschenkelrückseiten und Waden

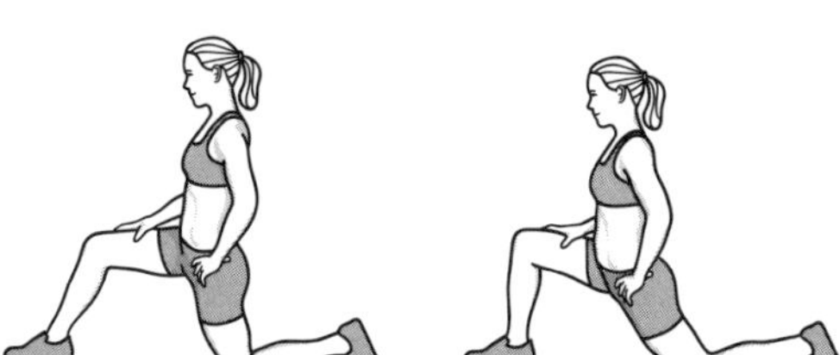

9 Dehnung Hüftbeuger

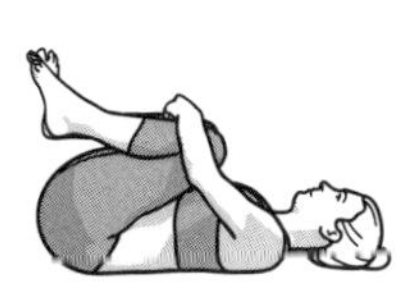

10 Dehnung Gesäß und Lendenbereich

20 Workout 1 gegen Hohlrundrücken

Trainingsdauer: 20 Minuten
Equipment: Gymnastikmatte
Trainingsmethode: Satztraining

1 2 3

	Übungen	Belastungszeit/ Wiederholungen	Pause in Sek.	Sätze	Intensität	Seite
1	Seitbeugen im Kreuzschritt mit Nachfedern	5 Wdh. pro Seite		1	1	119
2	Pferderücken/Katzenbuckel	10 Wdh.		1	1	118
3	Dynamische Schulterbrücke	30 Sek.	30	2	1	124
4	Rumpfheben in Bauchlage	30 Sek.	30	1	2	128
5	Beinpendel in Seitenlage	30 Sek. pro Seite	30	2	1	125
6	Scheibenwischer mit angewinkelten Beinen	60 Sek.	30	2	2	127
7	Dehnung Oberschenkelinnenseiten	30 Sek.		1		139
8	Dehnung Oberschenkelvorderseiten	30 Sek. pro Seite		1		138
9	Dehnung Hüfte und Oberschenkel	20 Sek. pro Seite		1		140
10	Dehnung Brust- und vordere Schultermuskulatur	30 Sek.	15	2		141
11	Dehnung breiter Rückenmuskel und Schultermuskulatur	30 Sek. pro Seite		1		141

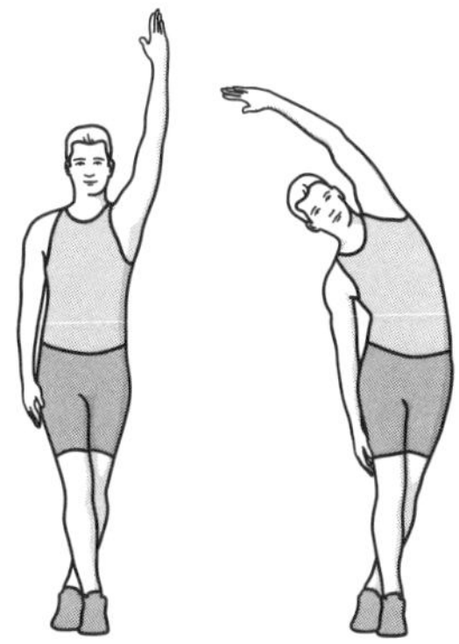

1 Seitbeugen im Kreuzschritt mit Nachfedern

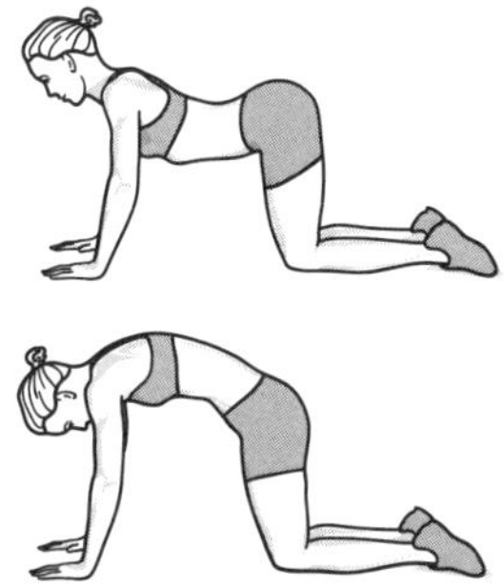

2 Pferderücken/ Katzenbuckel

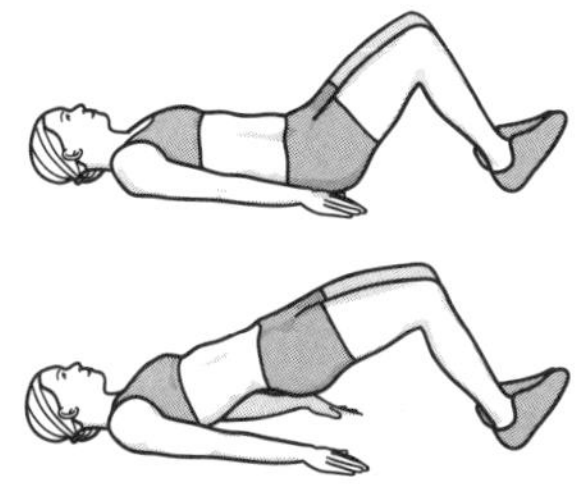

3 Dynamische Schulterbrücke

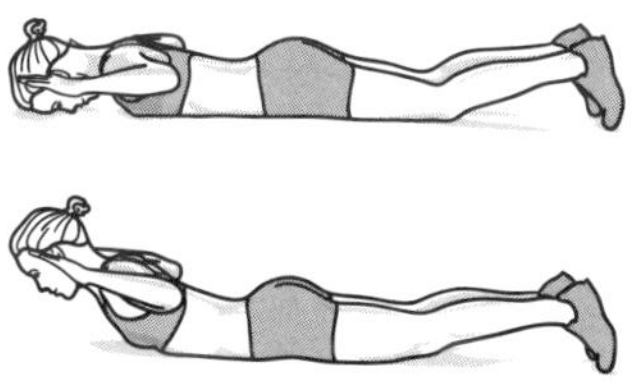

4 Rumpfheben in Bauchlage

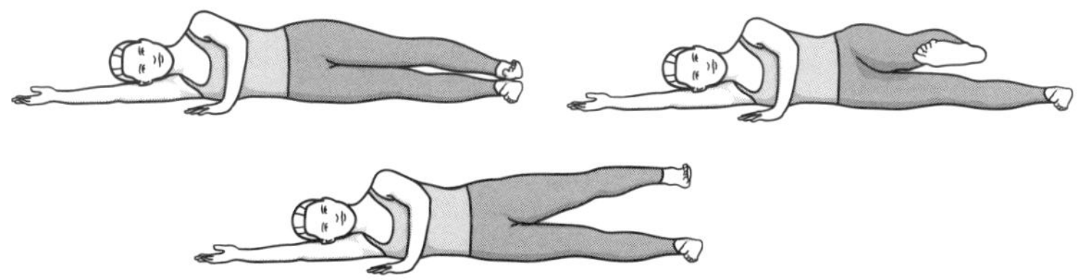

5 Beinpendel in Seitenlage

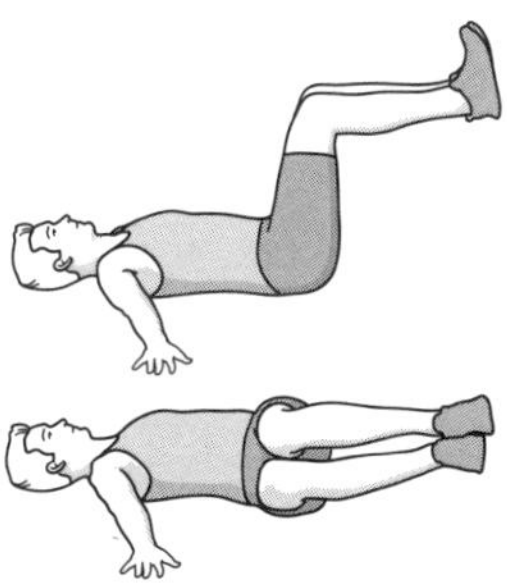

6 Scheibenwischer mit angewinkelten Beinen

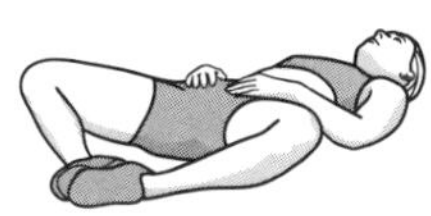

7 Dehnung Oberschenkel-innenseiten

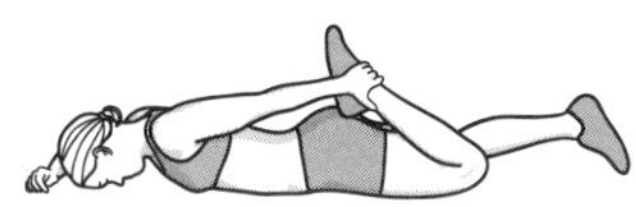

8 Dehnung Oberschenkel-vorderseiten

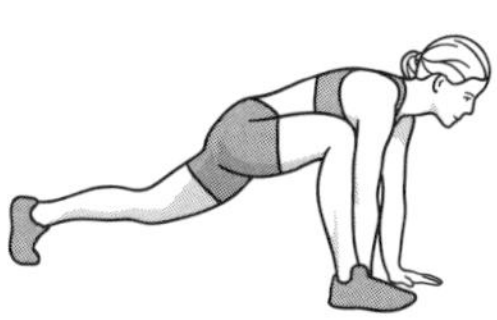

9 Dehnung Hüfte und Oberschenkel

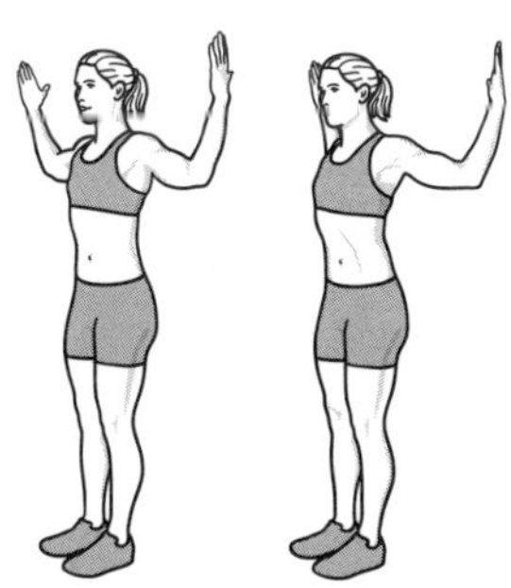

10 Dehnung Brust- und vordere Schultermuskulatur

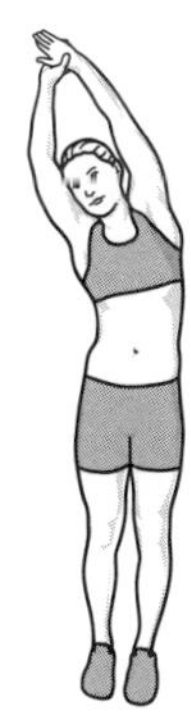

11 Dehnung breiter Rückenmuskel und Schultermuskulatur

21 Workout 2 gegen Hohlrundrücken

Trainingsdauer: 30 Minuten
Equipment: Gymnastikmatte
Trainingsmethode: Satztraining

1 **2** 3

	Übungen	Belastungszeit/ Wiederholungen	Pause in Sek.	Sätze	Intensität	Seite
1	Kniebeugen mit nach oben gestreckten Armen	15 Wdh.		1	2	122
2	Seitliches Kniekreisen im Vierfüßlerstand	30 Sek. pro Seite	30	1	1	121
3	Beinrückheben mit gestrecktem Bein	30 Sek. pro Seite	30	2	1	123
4	Oberkörperrotation in Bauchlage	30 Sek.	30	2	2	129
5	Einbeinige Schulterbrücke	30 Sek. pro Seite	30	2	2	124
6	Armheben im Knie-Hand-Stütz	30 Sek.	30	2	2	123
7	Dehnung Oberschenkelrückseiten und Waden	30 Sek. pro Seite		1		139
8	Dehnung Hüftbeuger	30 Sek. pro Seite		1		140
9	Dehnung Rücken- und Schultermuskulatur	30 Sek.	15	2		142
10	Dehnung Brust-, vordere Schultermuskulatur und Arme	30 Sek.	15	2		142

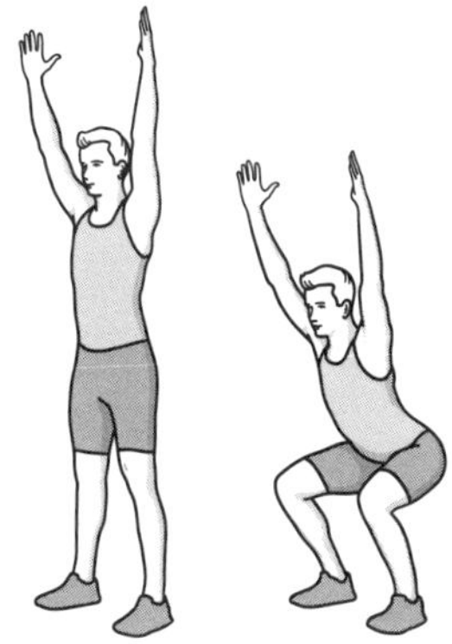

1 Kniebeugen mit nach oben gestreckten Armen

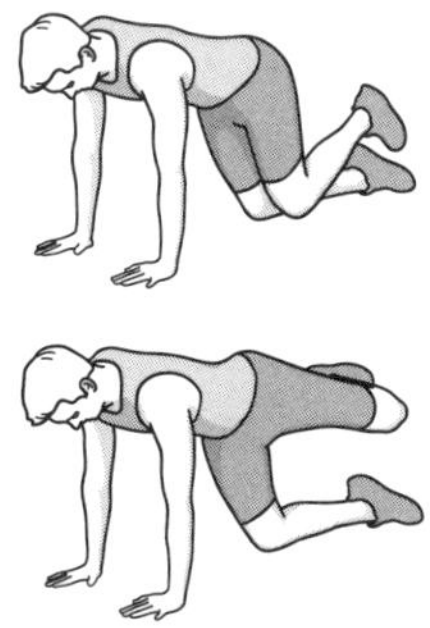

2 Seitliches Kniekreisen im Vierfüßlerstand

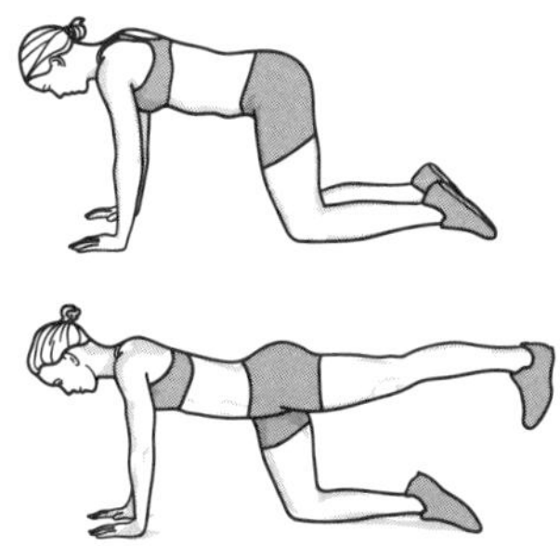

3 Beinrückheben mit gestrecktem Bein

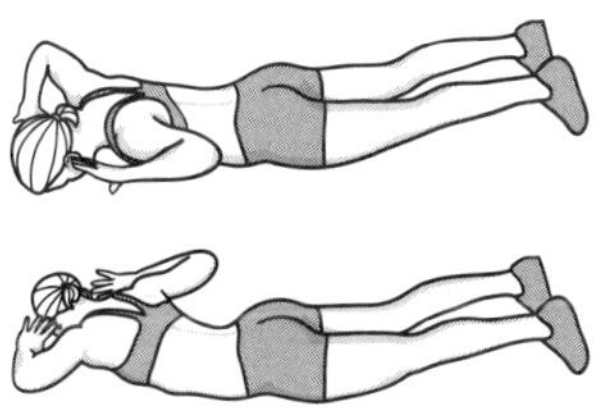

4 Oberkörperrotation in Bauchlage

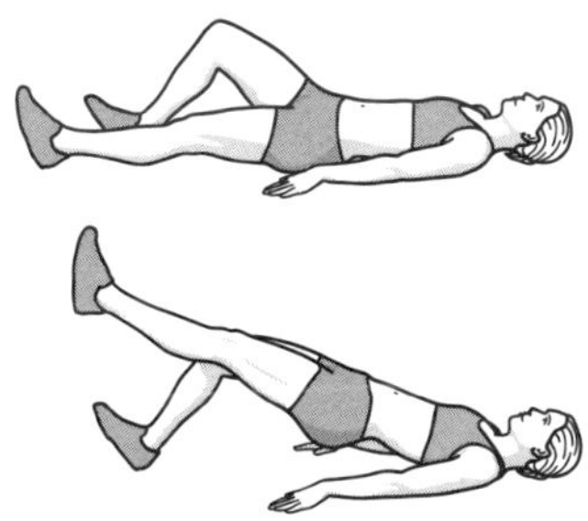

5 Einbeinige Schulterbrücke

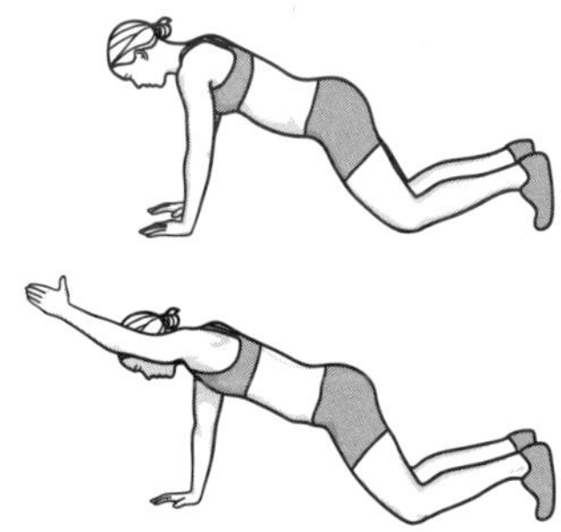

6 Armheben im Knie-Hand-Stütz

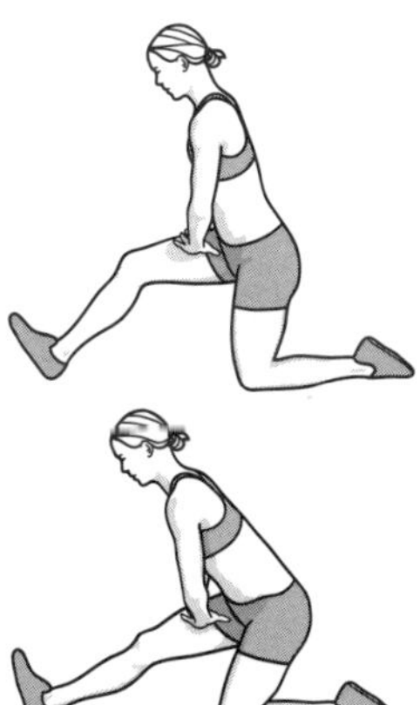

7 Dehnung Oberschenkelrückseiten und Waden

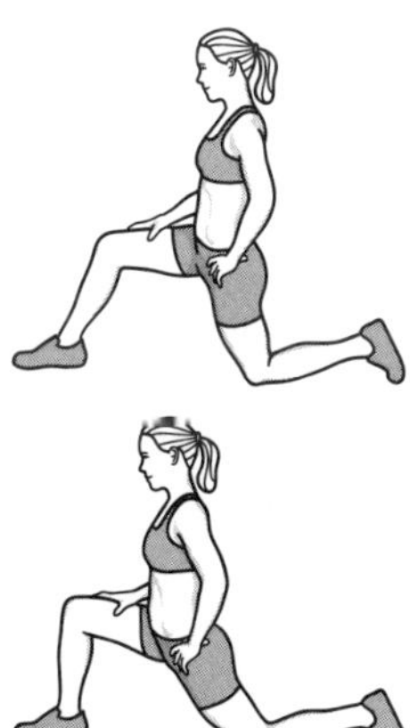

8 Dehnung Hüftbeuger

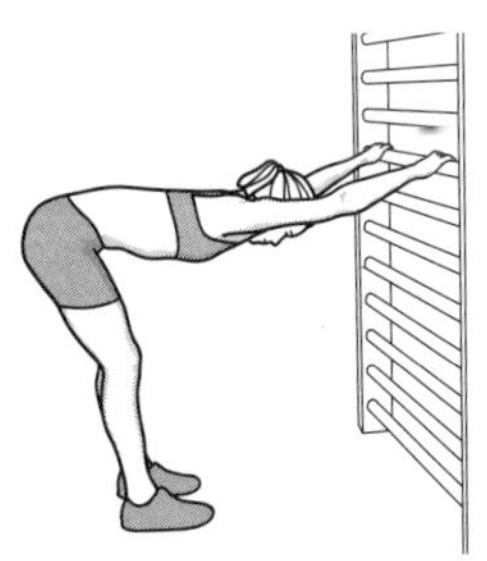

9 Dehnung Rücken- und Schultermuskulatur

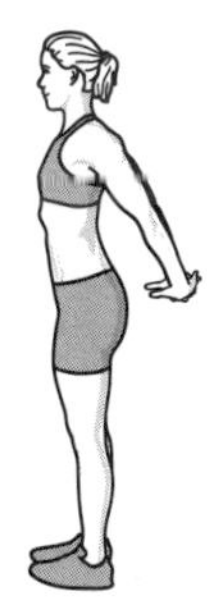

10 Dehnung Brust-, vordere Schultermuskulatur und Arme

22 Workout 3 gegen Hohlrundrücken

Trainingsdauer: 25 Minuten
Equipment: Gymnastikmatte, 2 Hanteln, Gymnastikball
Trainingsmethode: Satztraining

1 2 3

	Übungen	Belastungszeit/ Wiederholungen	Pause in Sek.	Sätze	Intensität	Seite
1	Innenrotation im Vierfüßlerstand mit Nachfedern	5 Wdh. pro Seite		1	1	121
2	Außenrotation im Vierfüßlerstand mit Nachfedern	5 Wdh. pro Seite		1	1	119
3	Seitheben	10 Wdh.	30	2	2	131
4	Frontheben im Vierfüßlerstand	8 Wdh. pro Seite	30	2	2	133
5	Kurzhantel-Butterfly	10 Wdh.	30	2	3	137
6	Wechselseitiger Überzug	30 Sek.	30	2	3	137
7	Reverse Flys mit gestreckten Armen	10 Wdh.	30	2	2	134
8	Dehnung seitliche Gesäßmuskulatur	30 Sek. pro Seite		1		140
9	Dehnung Oberschenkel-rückseiten und Lendenbereich	30 Sek. pro Seite		1		138
10	Dehnung unterer Rücken, Schultern und Brust	45 Sek.		1		141
11	Dehnung seitliche Hals- und Nackenmuskulatur	30 Sek. pro Seite		1		143

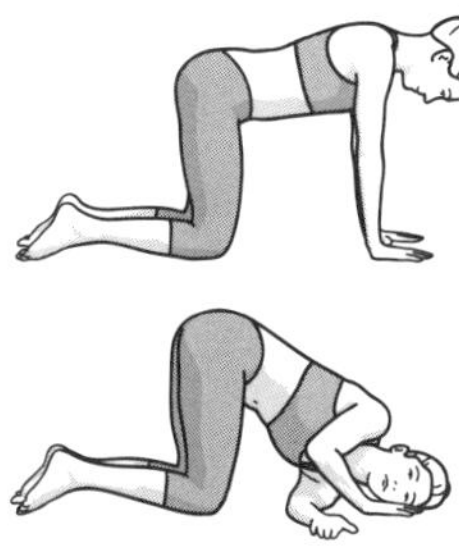

1 Innenrotation im Vierfüßlerstand mit Nachfedern

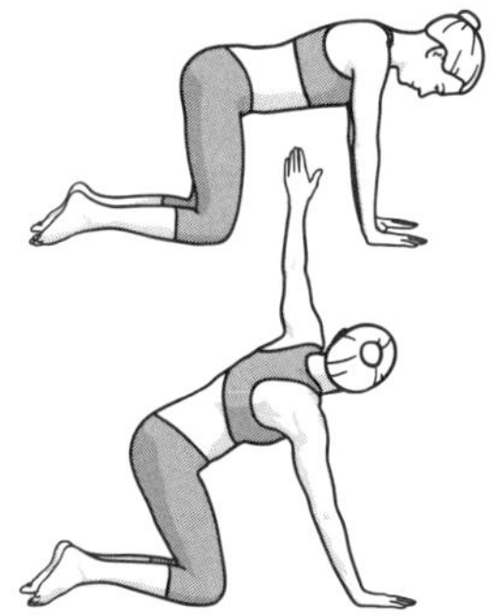

2 Außenrotation im Vierfüßlerstand mit Nachfedern

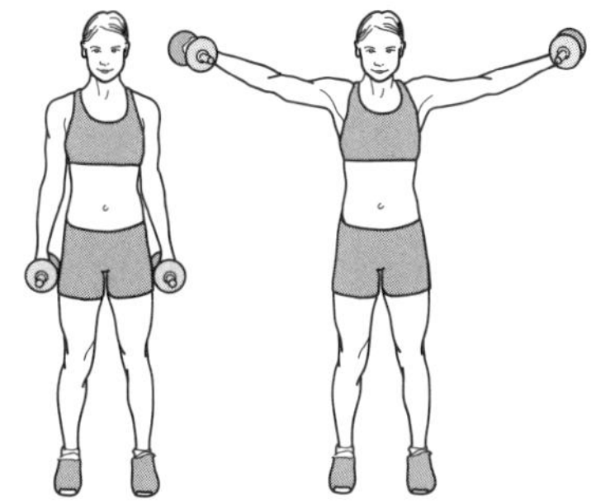

3 Seitheben

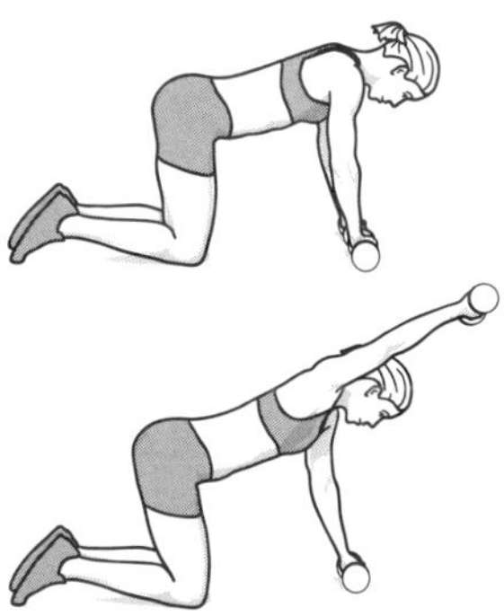

4 Frontheben im Vierfüßlerstand

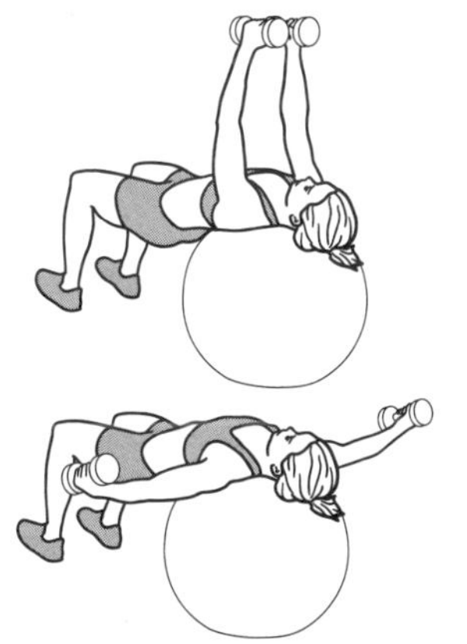

5 Kurzhantel-Butterfly

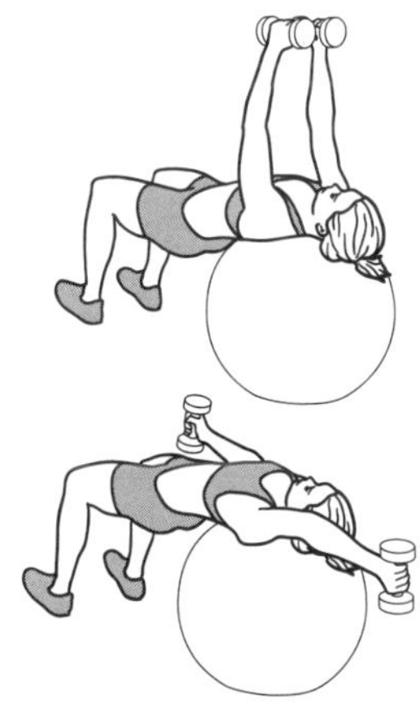

6 Wechselseitiger Überzug

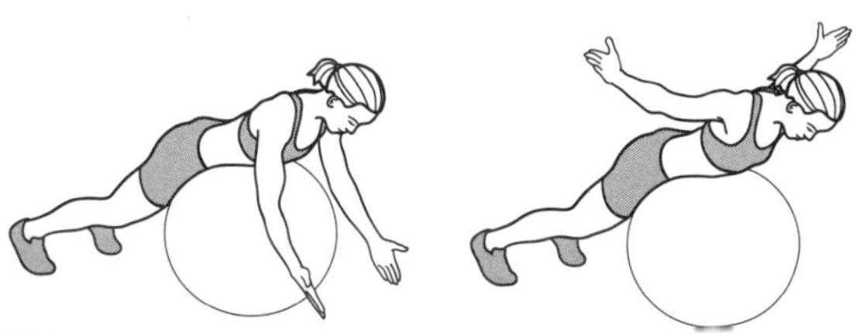

7 Reverse Flys mit gestreckten Armen

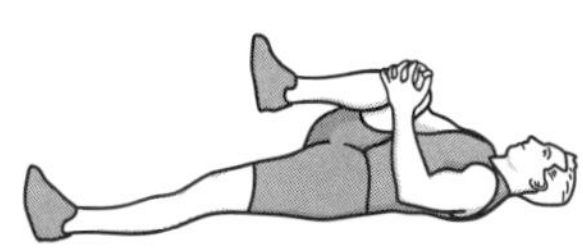

8 Dehnung seitliche Gesäßmuskulatur

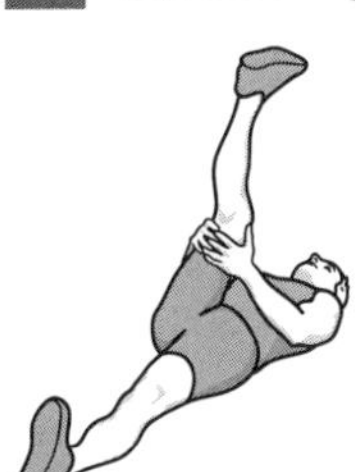

9 Dehnung Oberschenkelrückseiten und Lendenbereich

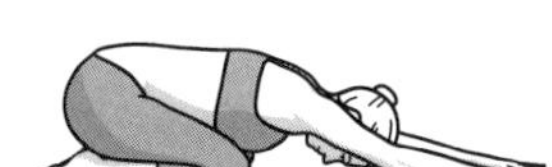

10 Dehnung unterer Rücken, Schultern und Brust

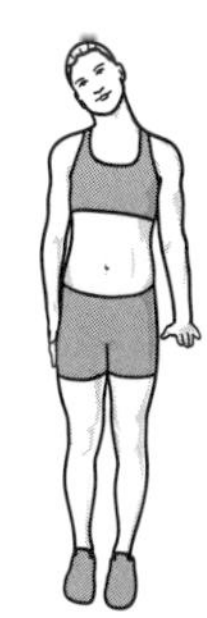

11 Dehnung seitliche Hals- und Nackenmuskulatur

23 Workout 1 gegen skoliotische Fehlhaltungen

1 **2** 3

Trainingsdauer: 20 Minuten
Equipment: Gymnastikmatte, Gymnastikball
Trainingsmethode: Zirkeltraining, 2 Zirkeldurchläufe, dazwischen 5 Minuten Pause

	Übungen	Belastungszeit/ Wiederholungen	Pause in Sek.	Intensität	Seite
1	Diagonales Arm- und Beinheben in Bauchlage	45 Sek.	30	2	128
2	Seitlicher Unterarmstütz auf Knie	30 Sek. pro Seite	30	2	126
3	Dynamische Rückenbrücke	45 Sek.	30	2	134
4	Beinheben in Seitenlage	30 Sek. pro Seite	30	2	125
5	Armheben im Knie-Hand-Stütz	45 Sek.	30	2	123
6	Reverse Flys mit gestreckten Armen	45 Sek.	30	2	134

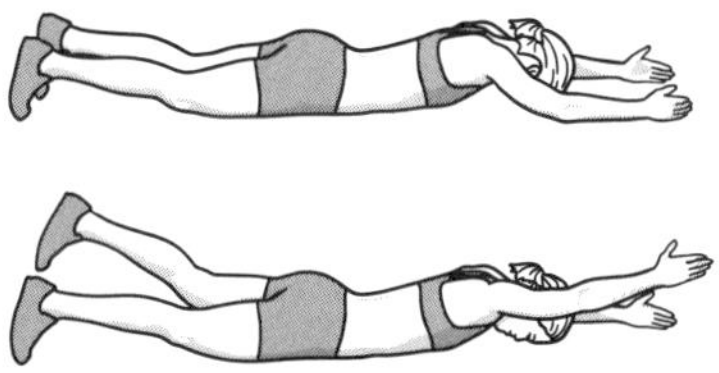

1 Diagonales Arm- und Beinheben in Bauchlage

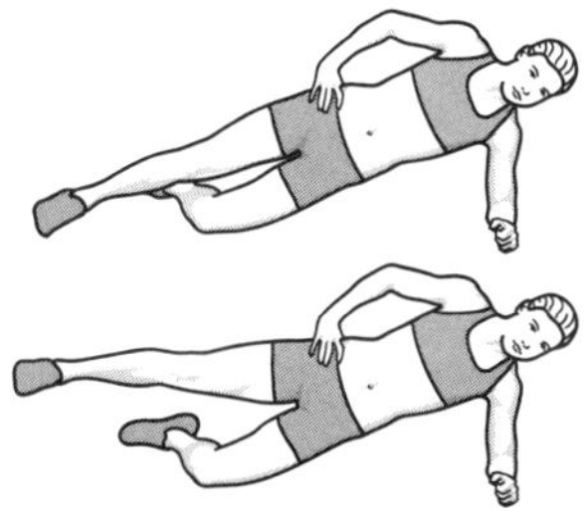

2 Seitlicher Unterarmstütz auf Knie

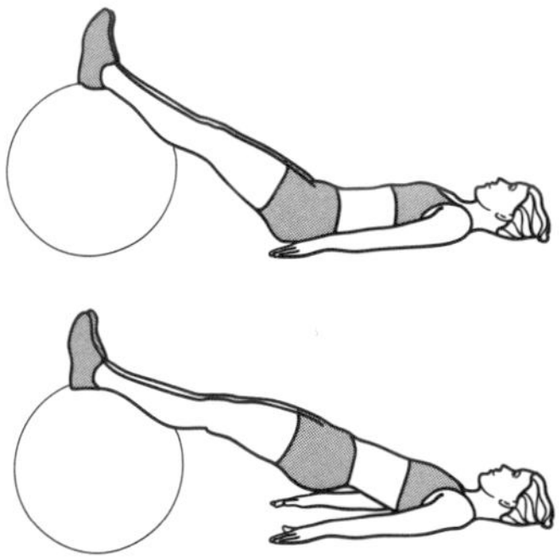

3 Dynamische Rückenbrücke

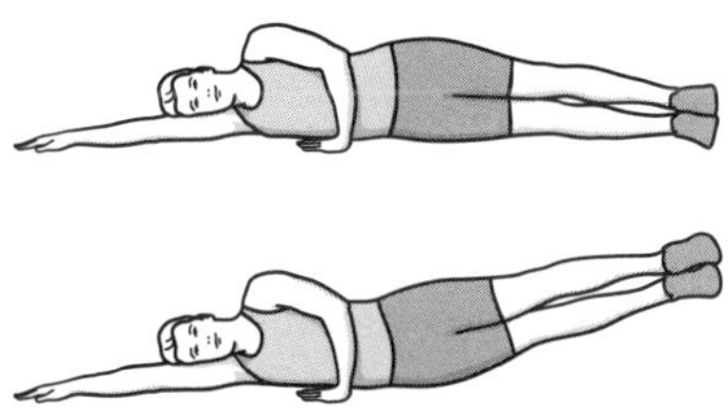

4 Beinheben in Seitenlage

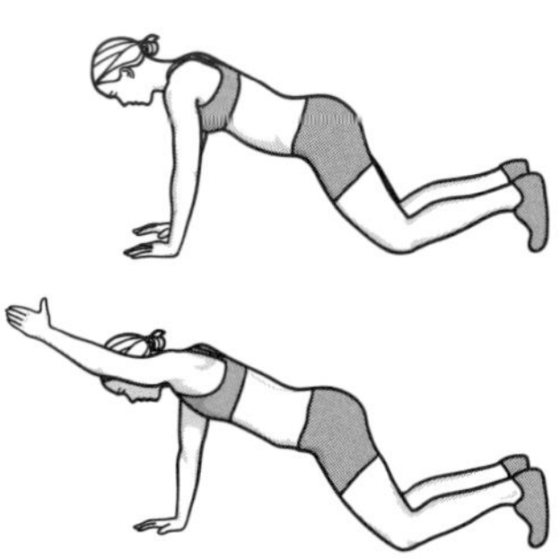

5 Armheben im Knie-Hand-Stütz

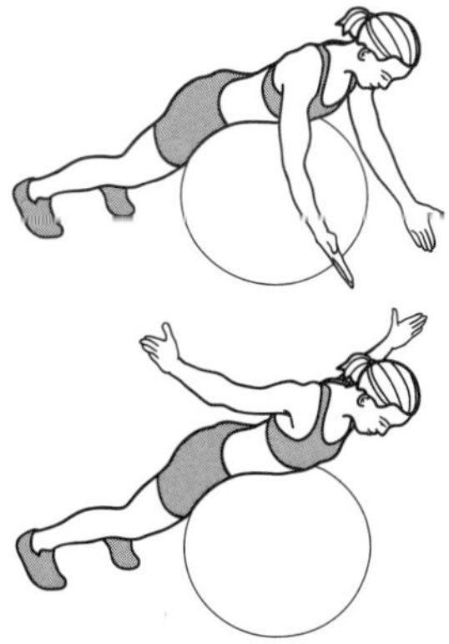

6 Reverse Flys mit gestreckten Armen

24 Workout 2 gegen skoliotische Fehlhaltungen

1 **2** 3

Trainingsdauer: 20 Minuten
Equipment: Gymnastikmatte, Gymnastikball
Trainingsmethode: Zirkeltraining, 2 Zirkeldurchläufe, dazwischen 5 Minuten Pause

	Übungen	Belastungszeit/ Wiederholungen	Pause in Sek.	Intensität	Seite
1	Kniebeugen mit nach oben gestreckten Armen	12 Wdh.	30	2	122
2	Seitlicher Ballstütz	30 Sek. pro Seite	30	2	135
3	Diagonale Streckung im Vierfüßlerstand mit Zusammenziehen	30 Sek. pro Seite	30	2	124
4	Rudern in Bauchlage	45 Sek.	30	2	128
5	Ausfallschritt mit T-Rotation	5 Wdh. pro Seite	30	2	122
6	Ball-Plank	45 Sek.	30	2	135

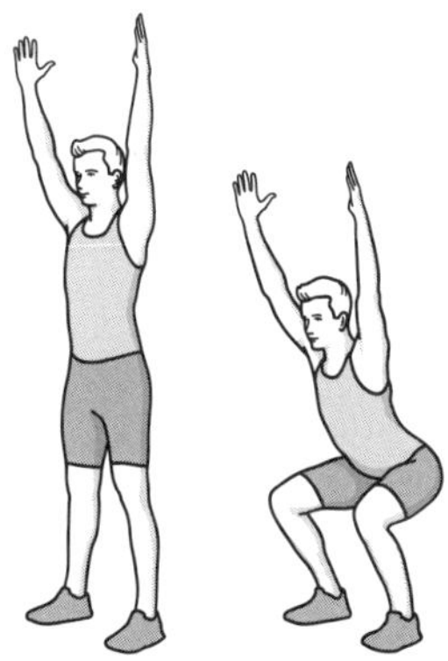

1 Kniebeugen mit nach oben gestreckten Armen

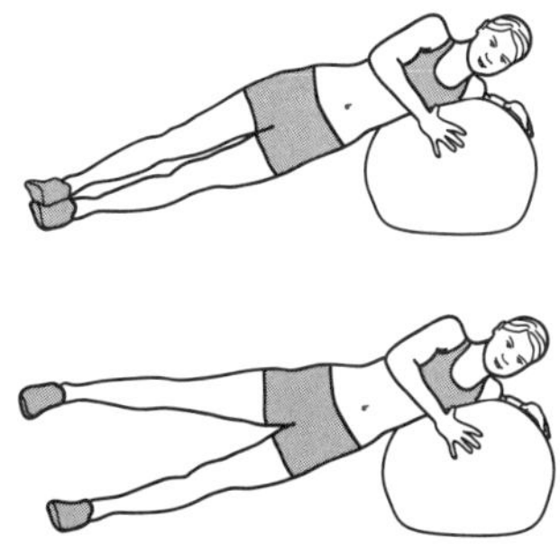

2 Seitlicher Ballstütz

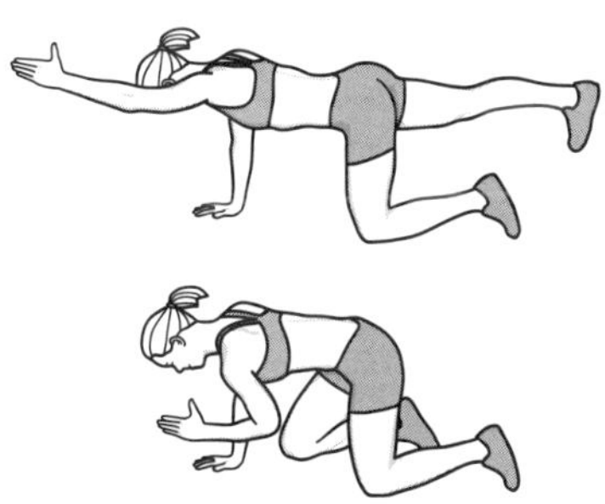

3 Diagonale Streckung im Vierfüßlerstand mit Zusammenziehen

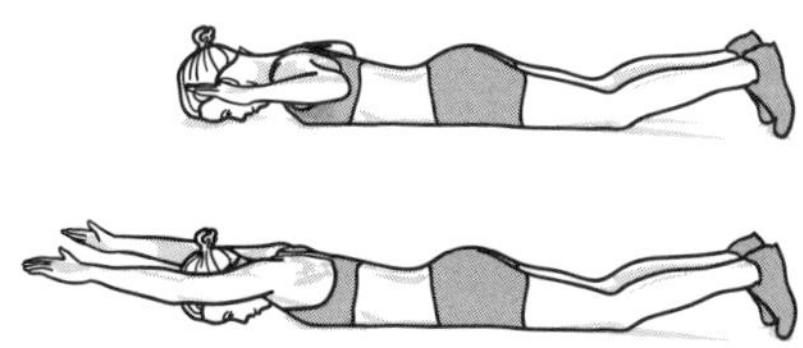

4 Rudern in Bauchlage

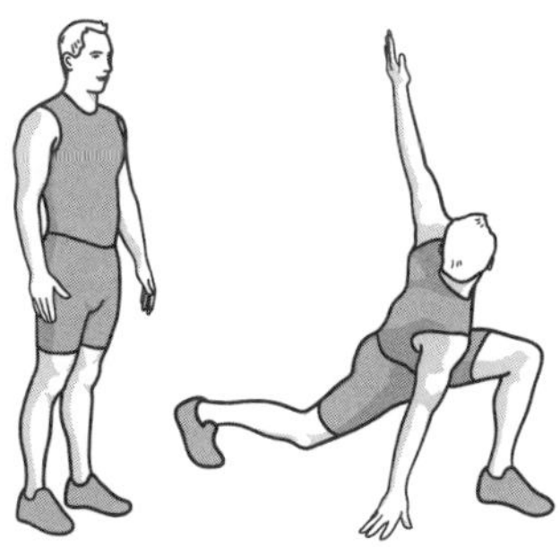

5 Ausfallschritt mit T-Rotation

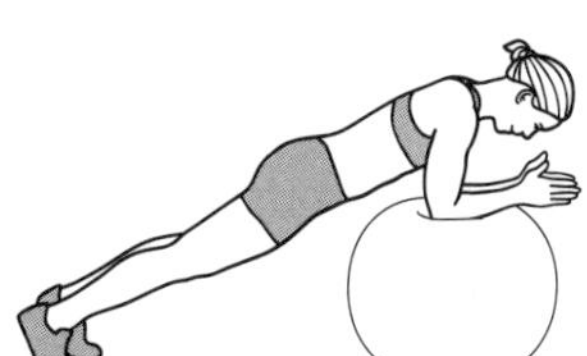

6 Ball-Plank

25 Workout 3 gegen skoliotische Fehlhaltungen

1 2 **3**

Trainingsdauer: 25 Minuten
Equipment: Gymnastikmatte, Gymnastikball, 2 Hanteln
Trainingsmethode: Zirkeltraining, 2 Zirkeldurchläufe, dazwischen 5 Minuten Pause

	Übungen	Belastungszeit/ Wiederholungen	Pause in Sek.	Intensität	Seite
1	Standwaage mit zur Seite gestreckten Armen	30 Sek. pro Seite	30	2	130
2	Vorgebeugtes Rudern	45 Sek.	30	2	132
3	Wechselseitiges Armstrecken in Bauchlage	10 Wdh.	30	2	133
4	Überzug mit gestreckten Armen	45 Sek.	30	3	136
5	Kurzhantel-Butterfly	45 Sek.	30	3	137
6	Seitheben	10 Wdh.	30	2	131
7	Brustdrücken	12 Wdh.	30	3	137

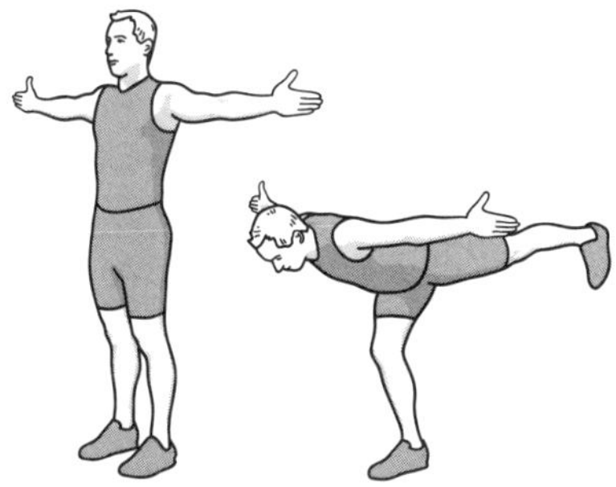

1 Standwaage mit zur Seite gestreckten Armen

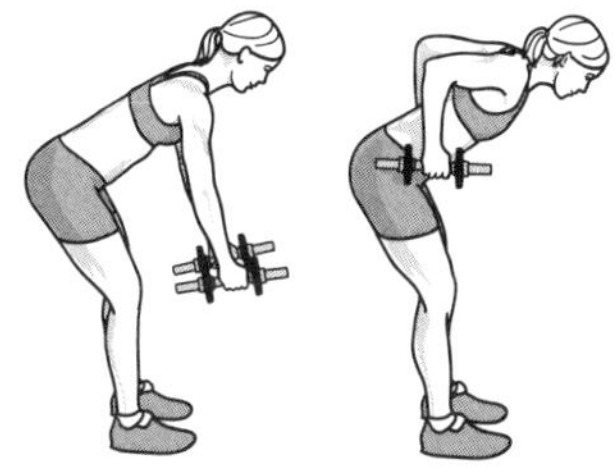

2 Vorgebeugtes Rudern

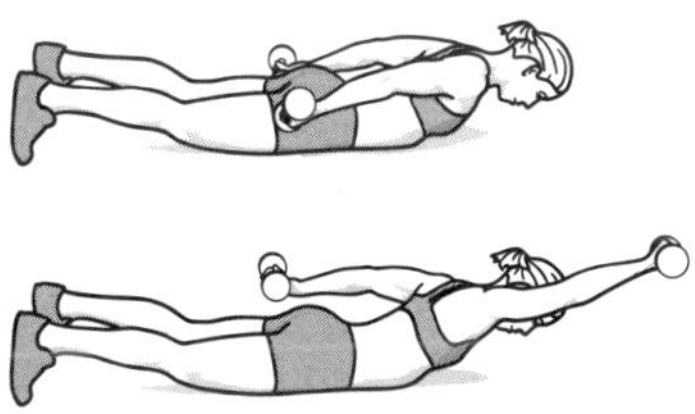

3 Wechselseitiges Armstrecken in Bauchlage

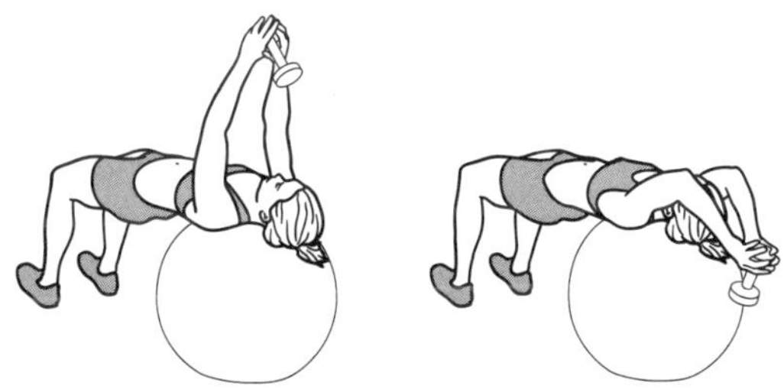

4 Überzug mit gestreckten Armen

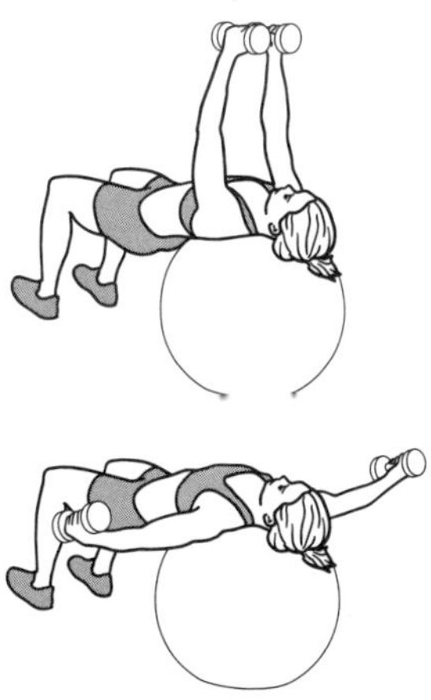

5 Kurzhantel-Butterfly

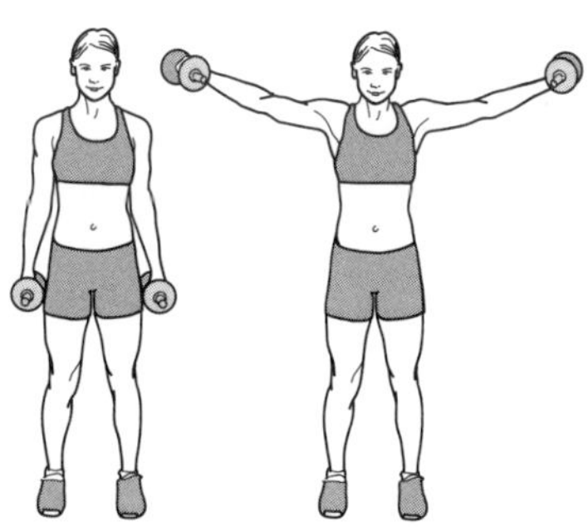

6 Seitheben

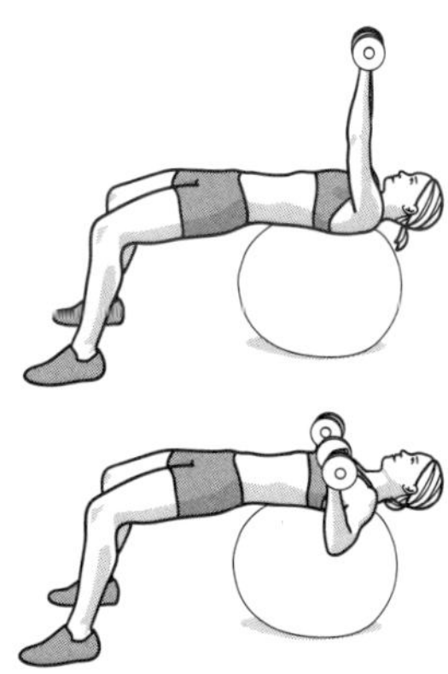

7 Brustdrücken

26 Starker Rücken und kräftige Schultern 1

Trainingsdauer: 20 Minuten
Equipment: Gymnastikmatte, 2 Hanteln
Trainingsmethode: Satztraining

1 **2** 3

	Übungen	Belastungszeit/ Wiederholungen	Pause in Sek.	Sätze	Intensität	Seite
1	Schulterdrücken	12 Wdh.	20	2	2	131
2	Frontheben	10 Wdh.	20	2	2	131
3	Armrückheben	12 Wdh.	20	2	2	132
4	Seitheben	10 Wdh.	20	2	2	131
5	Reverse Flys vorgebeugt	10 Wdh.	30	2	2	132
6	Dehnung Oberarme und Schultern	30 Sek. pro Seite		1		142
7	Dehnung Brust-, vordere Schultermuskulatur und Arme	30 Sek.		1		142
8	Dehnung seitliche Hals- und Nackenmuskulatur	30 Sek. pro Seite		1		143

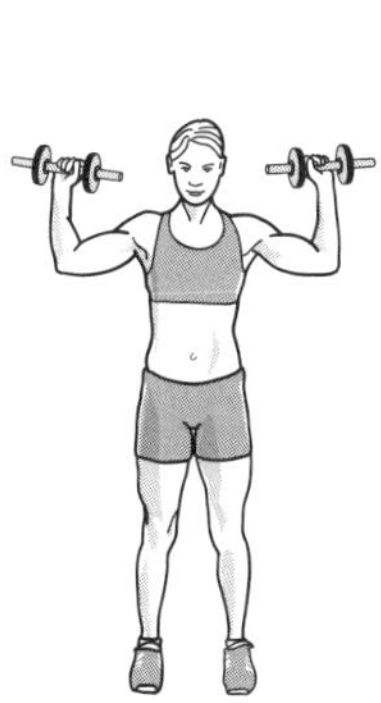

1 Schulterdrücken

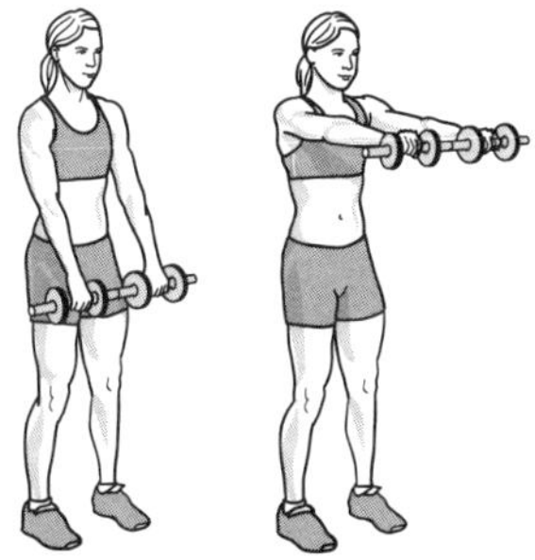

2 Frontheben

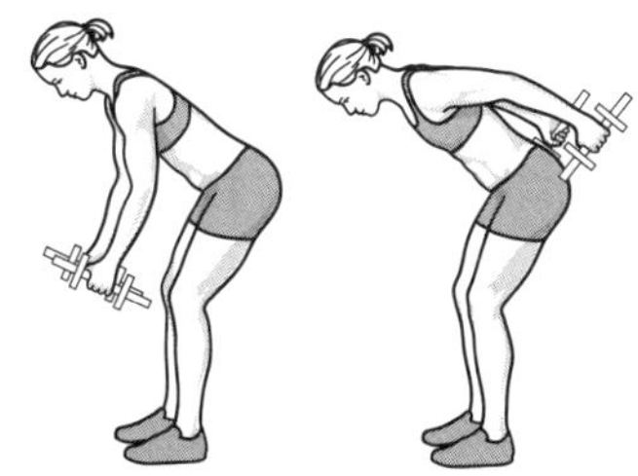

3 Armrückheben

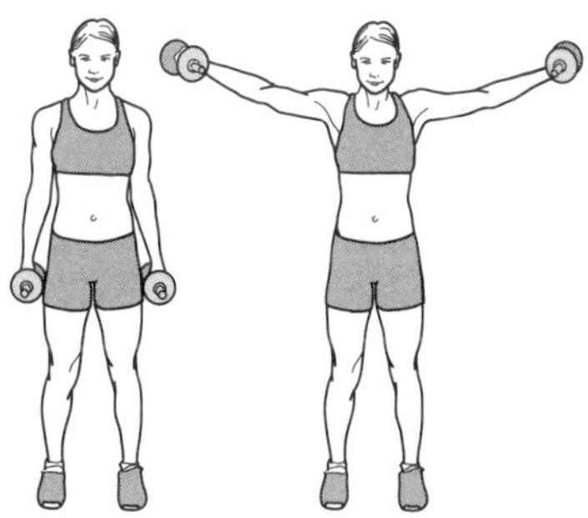

4 Seitheben

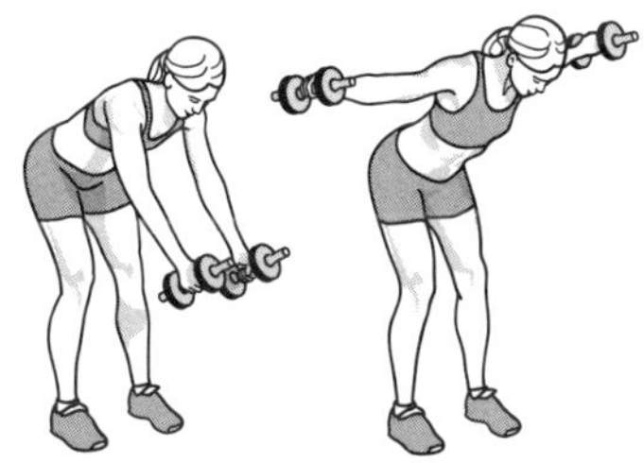

5 Reverse Flys vorgebeugt

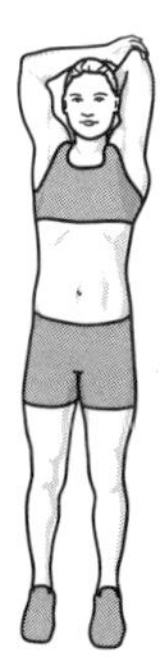

6 Dehnung Oberarme und Schultern

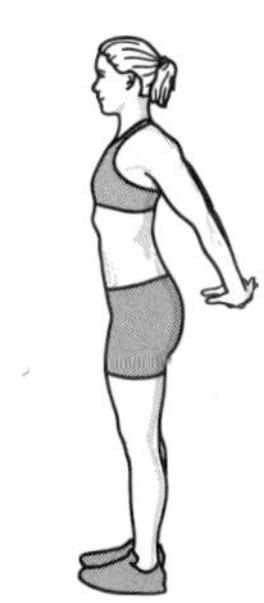

7 Dehnung Brust-, vordere Schultermuskulatur und Arme

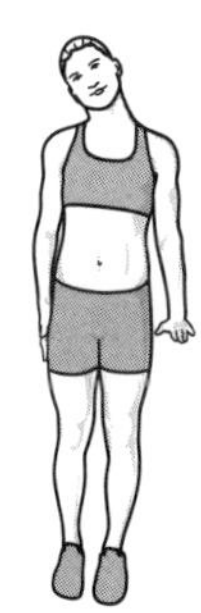

8 Dehnung seitliche Hals- und Nackenmuskulatur

27 Starker Rücken und kräftige Schultern 2

Trainingsdauer: 20 Minuten
Equipment: Gymnastikmatte, 2 Hanteln
Trainingsmethode: Satztraining

1 **2** 3

	Übungen	Belastungszeit/ Wiederholungen	Pause in Sek.	Sätze	Intensität	Seite
1	Frontheben im Vierfüßlerstand	8 Wdh. pro Seite	30	2	2	133
2	Unterarm-Fersen-Stütz	30 Sek.	30	2	2	127
3	Wechselseitiges Armstrecken in Bauchlage	10 Wdh.	30	2	2	133
4	Reverse Flys in Bauchlage mit angewinkelten Armen	5 Wdh.	30	2	2	129
5	Dehnung breiter Rückenmuskel und Schultermuskulatur	30 Sek. pro Seite	20	2		141
6	Dehnung Brust-, vordere Schultermuskulatur und Arme	30 Sek.	20	2		142

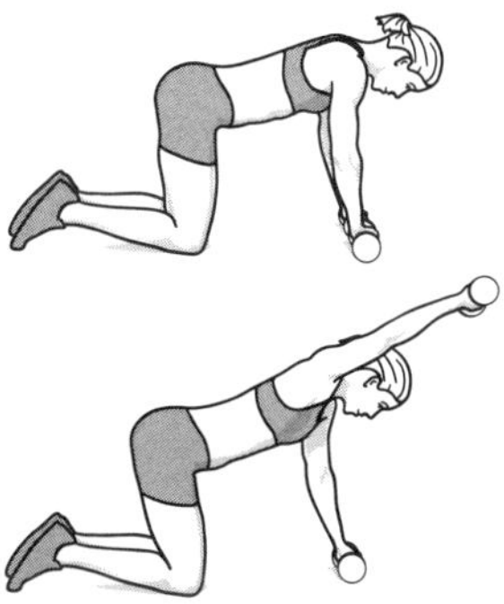

1 Frontheben im Vierfüßlerstand

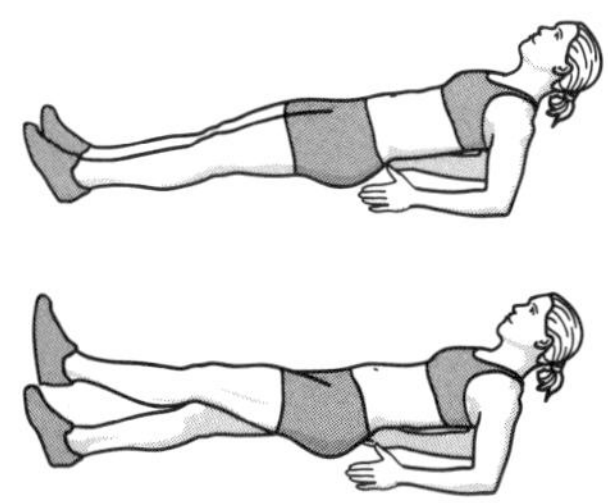

2 Unterarm-Fersen-Stütz

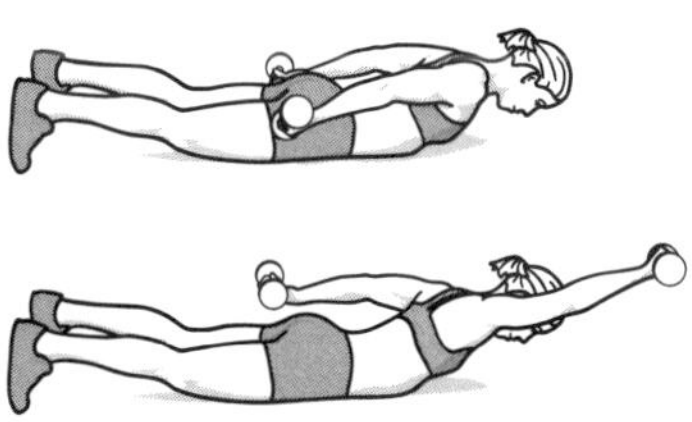

3 Wechselseitiges Armstrecken in Bauchlage

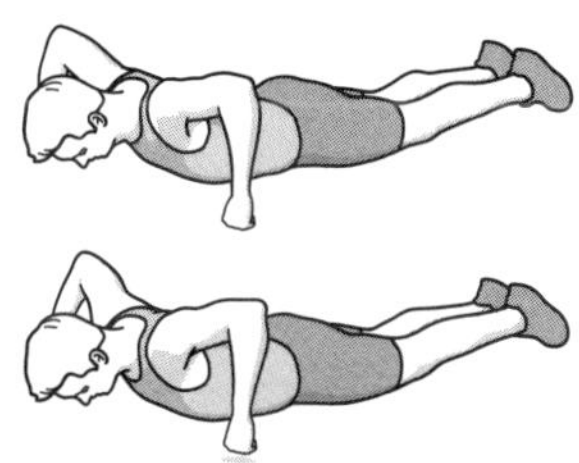

4 Reverse Flys in Bauchlage mit angewinkelten Armen

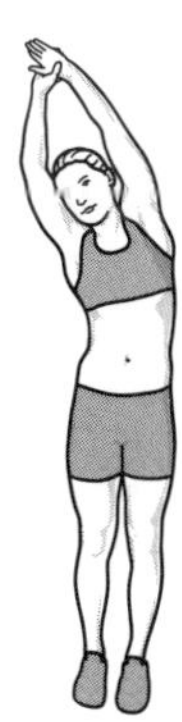

5 Dehnung breiter Rückenmuskel und Schultermuskulatur

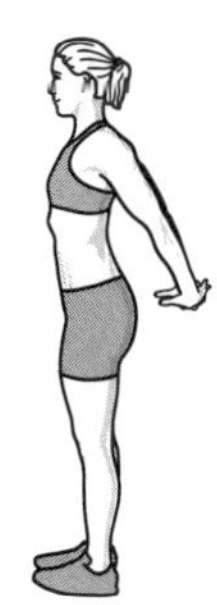

6 Dehnung Brust-, vordere Schultermuskulatur und Arme

28 Starker Rücken und kräftige Schultern 3

Trainingsdauer: 20 Minuten
Equipment: Gymnastikmatte, Gymnastikball, 2 Hanteln
Trainingsmethode: Satztraining

1 2 **3**

	Übungen	Belastungszeit/ Wiederholungen	Pause in Sek.	Sätze	Intensität	Seite
1	Ball-Plank	45 Sek.	30	2	2	135
2	Wechselseitiger Überzug	45 Sek.	30	2	3	137
3	Brustdrücken	15 Wdh.	30	2	3	137
4	Kurzhantel-Butterfly	12 Wdh.	30	2	3	137
5	Reverse Flys mit gestreckten Armen	12 Wdh.	30	2	2	134
6	Dehnung Unterarme und Oberarmbeuger	30 Sek. pro Seite		1		143
7	Dehnung Oberarme und Schultern	40 Sek. pro Seite		1		142
8	Dehnung Brust- und vordere Schultermuskulatur	40 Sek.		1		141

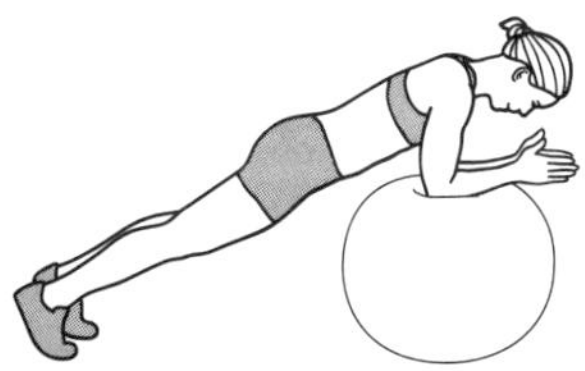

1 Ball-Plank

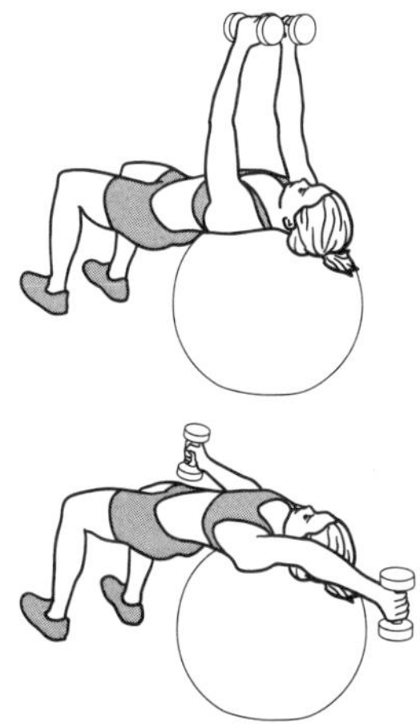

2 Wechselseitiger Überzug

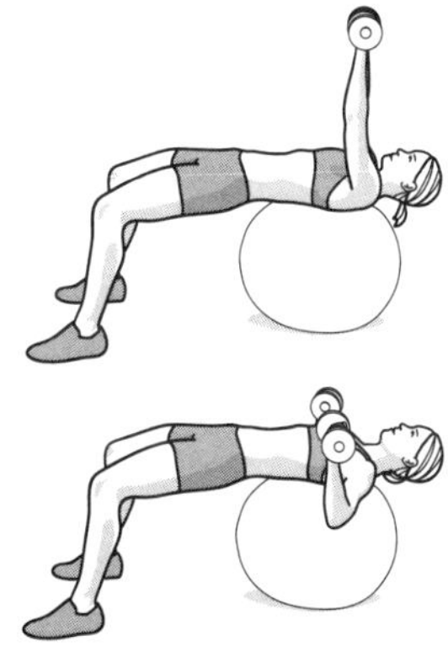

3 Brustdrücken

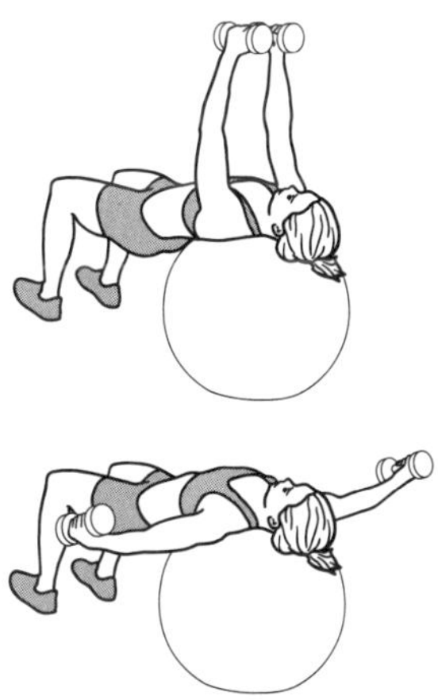

4 Kurzhantel-Butterfly

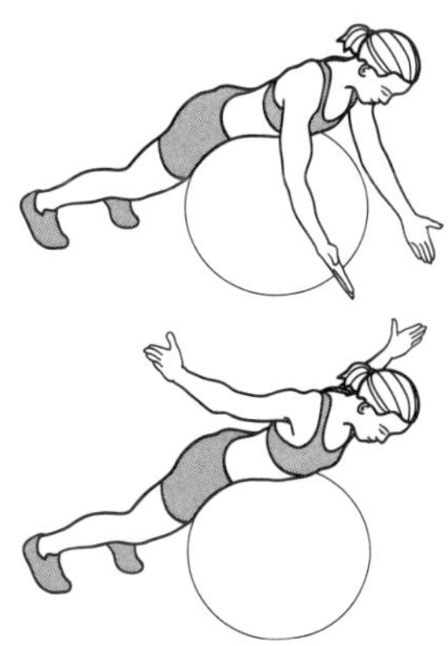

5 Reverse Flys
mit gestreckten Armen

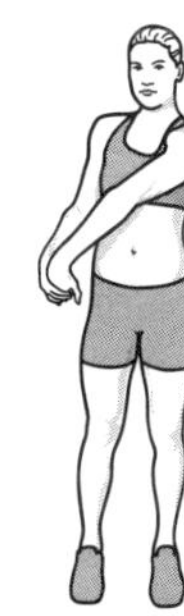

6 Dehnung Unterarme
und Oberarmbeuger

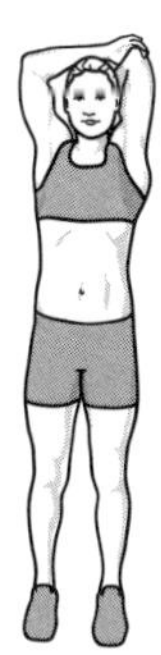

7 Dehnung Oberarme
und Schultern

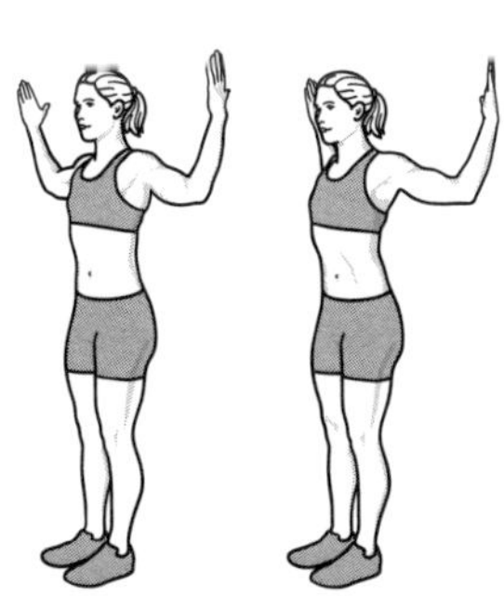

8 Dehnung Brust- und vordere
Schultermuskulatur

29 Für eine bessere Körperhaltung und zur Stabilisierung der Wirbelsäule 1

1 **2** 3

Trainingsdauer: 30 Minuten
Equipment: Gymnastikmatte
Trainingsmethode: Zirkeltraining, 3 Zirkeldurchläufe, dazwischen 3 Minuten Pause

	Übungen	Belastungszeit/ Wiederholungen	Pause in Sek.	Intensität	Seite
1	Rumpfrotation im Ausfallschritt mit gestreckten Armen	30 Sek. pro Seite	20	2	129
2	Kniebeugen mit nach oben gestreckten Armen	60 Sek.	20	2	122
3	Diagonale Streckung im Vierfüßlerstand mit Zusammenziehen	30 Sek. pro Seite	20	2	124
4	Beinkreuzen im Vierfüßlerstand	30 Sek. pro Seite	20	1	126
5	Seitstütz mit Beinpendel	30 Sek. pro Seite	20	3	126

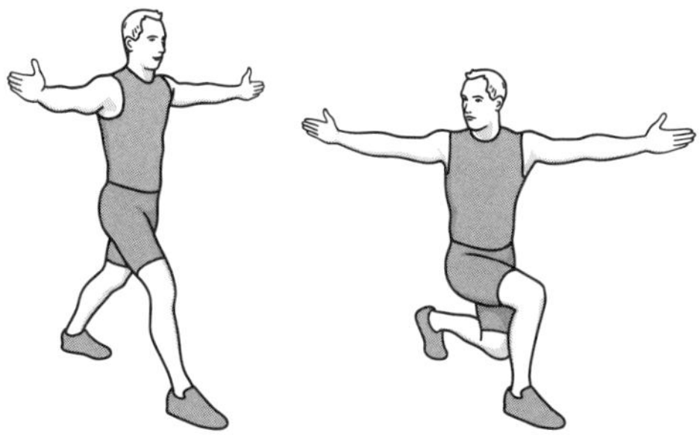

1 Rumpfrotation im Ausfallschritt mit gestreckten Armen

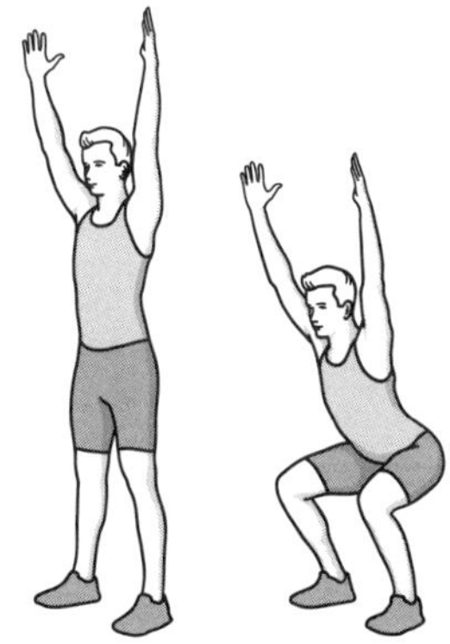

2 Kniebeugen mit nach oben gestreckten Armen

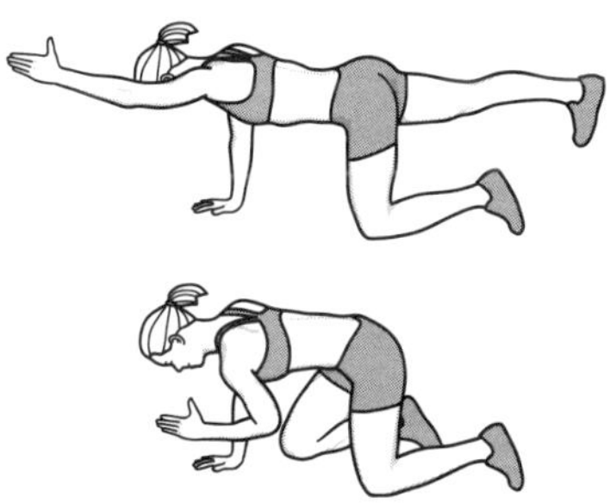

3 Diagonale Streckung im Vierfüßlerstand mit Zusammenziehen

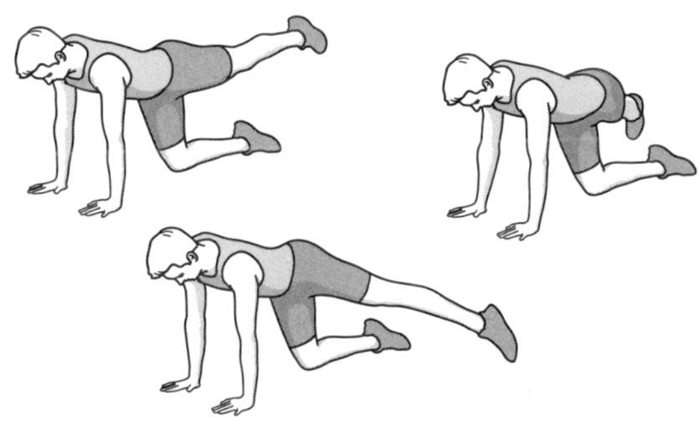

4 Beinkreuzen im Vierfüßlerstand

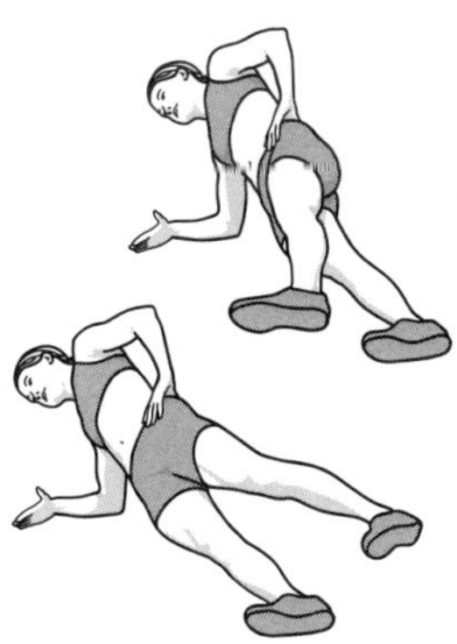

5 Seitstütz mit Beinpendel

30 Für eine bessere Körperhaltung und zur Stabilisierung der Wirbelsäule 2

1 **2** 3

Trainingsdauer: 30 Minuten
Equipment: Gymnastikmatte, Gymnastikball
Trainingsmethode: Zirkeltraining, 3 Zirkeldurchläufe, dazwischen 3 Minuten Pause

	Übungen	Belastungszeit/ Wiederholungen	Pause in Sek.	Intensität	Seite
1	Außenrotation im Vierfüßlerstand mit Nachfedern	30 Sek. pro Seite	20	1	119
2	Ausfallschritt mit T-Rotation	60 Sek.	20	2	122
3	Bein-Curl	60 Sek.	20	2	135
4	Dynamische Rückenbrücke	60 Sek.	20	2	134
5	Standwaage mit zur Seite gestreckten Armen	30 Sek. pro Seite	20	2	130

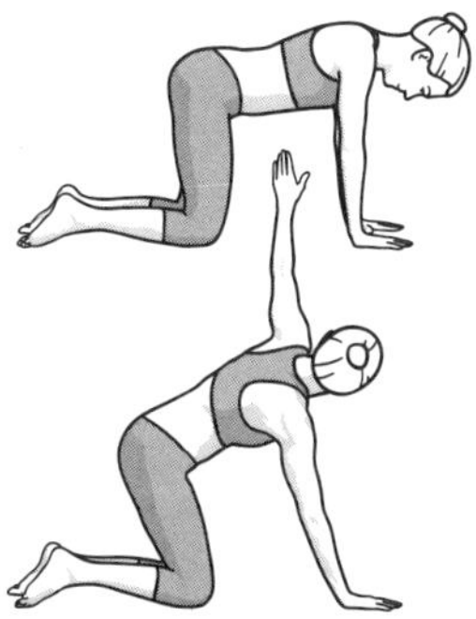

1 Außenrotation im Vierfüßlerstand mit Nachfedern

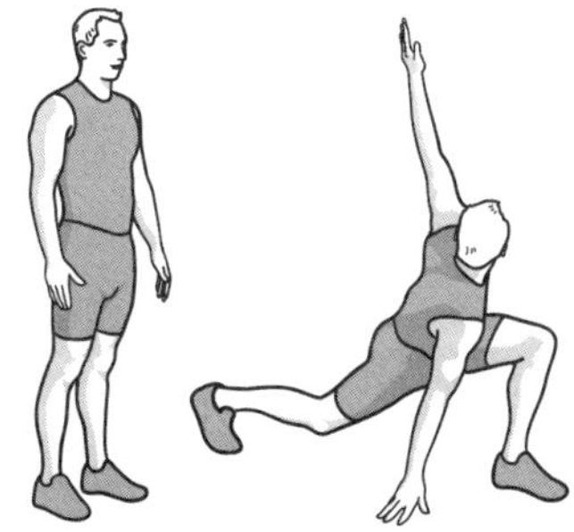

2 Ausfallschritt mit T-Rotation

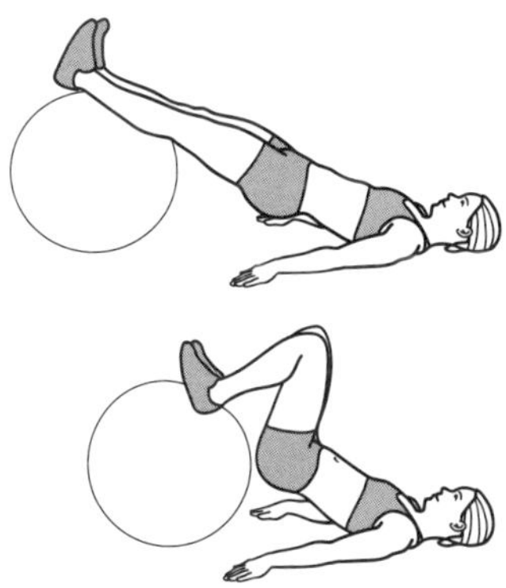

3 Bein-Curl

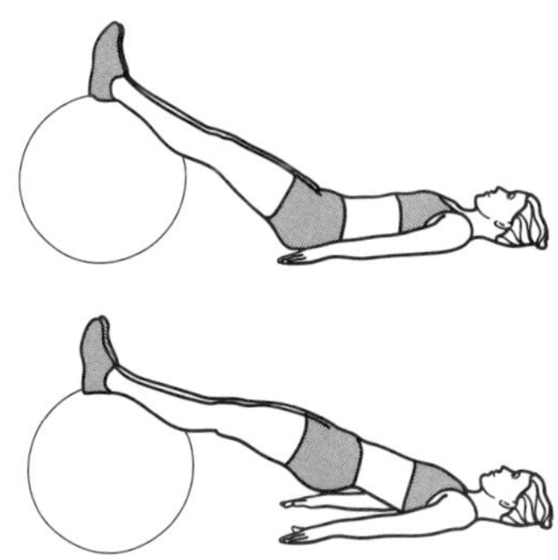

4 Dynamische Rückenbrücke

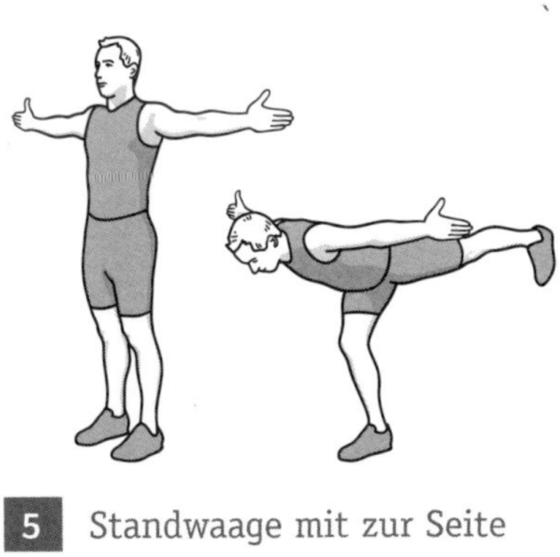

5 Standwaage mit zur Seite gestreckten Armen

31 Für eine bessere Körperhaltung und zur Stabilisierung der Wirbelsäule 3

1 2 **3**

Trainingsdauer: 35 Minuten
Equipment: Gymnastikmatte, Gymnastikball, 1 Hantel
Trainingsmethode: Zirkeltraining, 3 Zirkeldurchläufe, dazwischen 4 Minuten Pause

	Übungen	Belastungszeit/ Wiederholungen	Pause in Sek.	Intensität	Seite
1	Unterarm-Fersen-Stütz	60 Sek.	20	2	127
2	Reverse Flys mit gestreckten Armen	60 Sek.	20	2	134
3	Seitstütz mit Beinpendel	30 Sek. pro Seite	20	3	126
4	Oberkörperrotation mit Kurzhantel	60 Sek.	20	3	136
5	Einbeinige Schulterbrücke	30 Sek. pro Seite	20	2	124
6	Bein-Curl	60 Sek.	20	2	135

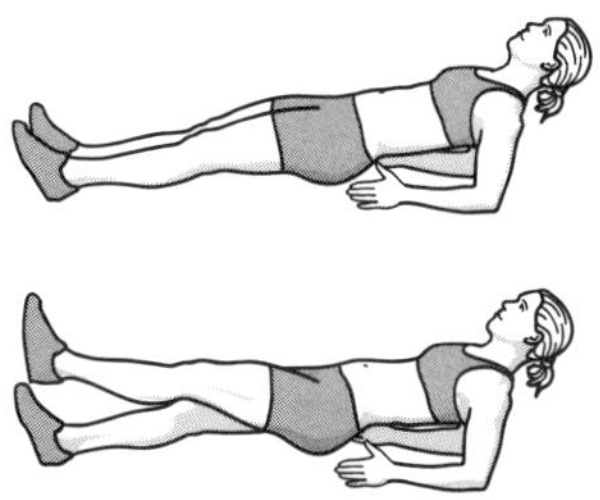

1 Unterarm-Fersen-Stütz

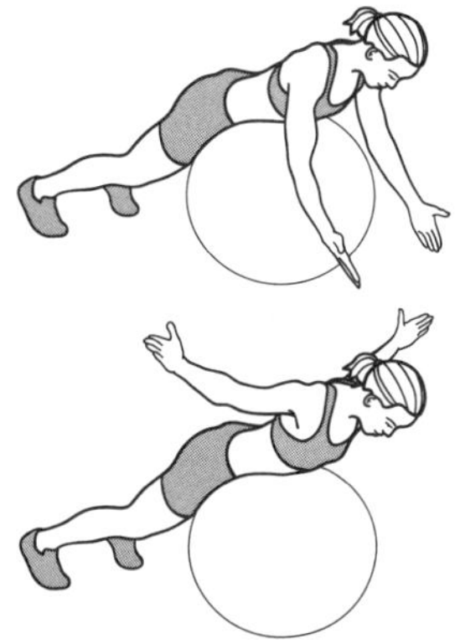

2 Reverse Flys mit gestreckten Armen

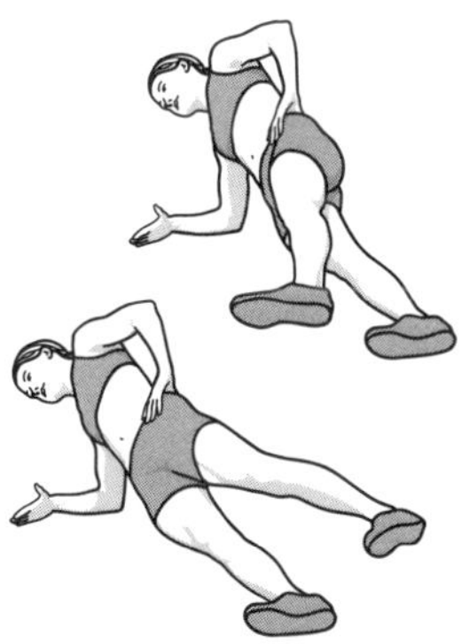

3 Seitstütz mit Beinpendel

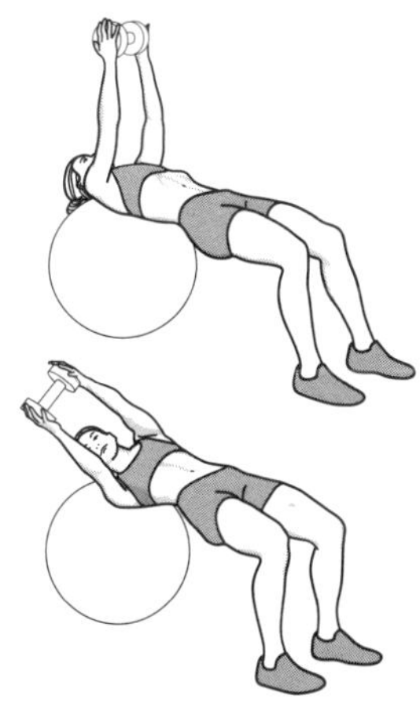

4 Oberkörperrotation mit Kurzhantel

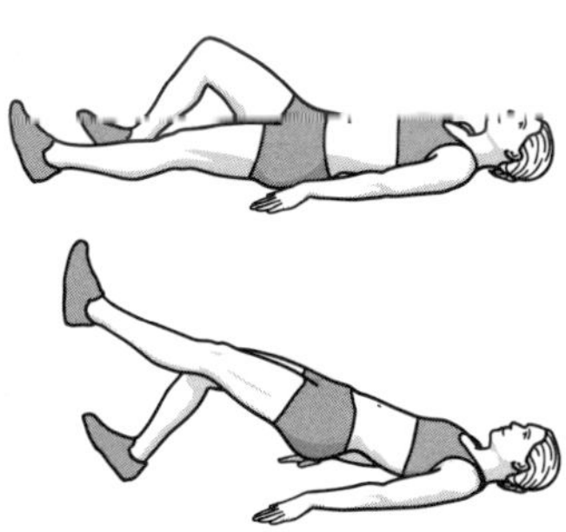

5 Einbeinige Schulterbrücke

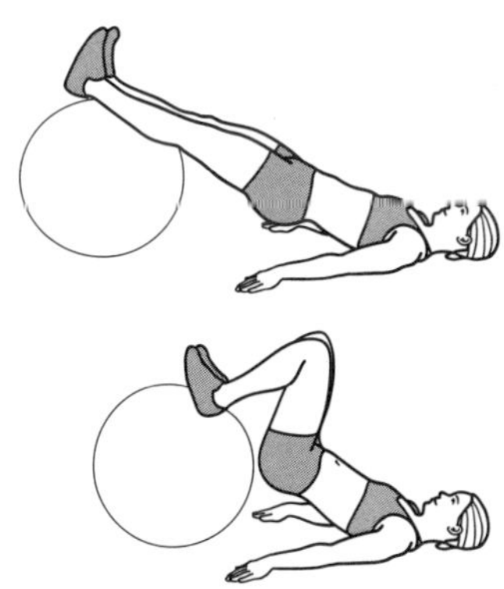

6 Bein-Curl

32 Stärkung der unteren Rücken- und Gesäßmuskulatur 1

1 **2** 3

Trainingsdauer: 20 Minuten
Equipment: Gymnastikmatte
Trainingsmethode: Satztraining

	Übungen	Belastungszeit/ Wiederholungen	Pause in Sek.	Sätze	Intensität	Seite
1	Hüftaußenrotation im Vierfüßlerstand	12 Wdh. pro Seite	30	2	1	120
2	Rotation im Ausfallschritt	6 Wdh. pro Seite	30	2	2	121
3	Beinrückheben mit angewinkeltem Bein	30 Sek. pro Seite	30	2	1	123
4	Beinheben in Seitenlage	30 Sek. pro Seite	30	2	1	125
5	Dynamische Schulterbrücke	60 Sek.	30	2	2	124
6	Dehnung Gesäß und Lendenbereich	45 Sek.		1		138
7	Dehnung seitliche Gesäßmuskulatur	30 Sek. pro Seite		1		140

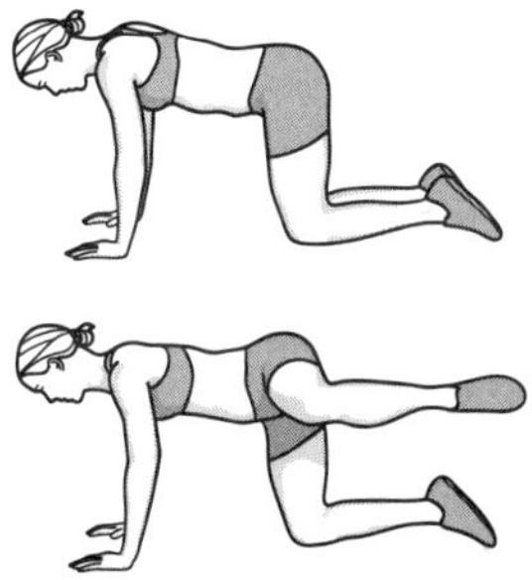

1 Hüftaußenrotation im Vierfüßlerstand

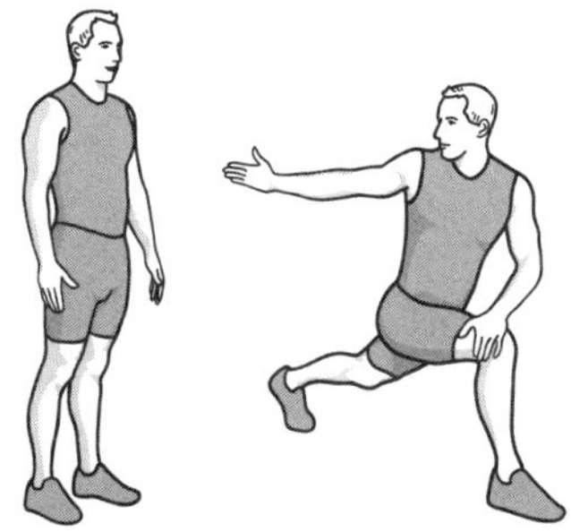

2 Rotation im Ausfallschritt

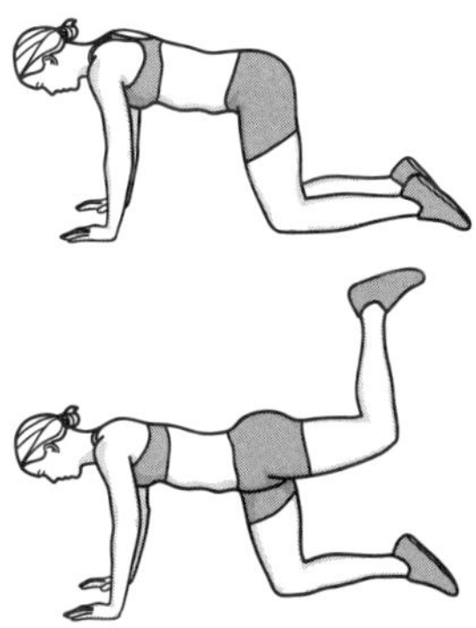

3 Beinrückheben mit angewinkeltem Bein

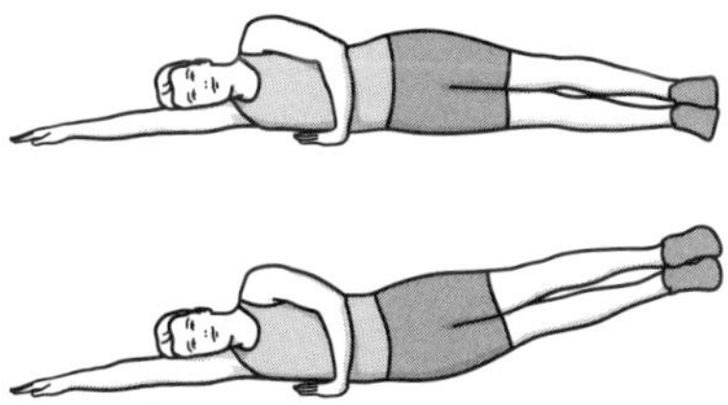

4 Beinheben in Seitenlage

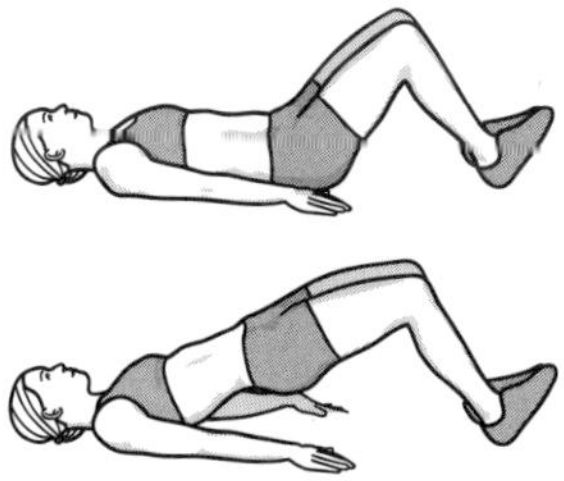

5 Dynamische Schulterbrücke

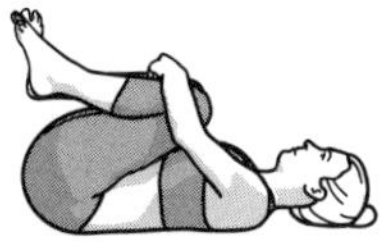

6 Dehnung Gesäß und Lendenbereich

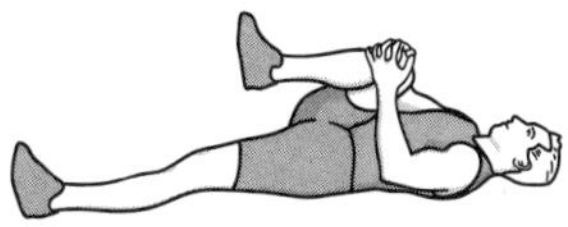

7 Dehnung seitliche Gesäßmuskulatur

33 Stärkung der unteren Rücken- und Gesäßmuskulatur 2

1 **2** 3

Trainingsdauer: 20 Minuten
Equipment: Gymnastikmatte, Gymnastikball
Trainingsmethode: Satztraining

	Übungen	Belastungszeit/ Wiederholungen	Pause in Sek.	Sätze	Intensität	Seite
1	Seitliches Kniekreisen im Vierfüßlerstand	12 Wdh. pro Seite	30	2	1	121
2	Beinrückheben mit gestrecktem Bein	30 Sek. pro Seite	30	2	1	123
3	Beinpendel in Seitenlage	30 Sek. pro Seite	30	2	1	125
4	Dynamische Rückenbrücke	12 Wdh.	30	2	2	134
5	Beinkreuzen im Vierfüßlerstand	30 Sek. pro Seite	30	2	1	126
6	Dehnung Oberschenkelrückseiten und Lendenbereich	30 Sek. pro Seite		1		138
7	Dehnung äußere Hüfte und Oberschenkel	30 Sek. pro Seite		1		139

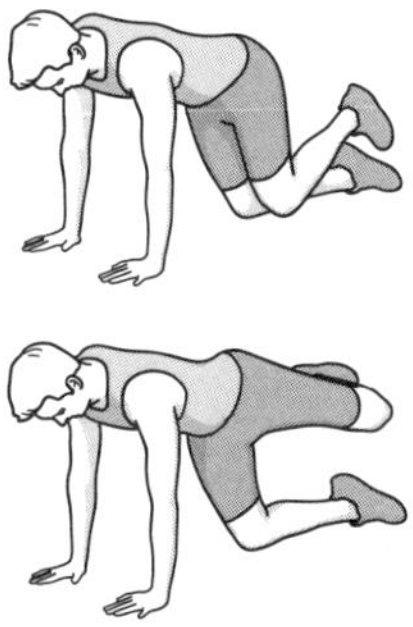

1 Seitliches Kniekreisen im Vierfüßlerstand

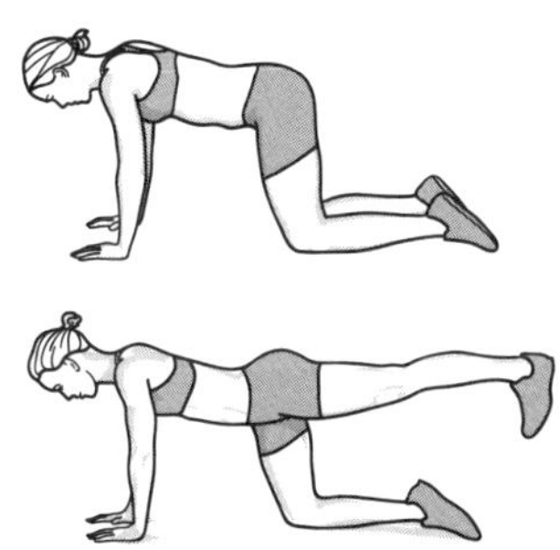

2 Beinrückheben mit gestrecktem Bein

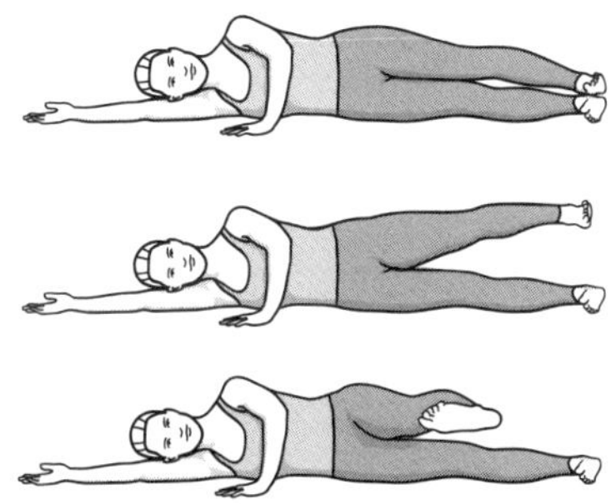

3 Beinpendel in Seitenlage

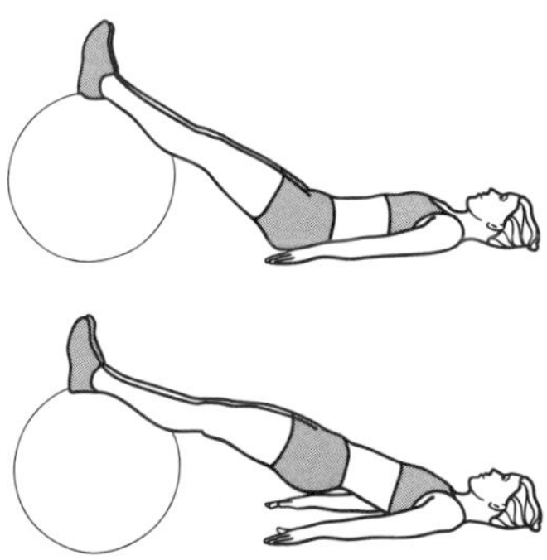

4 Dynamische Rückenbrücke

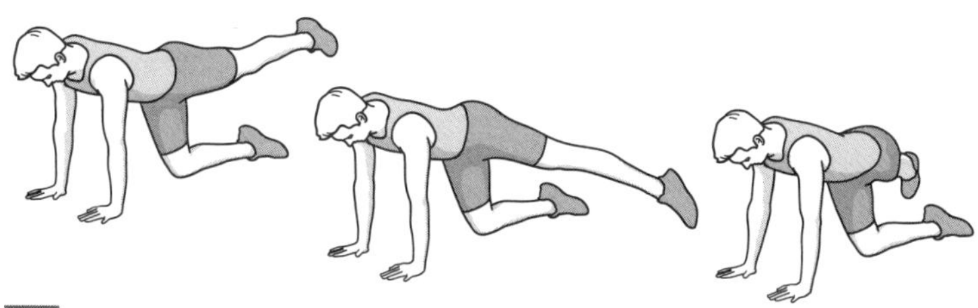

5 Beinkreuzen im Vierfüßlerstand

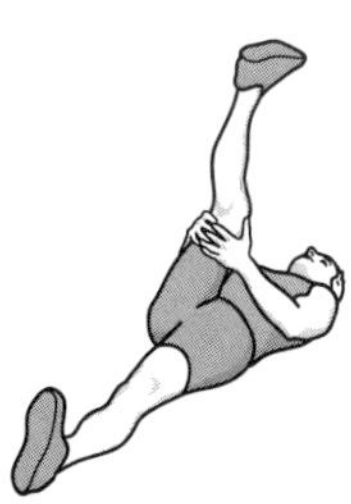

6 Dehnung Oberschenkelrückseiten und Lendenbereich

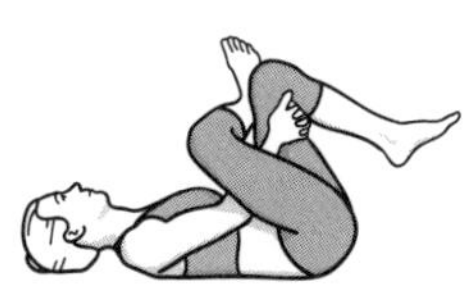

7 Dehnung äußere Hüfte und Oberschenkel

34 Stärkung der unteren Rücken- und Bauchmuskulatur 1

1 **2** 3

Trainingsdauer: 20 Minuten
Equipment: Gymnastikmatte, Gymnastikball, 1 Hantel
Trainingsmethode: Zirkeltraining, 2 Zirkeldurchläufe, dazwischen 4 Minuten Pause

	Übungen	Belastungszeit/ Wiederholungen	Pause in Sek.	Intensität	Seite
1	Ausfallschritt mit T-Rotation	60 Sek.	30	2	122
2	Armheben im Knie-Hand-Stütz	60 Sek.	30	2	123
3	Scheibenwischer mit angewinkelten Beinen	60 Sek.	30	2	127
4	Ball-Plank	60 Sek.	30	2	135
5	Oberkörperrotation mit Kurzhantel	60 Sek.	30	3	136

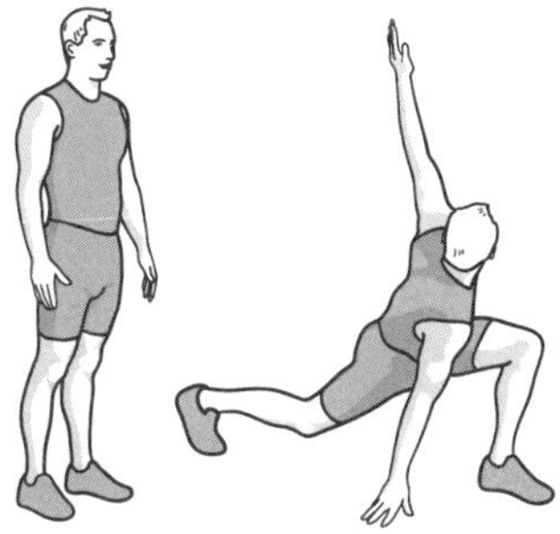

1 Ausfallschritt mit T-Rotation

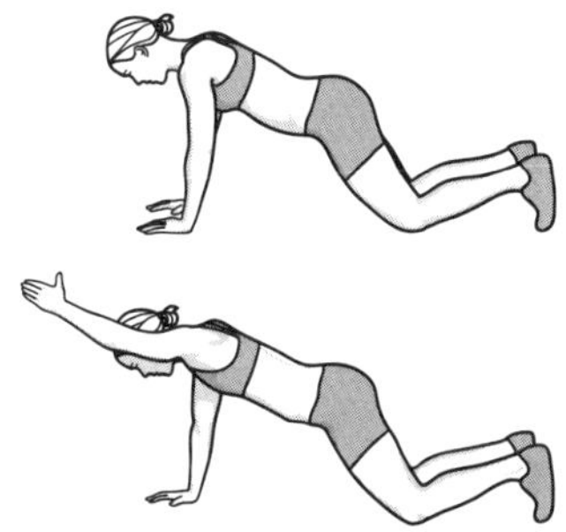

2 Armheben im Knie-Hand-Stütz

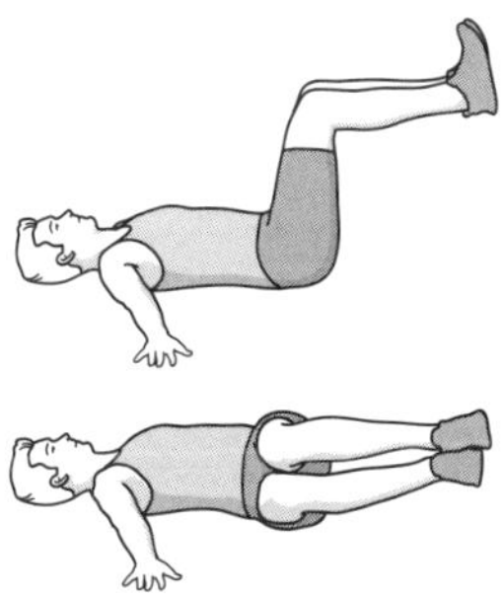

3 Scheibenwischer mit angewinkelten Beinen

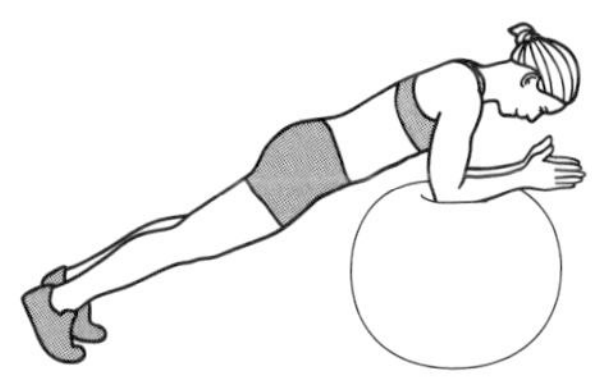

4 Ball-Plank

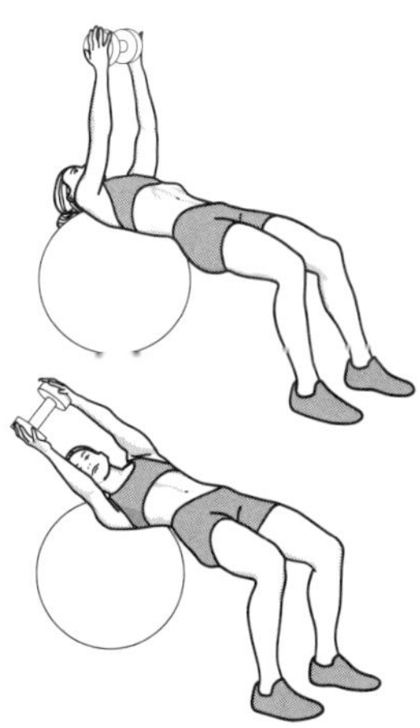

5 Oberkörperrotation mit Kurzhantel

35 Stärkung der unteren Rücken- und Bauchmuskulatur 2

1 2 **3**

Trainingsdauer: 40 Minuten
Equipment: Gymnastikmatte, Gymnastikball, 2 Hanteln
Trainingsmethode: Zirkeltraining, 3 Zirkeldurchläufe, dazwischen 4 Minuten Pause

	Übungen	Belastungszeit/ Wiederholungen	Pause in Sek.	Intensität	Seite
1	Rumpfrotation im Ausfallschritt mit gestreckten Armen	30 Sek. pro Seite	30	2	129
2	Bein-Curl	60 Sek.	30	2	135
3	Frontheben im Vierfüßlerstand	60 Sek.	30	2	133
4	Scheibenwischer mit angewinkelten Beinen	60 Sek.	30	2	127
5	Dynamische Rückenbrücke	60 Sek.	30	2	134
6	Standwaage mit zur Seite gestreckten Armen	30 Sek. pro Seite	30	2	130

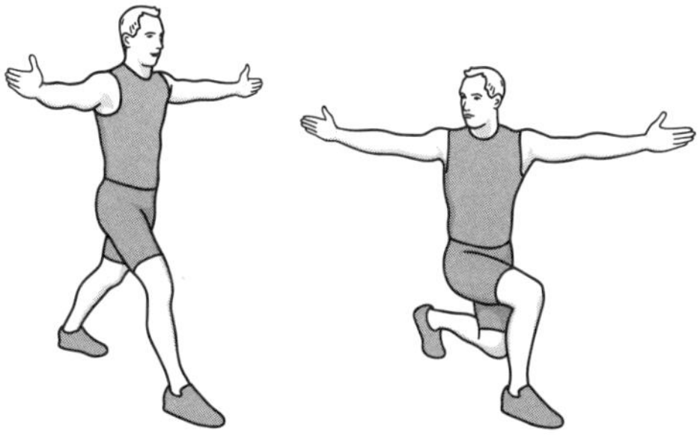

1 Rumpfrotation im Ausfallschritt mit gestreckten Armen

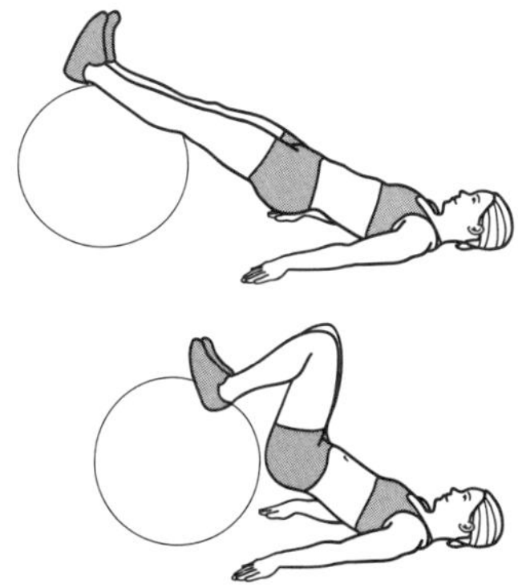

2 Bein-Curl

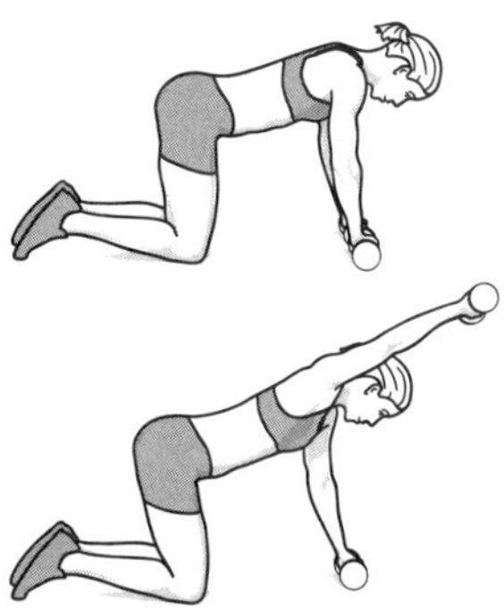

3 Frontheben im Vierfüßlerstand

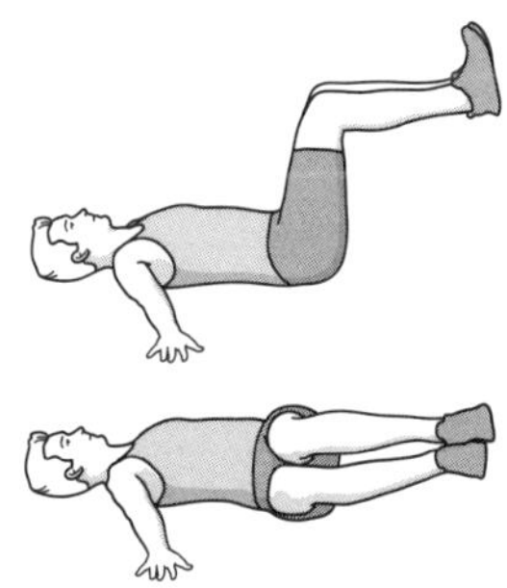

4 Scheibenwischer mit angewinkelten Beinen

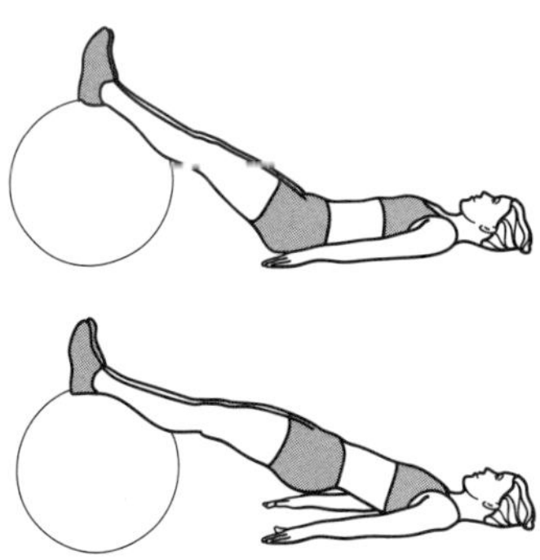

5 Dynamische Rückenbrücke

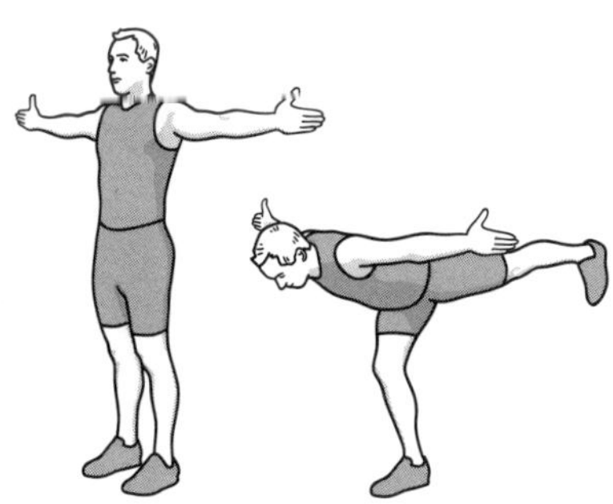

6 Standwaage mit zur Seite gestreckten Armen

36 Nach langem Sitzen 1

Trainingsdauer: 20 Minuten
Equipment: Gymnastikmatte
Trainingsmethode: Satztraining

1 2 3

	Übungen	Belastungszeit/ Wiederholungen	Pause in Sek.	Sätze	Intensität	Seite
1	Seitliche Rumpfverschiebung im Stand	10 Wdh. pro Seite		1	1	120
2	Hüft- und Beinpendel in Rückenlage	60 Sek.		1	1	119
3	Hüftaußenrotation im Vierfüßlerstand	8 Wdh. pro Seite	30	2	1	120
4	Dynamische Schulterbrücke	45 Sek.	30	2	1	124
5	Beinpendel in Seitenlage	30 Sek. pro Seite	30	2	1	125
6	Dehnung Oberschenkelvorderseiten	30 Sek. pro Seite		1		138
7	Dehnung Oberschenkelinnenseiten	40 Sek.		1		139
8	Dehnung Hüfte und Oberschenkel	30 Sek. pro Seite		1		140
9	Dehnung unterer Rücken, Schultern und Brust	30 Sek.	20	2		141

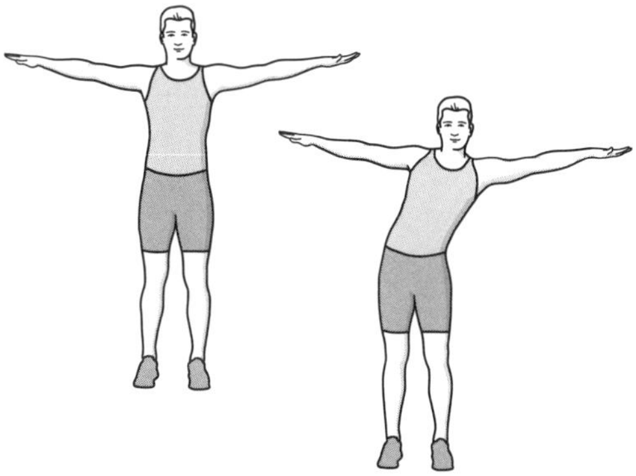

1 Seitliche Rumpfverschiebung im Stand

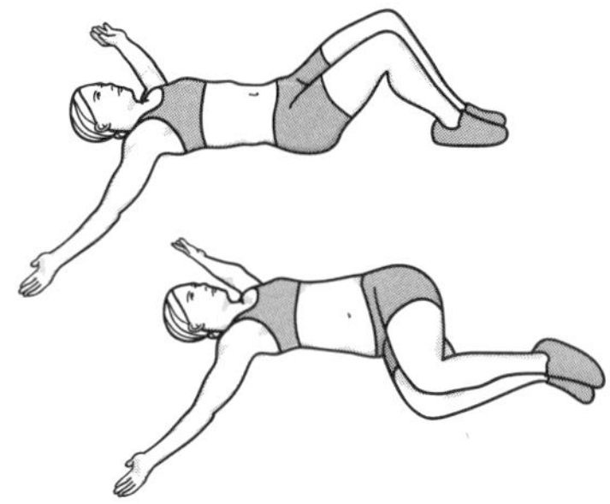

2 Hüft- und Beinpendel in Rückenlage

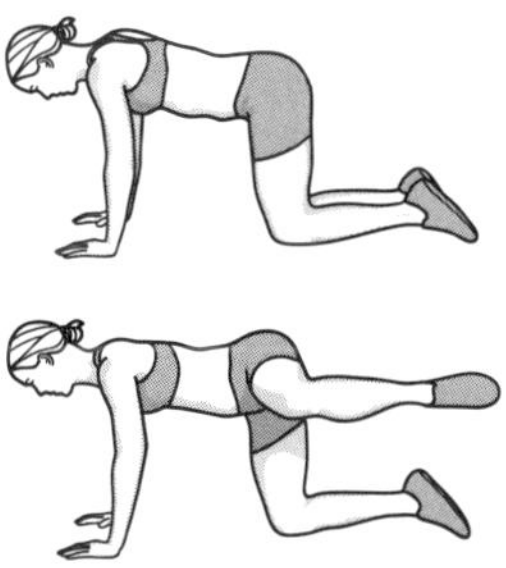

3 Hüftaußenrotation im Vierfüßlerstand

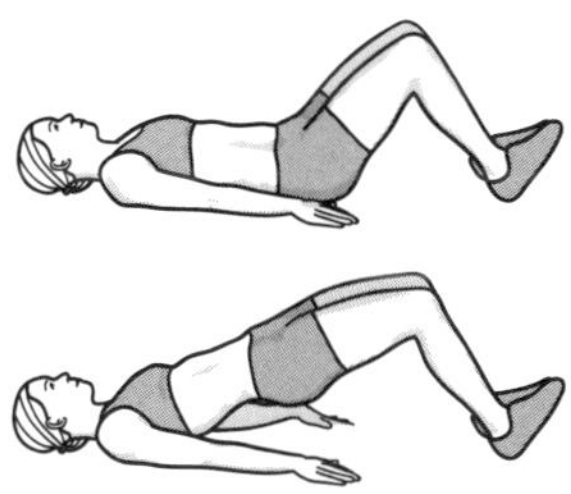

4 Dynamische Schulterbrücke

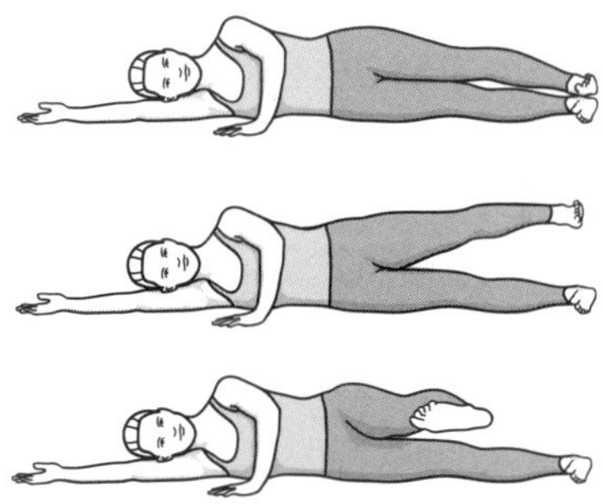

5 Beinpendel in Seitenlage

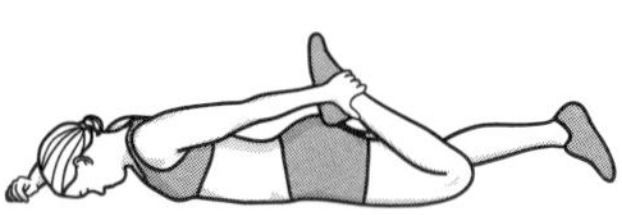

6 Dehnung Oberschenkelvorderseiten

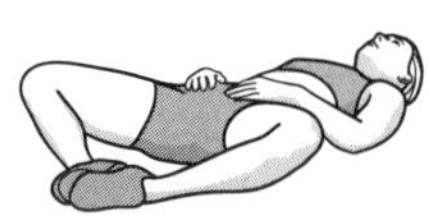

7 Dehnung Oberschenkelinnenseiten

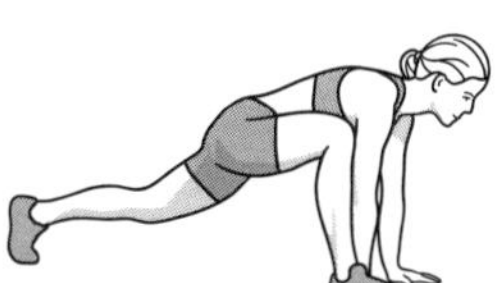

8 Dehnung Hüfte und Oberschenkel

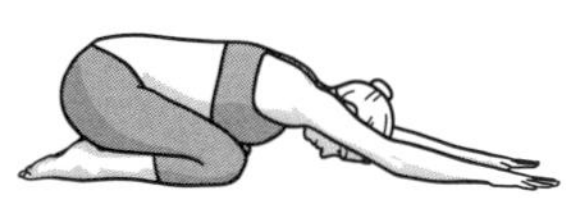

9 Dehnung unterer Rücken, Schultern und Brust

37 Nach langem Sitzen 2

Trainingsdauer: 20 Minuten
Equipment: Gymnastikmatte
Trainingsmethode: Satztraining

1 2 3

	Übungen	Belastungszeit/ Wiederholungen	Pause in Sek.	Sätze	Intensität	Seite
1	Schultern öffnen und schließen im Stand	10 Wdh.		1	1	120
2	Seitbeugen im Kreuzschritt mit Nachfedern	3 Wdh. pro Seite		1	1	119
3	Seitliches Kniekreisen im Vierfüßlerstand	10 Wdh. pro Seite		1	1	121
4	Beinrückheben mit angewinkeltem Bein	30 Sek. pro Seite	30	2	1	123
5	Diagonale Streckung im Vierfüßlerstand mit Zusammenziehen	30 Sek. pro Seite	30	2	2	124
6	Beinadduktion in Seitenlage	30 Sek. pro Seite	30	2	1	127
7	Dehnung Oberschenkelrückseiten und Lendenbereich	30 Sek. pro Seite		1		138
8	Dehnung Oberschenkelinnenseiten	40 Sek.		1		139
9	Dehnung äußere Hüfte und Oberschenkel	30 Sek. pro Seite		1		139
10	Dehnung breiter Rückenmuskel und Schultermuskulatur	30 Sek. pro Seite		1		141

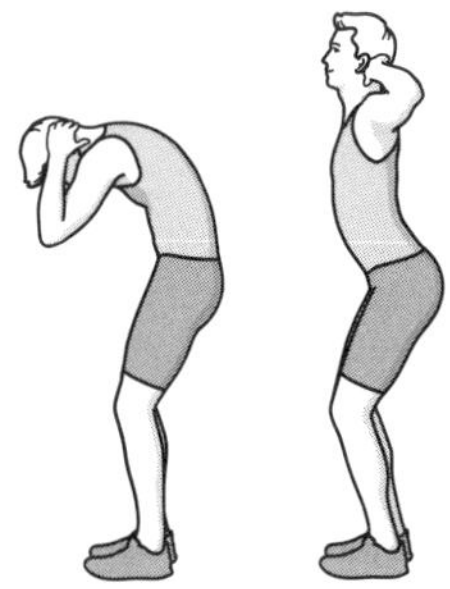

1 Schultern öffnen und schließen im Stand

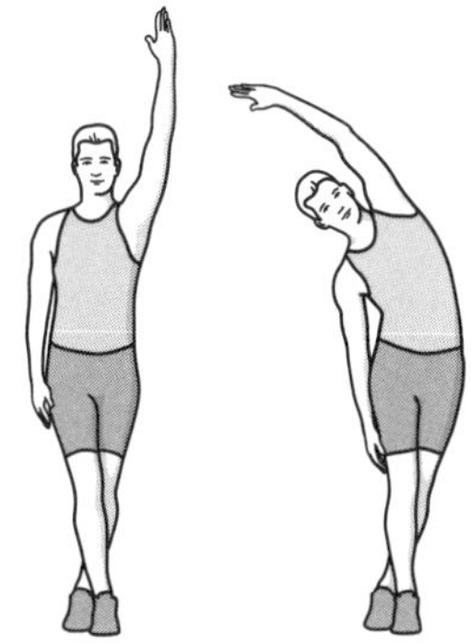

2 Seitbeugen im Kreuzschritt mit Nachfedern

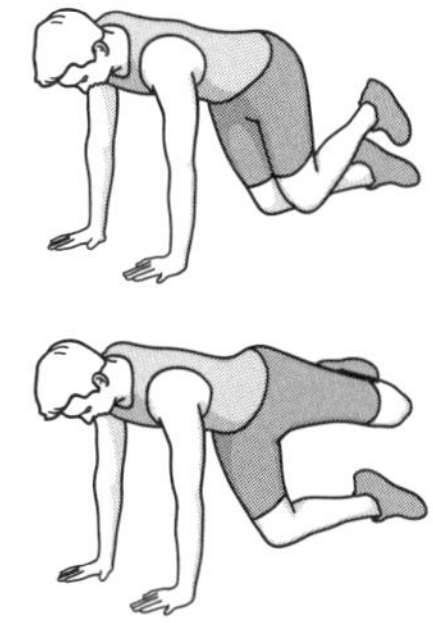

3 Seitliches Kniekreisen im Vierfüßlerstand

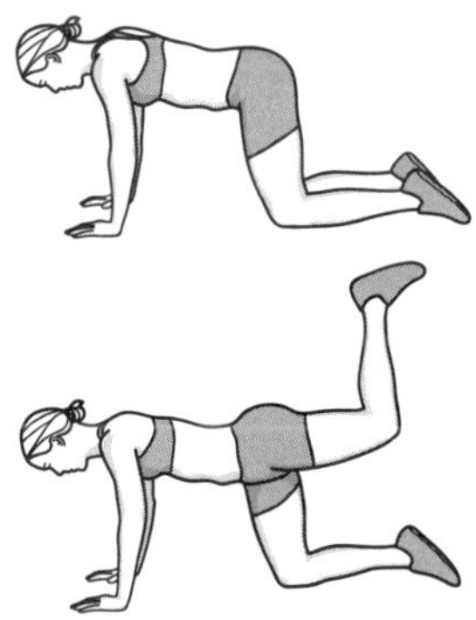

4 Beinrückheben mit angewinkeltem Bein

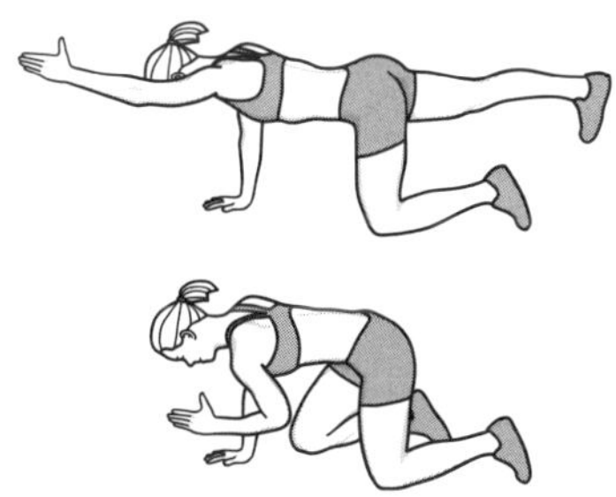

5 Diagonale Streckung im Vierfüßlerstand mit Zusammenziehen

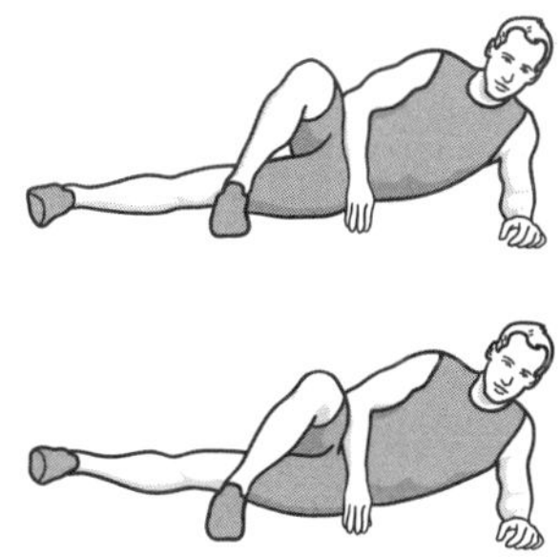

6 Beinadduktion in Seitenlage

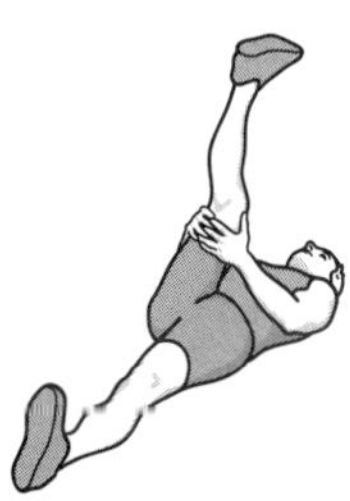

7 Dehnung Oberschenkelrückseiten und Lendenbereich

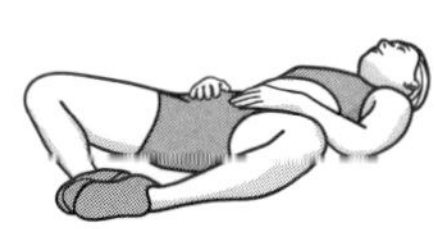

8 Dehnung Oberschenkelinnenseiten

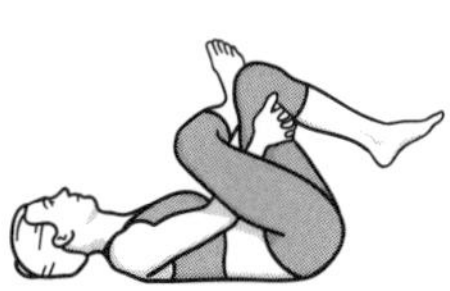

9 Dehnung äußere Hüfte und Oberschenkel

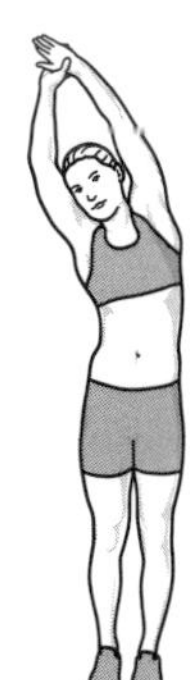

10 Dehnung breiter Rückenmuskel und Schultermuskulatur

38 Nach langem Sitzen 3

Trainingsdauer: 20 Minuten
Equipment: Gymnastikmatte
Trainingsmethode: Satztraining

1 2 3

	Übungen	Belastungszeit/ Wiederholungen	Pause in Sek.	Sätze	Intensität	Seite
1	Ellenbogenkreisen vorwärts und rückwärts	8 Wdh.		1	1	118
2	Pferderücken/Katzenbuckel	10 Wdh.		1	1	118
3	Rotation im Ausfallschritt	5 Wdh. pro Seite		1	1	121
4	Beinheben in Seitenlage	30 Sek. pro Seite	30	2	1	125
5	Armheben im Knie-Hand-Stütz	30 Sek.	30	2	2	123
6	Beinkreuzen im Vierfüßlerstand	30 Sek. pro Seite	30	2	1	126
7	Dehnung Hüftbeuger	30 Sek. pro Seite	15	2		140
8	Dehnung Gesäß und Lendenbereich	30 Sek.	15	2		138
9	Dehnung Rücken- und Schultermuskulatur	30 Sek.	15	2		142

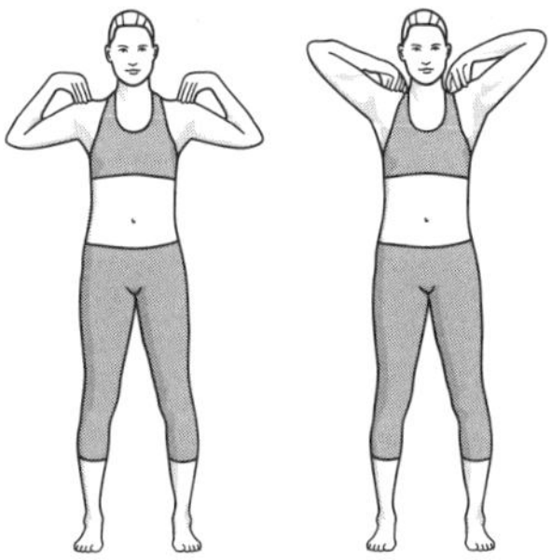

1 Ellenbogenkreisen vorwärts und rückwärts

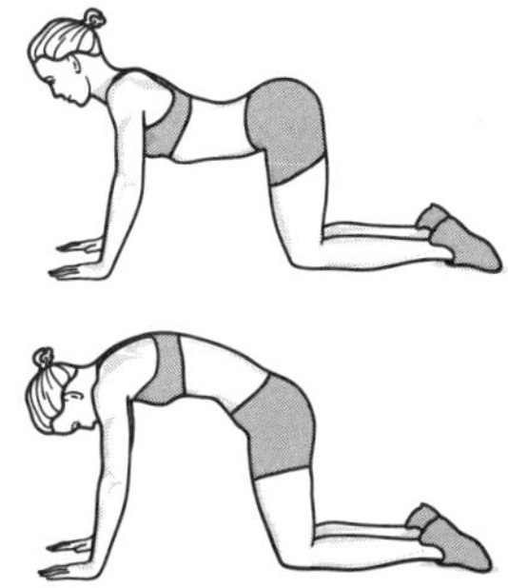

2 Pferderücken/ Katzenbuckel

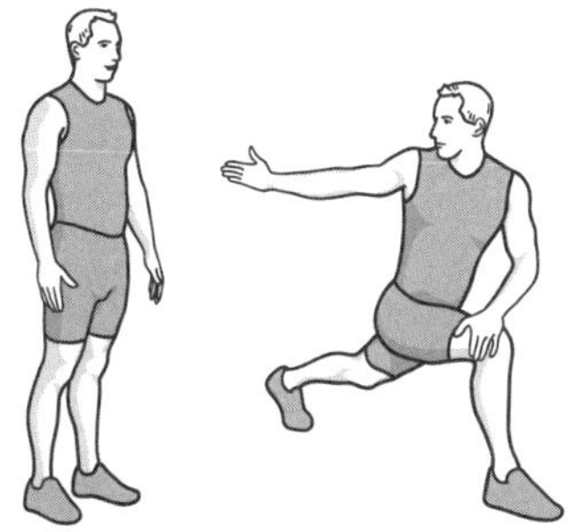

3 Rotation im Ausfallschritt

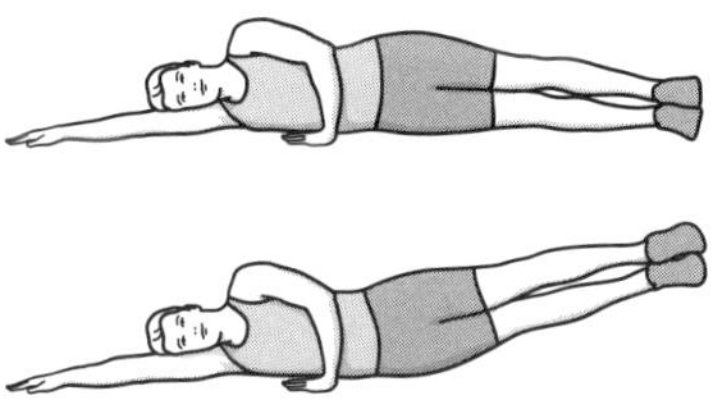

4 Beinheben in Seitenlage

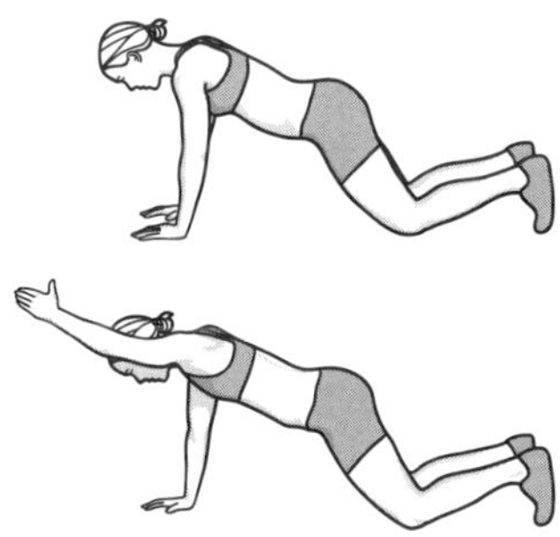

5 Armheben im Knie-Hand-Stütz

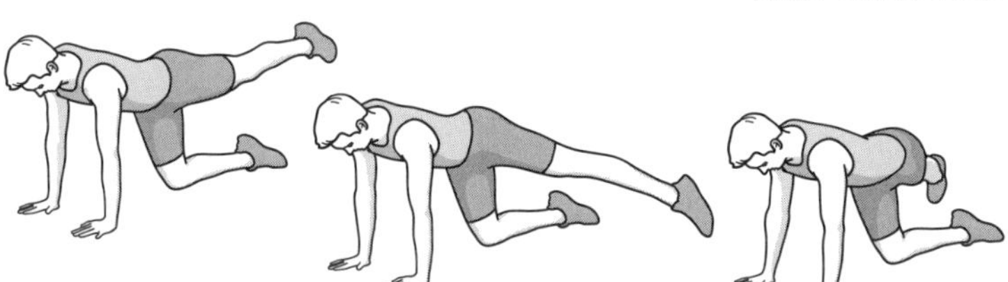

6 Beinkreuzen im Vierfüßlerstand

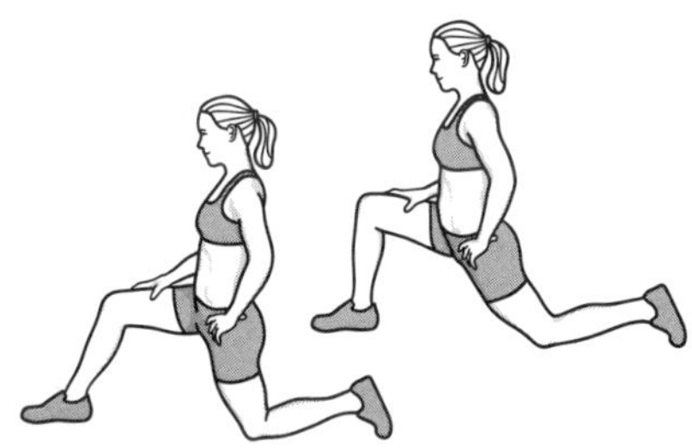

7 Dehnung Hüftbeuger

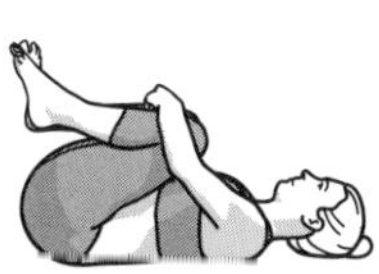

8 Dehnung Gesäß und Lendenbereich

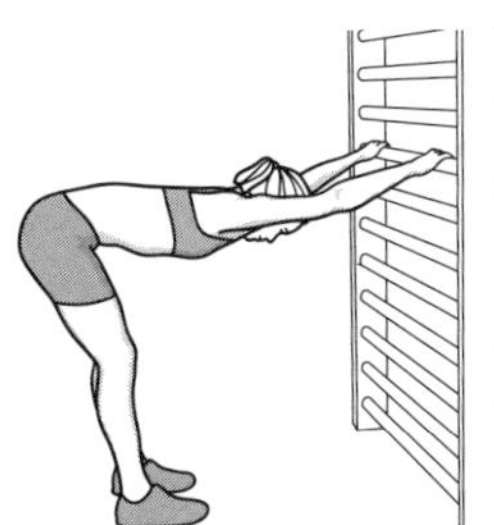

9 Dehnung Rücken- und Schultermuskulatur

39 Schulter- und Nackenentspannung 1

Trainingsdauer: 12 Minuten
Equipment: Gymnastikmatte
Trainingsmethode: Satztraining

1 2 3

	Übungen	Belastungszeit/ Wiederholungen	Pause in Sek.	Sätze	Intensität	Seite
1	Seitbeugen im Kreuzschritt mit Nachfedern	4 Wdh. pro Seite		1	1	119
2	Ellenbogenkreisen vorwärts und rückwärts	8 Wdh.		1	1	118
3	Innenrotation im Vierfüßlerstand mit Nachfedern	3 Wdh. pro Seite		1	1	121
4	Dehnung breiter Rückenmuskel und Schultermuskulatur	20 Sek. pro Seite	20	2		141
5	Dehnung Unterarme und Oberarmbeuger	20 Sek. pro Seite	20	2		143
6	Dehnung Rücken- und Schultermuskulatur	20 Sek.	20	2		142
7	Dehnung seitliche Hals- und Nackenmuskulatur	20 Sek. pro Seite	20	2		143

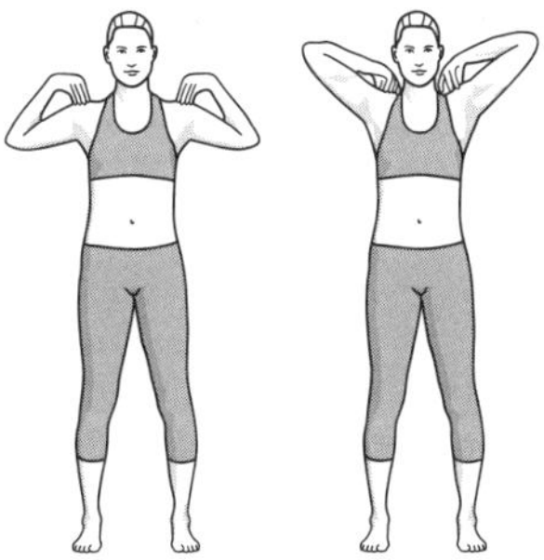

1 Ellenbogenkreisen vorwärts und rückwärts

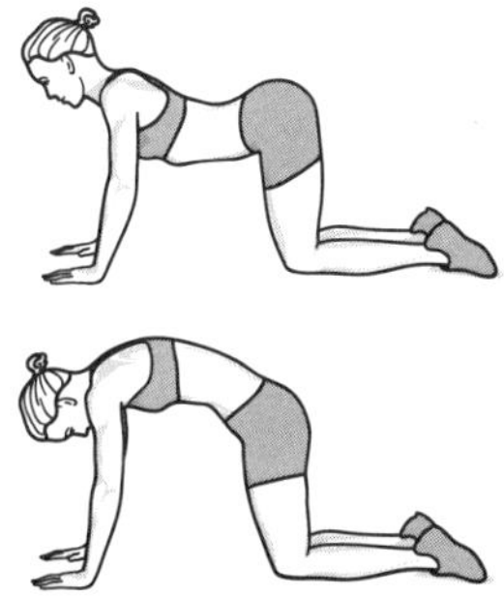

2 Pferderücken/ Katzenbuckel

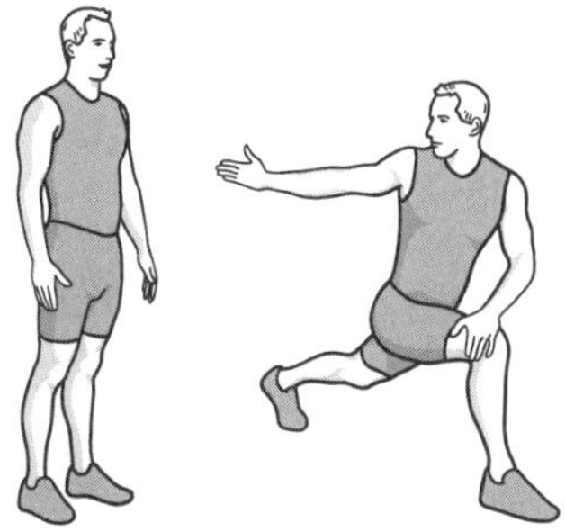

3 Rotation im Ausfallschritt

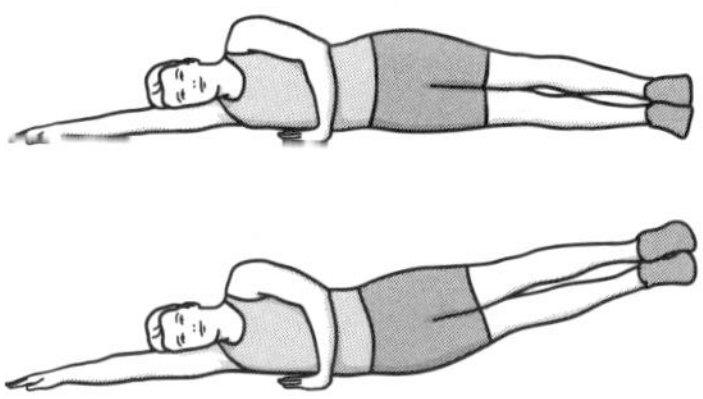

4 Beinheben in Seitenlage

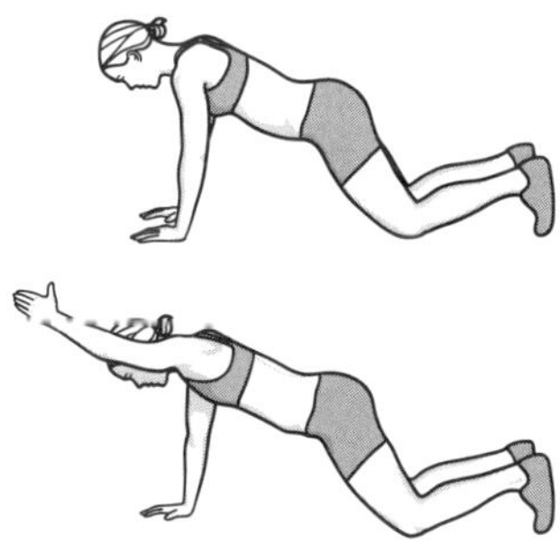

5 Armheben im Knie-Hand-Stütz

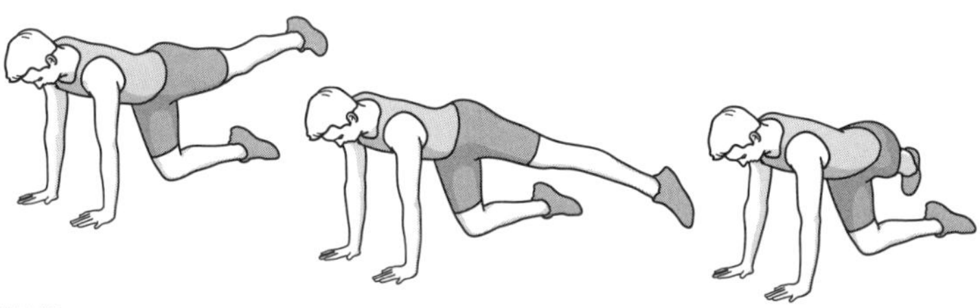

6 Beinkreuzen im Vierfüßlerstand

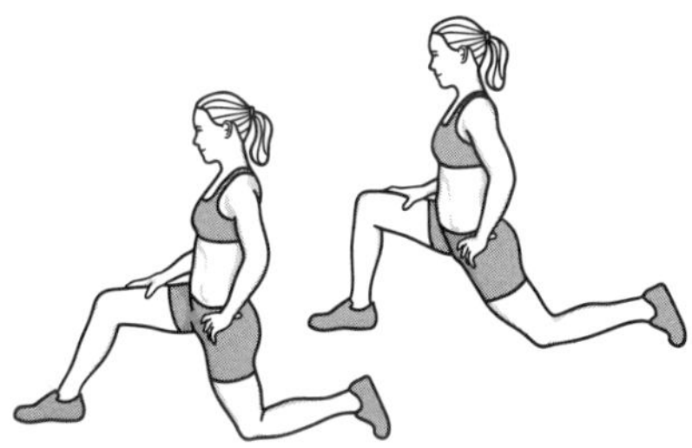

7 Dehnung Hüftbeuger

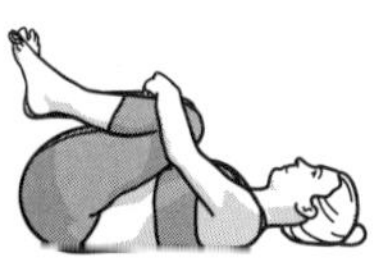

8 Dehnung Gesäß und Lendenbereich

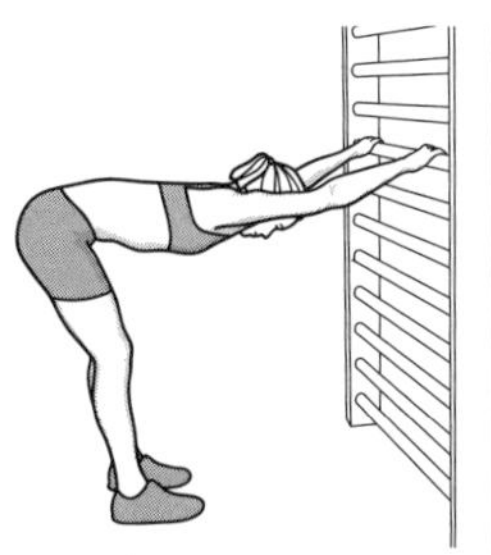

9 Dehnung Rücken- und Schultermuskulatur

39 Schulter- und Nackenentspannung 1

Trainingsdauer: 12 Minuten
Equipment: Gymnastikmatte
Trainingsmethode: Satztraining

1 2 3

	Übungen	Belastungszeit/ Wiederholungen	Pause in Sek.	Sätze	Intensität	Seite
1	Seitbeugen im Kreuzschritt mit Nachfedern	4 Wdh. pro Seite		1	1	119
2	Ellenbogenkreisen vorwärts und rückwärts	8 Wdh.		1	1	118
3	Innenrotation im Vierfüßlerstand mit Nachfedern	3 Wdh. pro Seite		1	1	121
4	Dehnung breiter Rückenmuskel und Schultermuskulatur	20 Sek. pro Seite	20	2		141
5	Dehnung Unterarme und Oberarmbeuger	20 Sek. pro Seite	20	2		143
6	Dehnung Rücken- und Schultermuskulatur	20 Sek.	20	2		142
7	Dehnung seitliche Hals- und Nackenmuskulatur	20 Sek. pro Seite	20	2		143

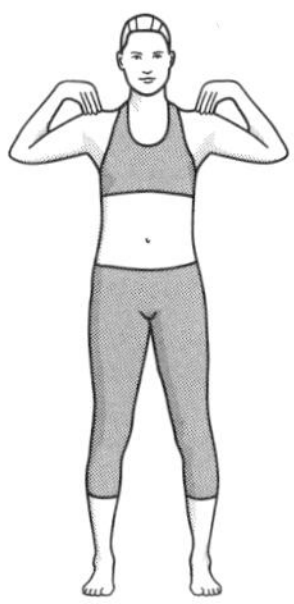

1 Ellenbogenkreisen vorwärts und rückwärts

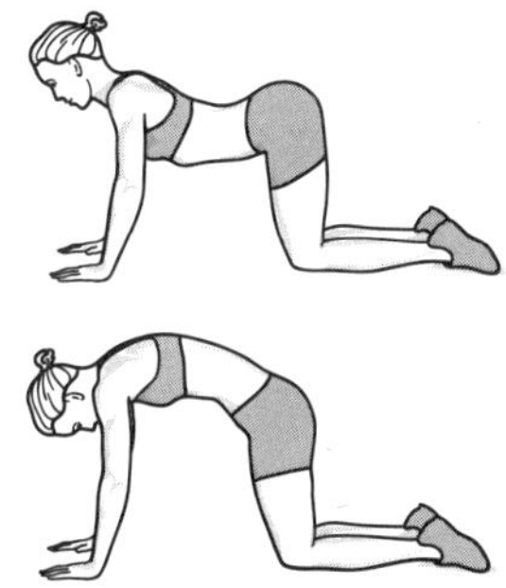

2 Pferderücken/ Katzenbuckel

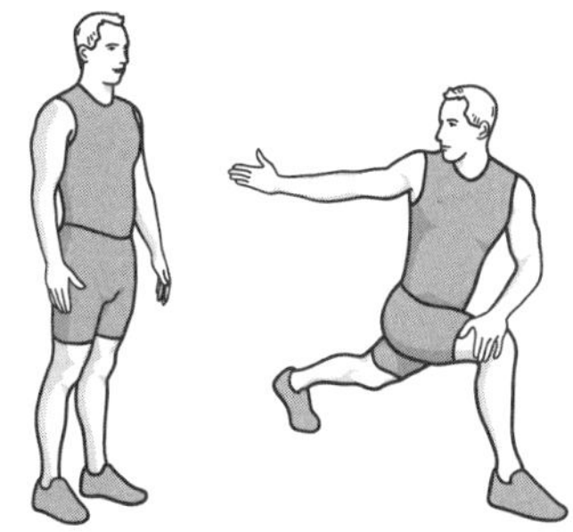

3 Rotation im Ausfallschritt

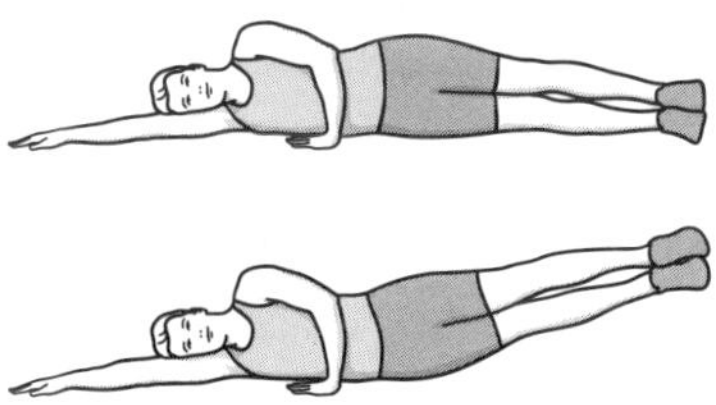

4 Beinheben in Seitenlage

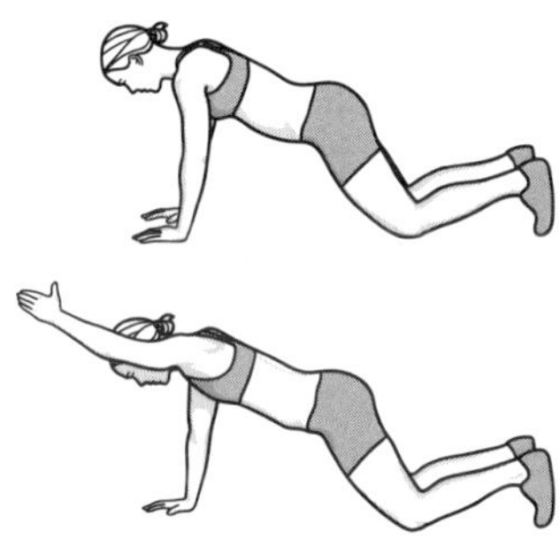

5 Armheben im Knie-Hand-Stütz

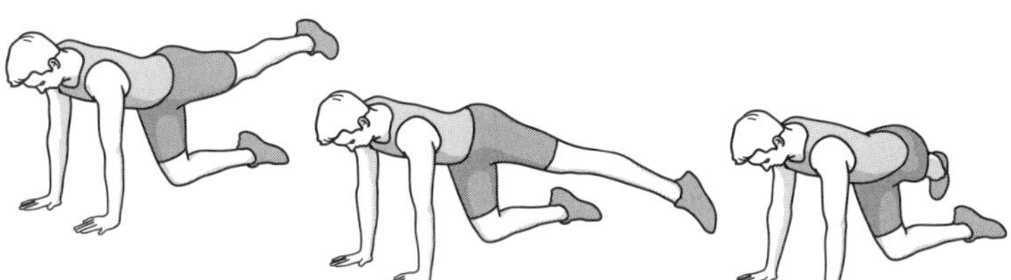

6 Beinkreuzen im Vierfüßlerstand

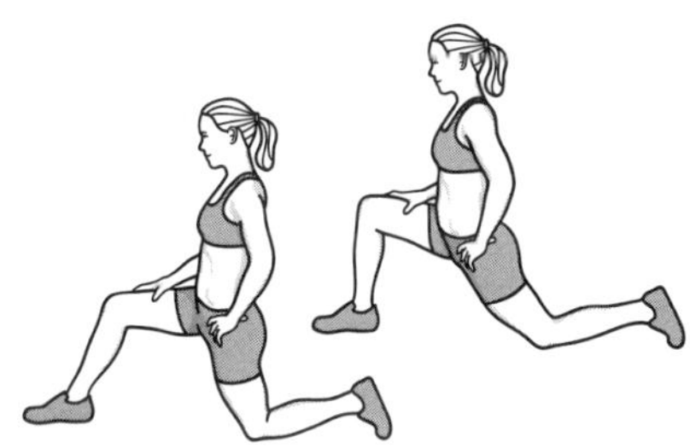

7 Dehnung Hüftbeuger

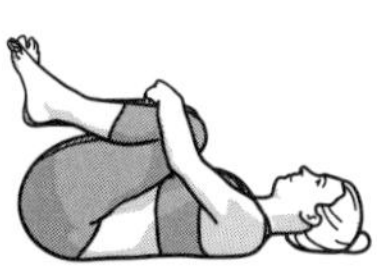

8 Dehnung Gesäß und Lendenbereich

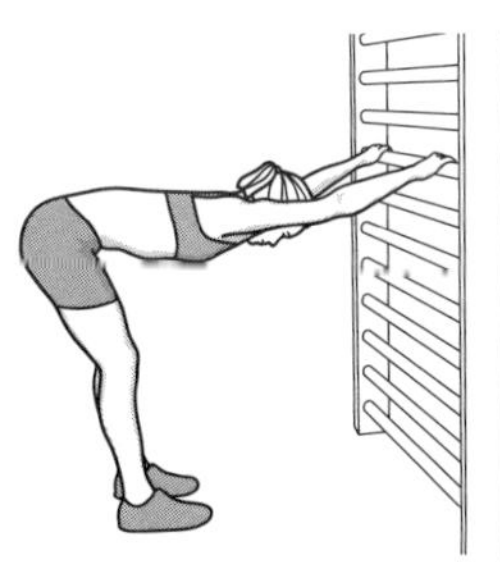

9 Dehnung Rücken- und Schultermuskulatur

39 Schulter- und Nackenentspannung 1

Trainingsdauer: 12 Minuten
Equipment: Gymnastikmatte
Trainingsmethode: Satztraining

1 2 3

	Übungen	Belastungszeit/ Wiederholungen	Pause in Sek.	Sätze	Intensität	Seite
1	Seitbeugen im Kreuzschritt mit Nachfedern	4 Wdh. pro Seite		1	1	119
2	Ellenbogenkreisen vorwärts und rückwärts	8 Wdh.		1	1	118
3	Innenrotation im Vierfüßlerstand mit Nachfedern	3 Wdh. pro Seite		1	1	121
4	Dehnung breiter Rückenmuskel und Schultermuskulatur	20 Sek. pro Seite	20	2		141
5	Dehnung Unterarme und Oberarmbeuger	20 Sek. pro Seite	20	2		143
6	Dehnung Rücken- und Schultermuskulatur	20 Sek.	20	2		142
7	Dehnung seitliche Hals- und Nackenmuskulatur	20 Sek. pro Seite	20	2		143

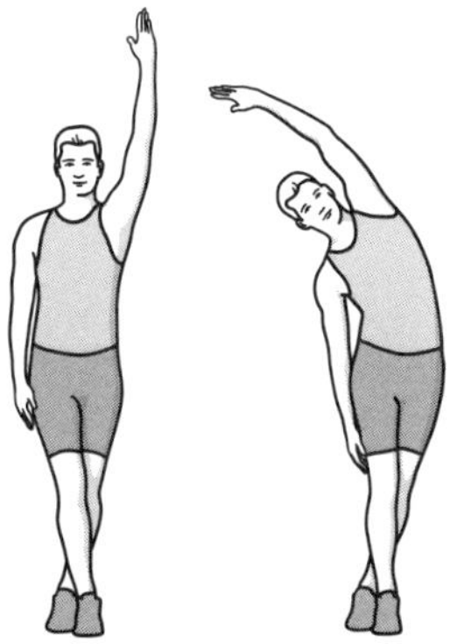

1 Seitbeugen im Kreuzschritt mit Nachfedern

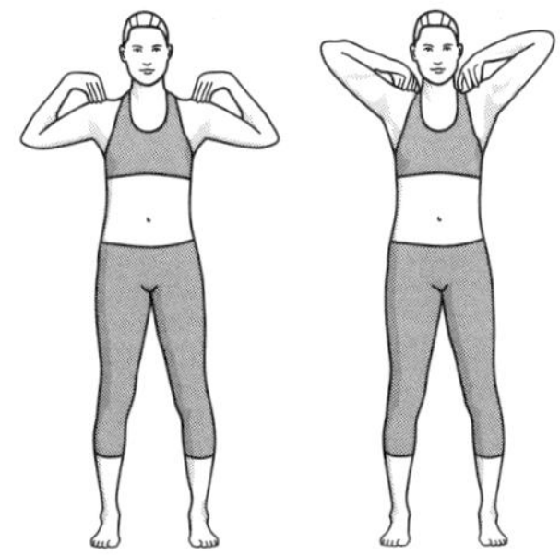

2 Ellenbogenkreisen vorwärts und rückwärts

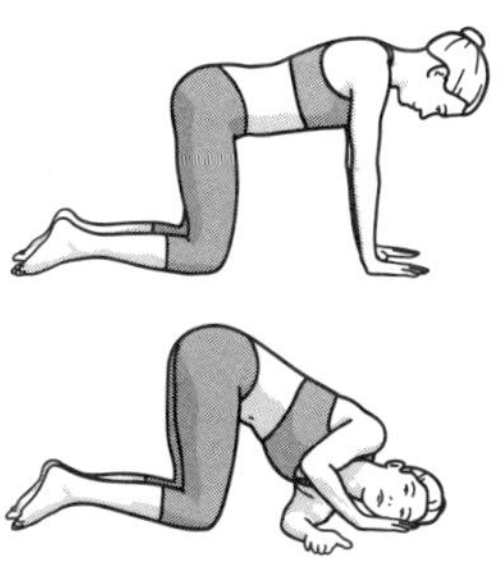

3 Innenrotation im Vierfüßlerstand mit Nachfedern

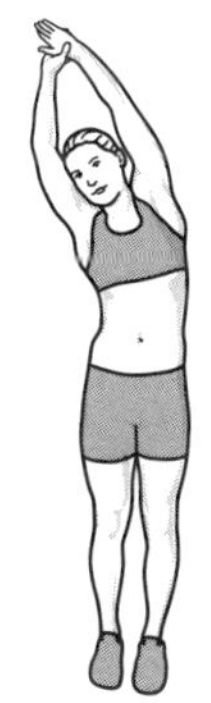

4 Dehnung breiter Rückenmuskel und Schultermuskulatur

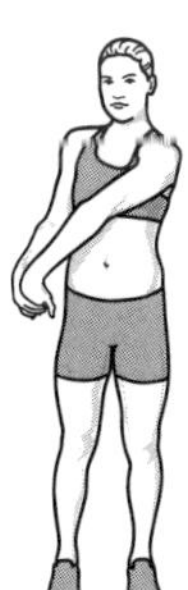

5 Dehnung Unterarme und Oberarmbeuger

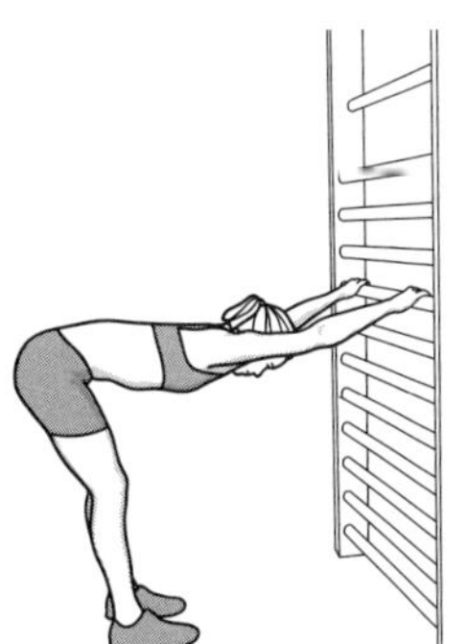

6 Dehnung Rücken- und Schultermuskulatur

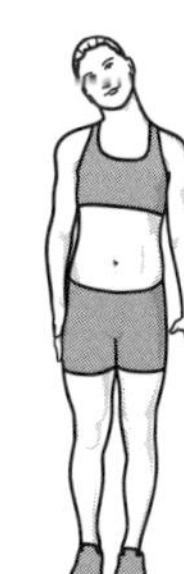

7 Dehnung seitliche Hals- und Nackenmuskulatur

40 Schulter- und Nackenentspannung 2

Trainingsdauer: 12 Minuten
Equipment: Gymnastikmatte
Trainingsmethode: Satztraining

1 2 3

	Übungen	Belastungszeit/ Wiederholungen	Pause in Sek.	Sätze	Intensität	Seite
1	Schultern öffnen und schließen im Stand	8 Wdh.		1	1	120
2	Außenrotation im Vierfüßlerstand mit Nachfedern	3 Wdh. pro Seite	20	2	1	119
3	Pferderücken/Katzenbuckel	10 Wdh.	20	2	1	118
4	Dehnung Brust-, vordere Schultermuskulatur und Arme	20 Sek.	20	2		142
5	Dehnung Oberarme und Schultern	20 Sek. pro Seite	20	2		142
6	Dehnung seitliche Hals- und Nackenmuskulatur	20 Sek. pro Seite	20	2		143

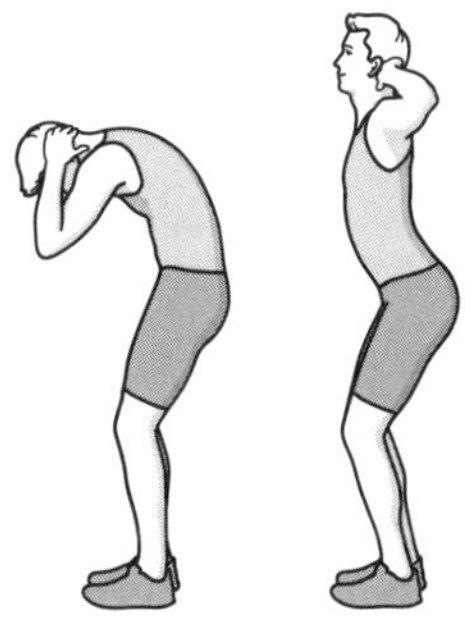

1 Schultern öffnen und schließen im Stand

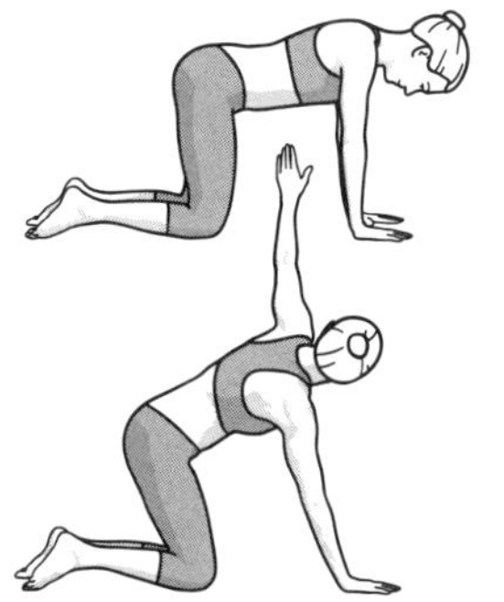

2 Außenrotation im Vierfüßlerstand mit Nachfedern

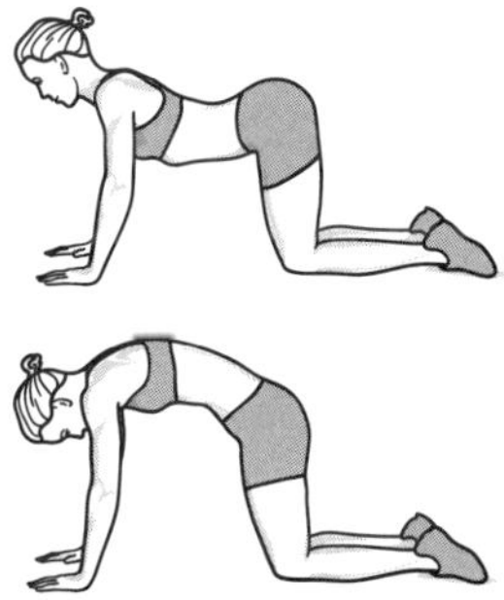

3 Pferderücken/ Katzenbuckel

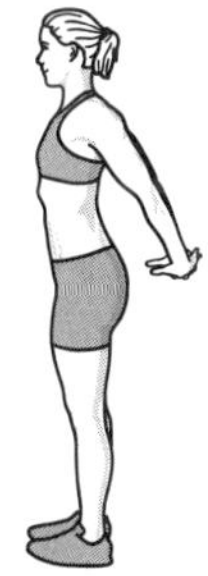

4 Dehnung Brust-, vordere Schultermuskulatur und Arme

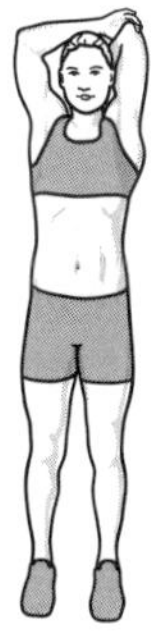

5 Dehnung Oberarme und Schultern

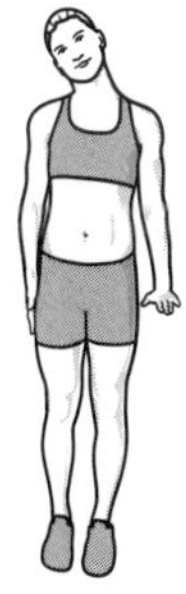

6 Dehnung seitliche Hals- und Nackenmuskulatur

41 Intensivworkout 1 für Beine, Gesäß und Hüften

1 **2** 3

Trainingsdauer: 20 Minuten
Equipment: Gymnastikmatte
Trainingsmethode: Zirkeltraining, 2 Zirkeldurchläufe, dazwischen 4 Minuten Pause

	Übungen	Belastungszeit/ Wiederholungen	Pause in Sek.	Intensität	Seite
1	Ausfallschritt mit T-Rotation	60 Sek.	30	2	122
2	Beinrückheben mit gestrecktem Bein	30 Sek. pro Seite	30	1	123
3	Seitstütz mit Beinpendel	30 Sek. pro Seite	30	3	126
4	Dynamische Schulterbrücke	60 Sek.	30	1	124
5	Beinadduktion in Seitenlage	30 Sek. pro Seite	30	2	127

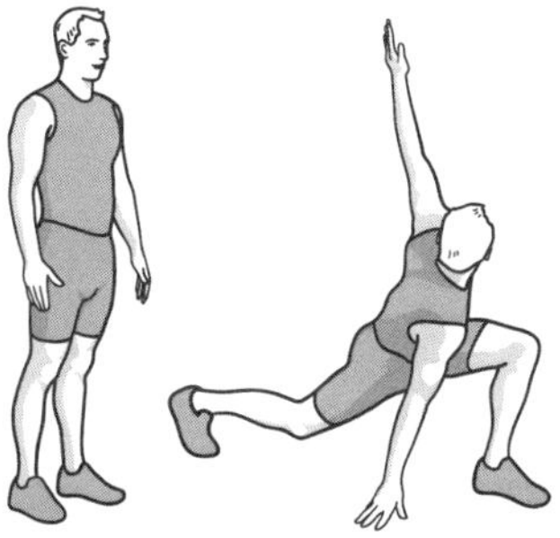

1 Ausfallschritt mit T-Rotation

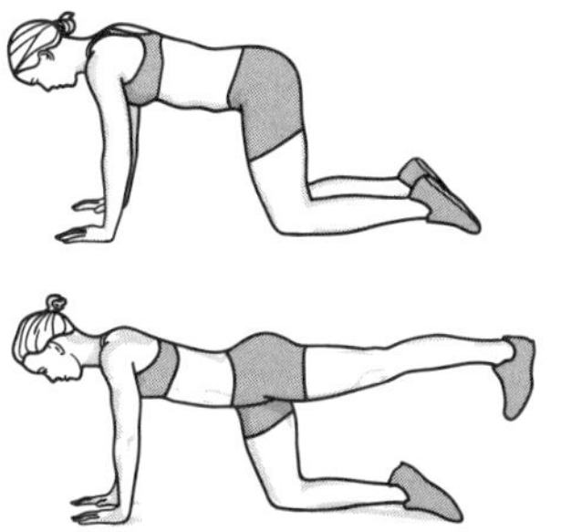

2 Beinrückheben mit gestrecktem Bein

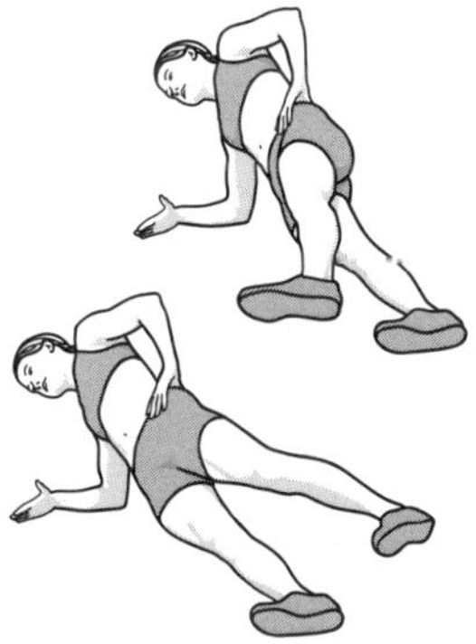

3 Seitstütz mit Beinpendel

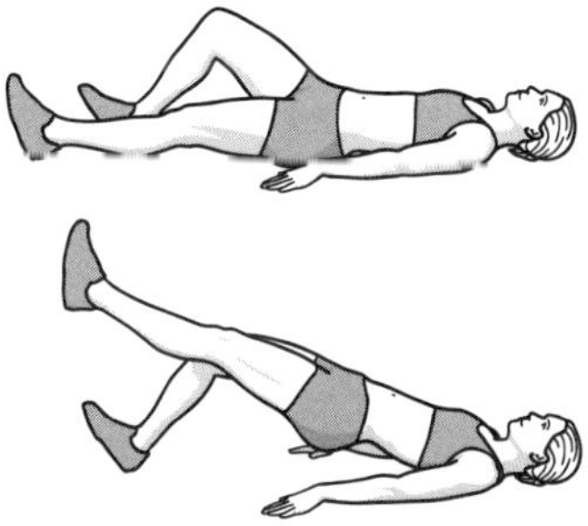

4 Dynamische Schulterbrücke

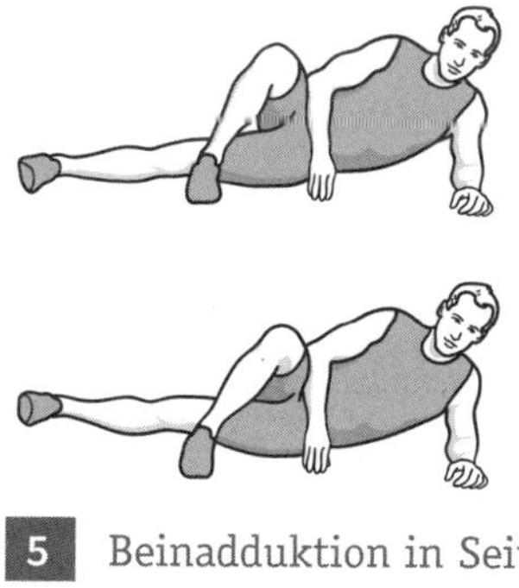

5 Beinadduktion in Seitenlage

42 Intensivworkout 2 für Beine, Gesäß und Hüften

1 **2** 3

Trainingsdauer: 20 Minuten
Equipment: Gymnastikmatte
Trainingsmethode: Zirkeltraining, 2 Zirkeldurchläufe, dazwischen 4 Minuten Pause

	Übungen	Belastungszeit/ Wiederholungen	Pause in Sek.	Intensität	Seite
1	Kniebeugen mit nach oben gestreckten Armen	60 Sek.	20	2	122
2	Einbeinige Schulterbrücke	30 Sek. pro Seite	30	2	124
3	Beinrückheben mit angewinkeltem Bein	30 Sek. pro Seite	30	1	123
4	Beinheben in Seitenlage	30 Sek. pro Seite	30	2	125
5	Rumpfrotation im Ausfallschritt mit gestreckten Armen	30 Sek. pro Seite	30	2	129

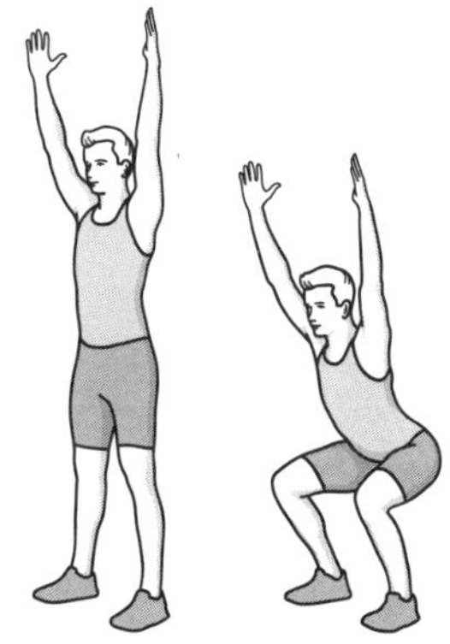

1 Kniebeugen mit nach oben gestreckten Armen

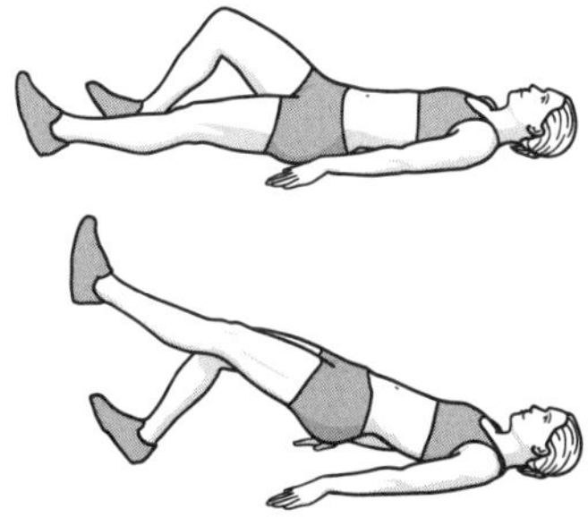

2 Einbeinige Schulterbrücke

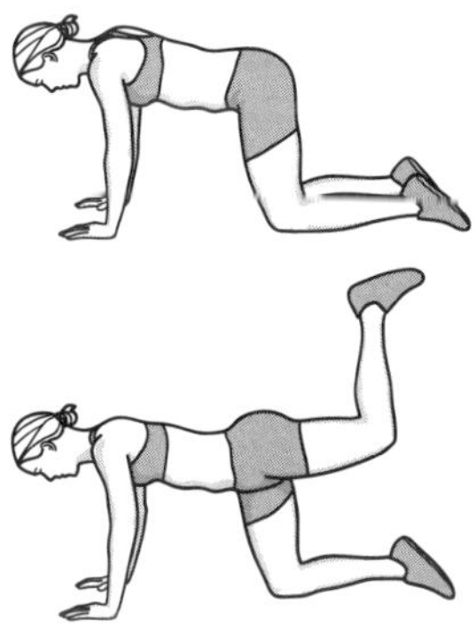

3 Beinrückheben mit angewinkeltem Bein

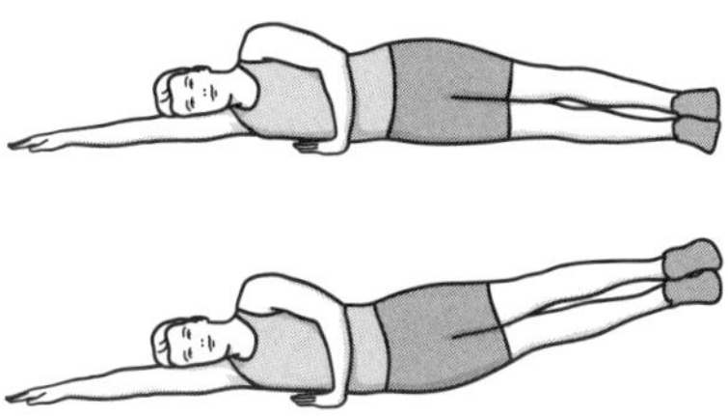

4 Beinheben in Seitenlage

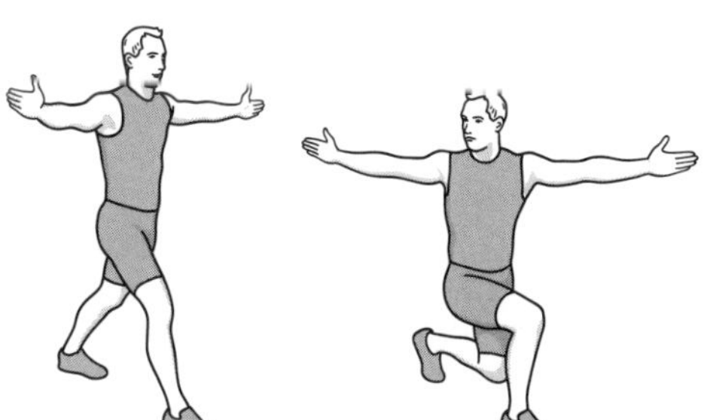

5 Rumpfrotation im Ausfallschritt mit gestreckten Armen

43 Intensivworkout 3 für Beine, Gesäß und Hüften

1 2 **3**

Trainingsdauer: 35 Minuten
Equipment: Gymnastikmatte, Gymnastikball
Trainingsmethode: Zirkeltraining, 3 Zirkeldurchläufe, dazwischen 5 Minuten Pause

	Übungen	Belastungszeit/ Wiederholungen	Pause in Sek.	Intensität	Seite
1	Standwaage mit zur Seite gestreckten Armen	30 Sek. pro Seite	30	2	130
2	Dynamische Rückenbrücke	60 Sek.	30	2	134
3	Seitlicher Ballstütz	30 Sek. pro Seite	30	2	135
4	Bein-Curl	60 Sek.	30	2	135
5	Ball-Plank	60 Sek.	30	2	135

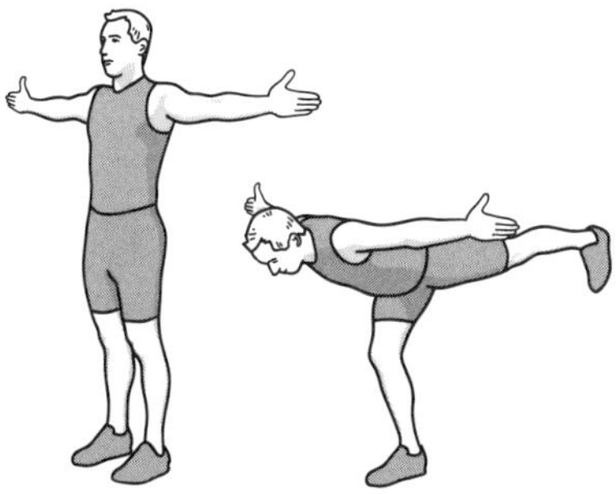

1 Standwaage mit zur Seite gestreckten Armen

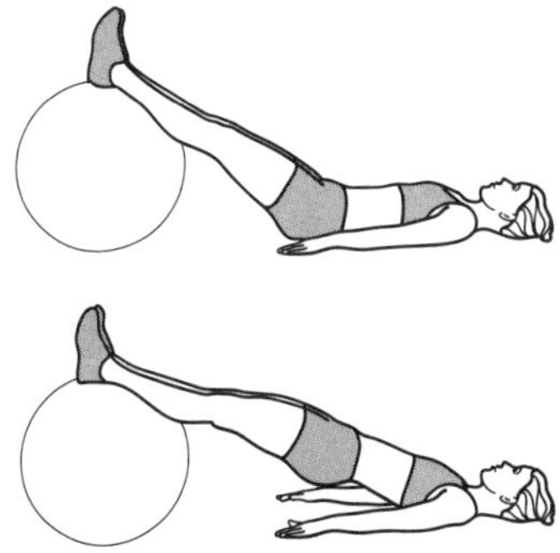

2 Dynamische Rückenbrücke

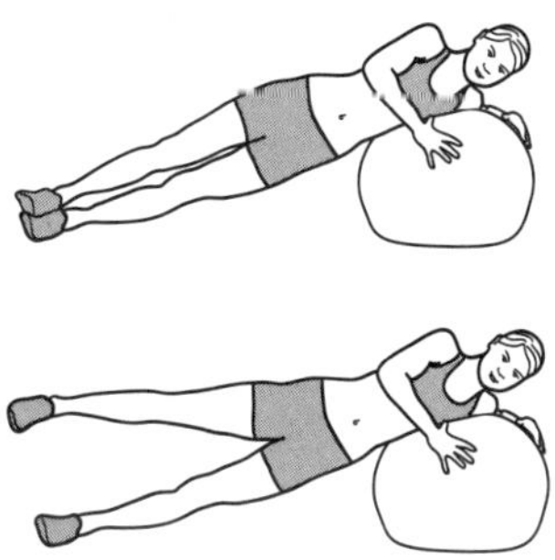

3 Seitlicher Ballstütz

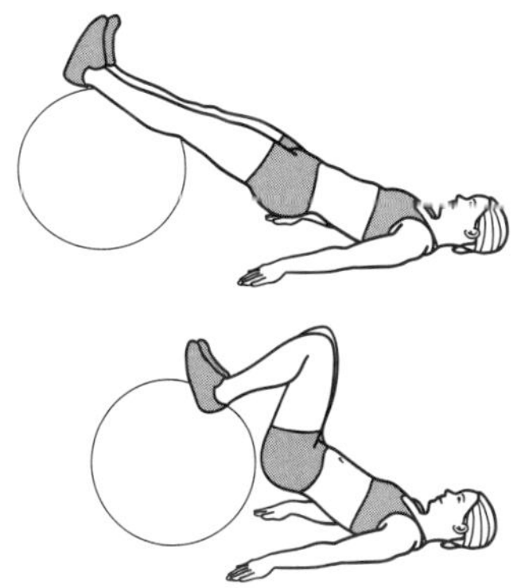

4 Bein-Curl

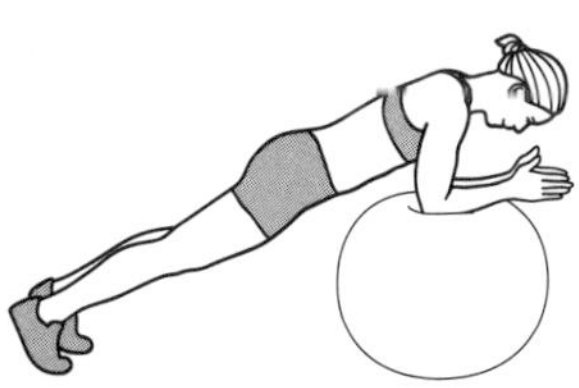

5 Ball-Plank

44 Rücken-, Hüft- und Beinentspannung 1

1 2 3

Trainingsdauer: 12 Minuten
Equipment: Gymnastikmatte
Trainingsmethode: Satztraining

	Übungen	Belastungszeit/ Wiederholungen	Pause in Sek.	Sätze	Intensität	Seite
1	Hüft- und Beinpendel in Rückenlage	60 Sek.		1	1	119
2	Hüftaußenrotation im Vierfüßlerstand	8 Wdh. pro Seite		1	1	120
3	Rotation im Ausfallschritt	4 Wdh. pro Seite		1	1	121
4	Dehnung Oberschenkelrückseiten und Lendenbereich	20 Sek. pro Seite	20	2		138
5	Dehnung Oberschenkelinnenseiten	30 Sek.	20	2		139
6	Dehnung Oberschenkelvorderseiten	20 Sek. pro Seite	20	2		138
7	Dehnung Hüftbeuger	20 Sek. pro Seite	20	2		140

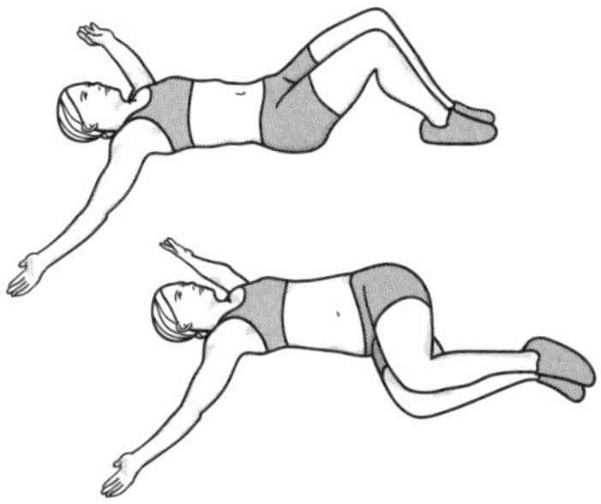

1 Hüft- und Beinpendel in Rückenlage

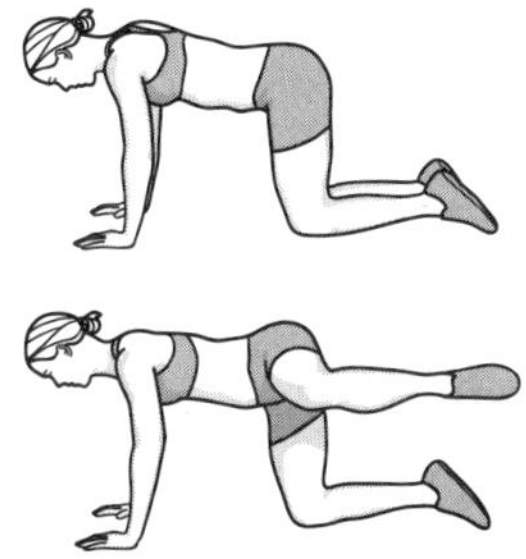

2 Hüftaußenrotation im Vierfüßlerstand

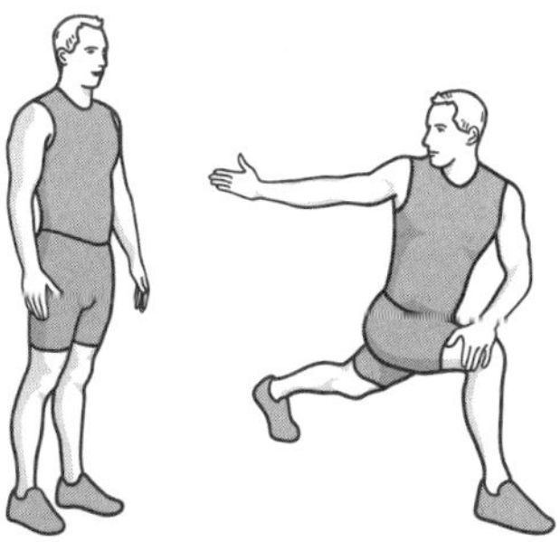

3 Rotation im Ausfallschritt

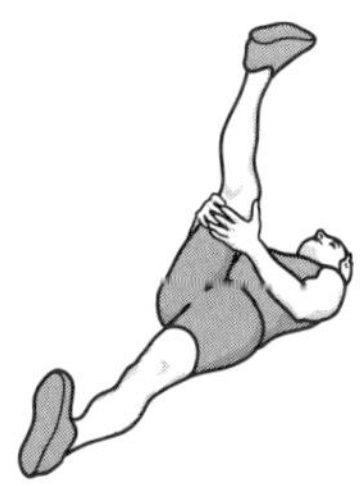

4 Dehnung Oberschenkelrückseiten und Lendenbereich

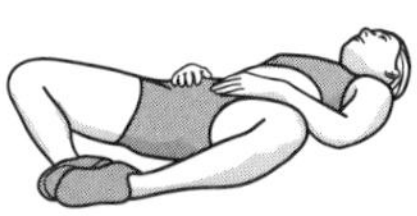

5 Dehnung Oberschenkelinnenseiten

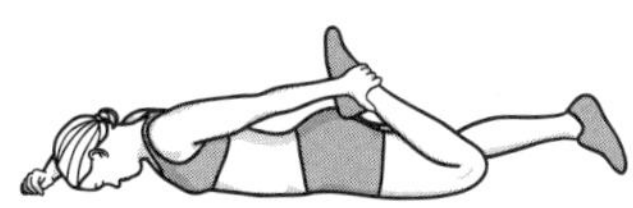

6 Dehnung Oberschenkelvorderseiten

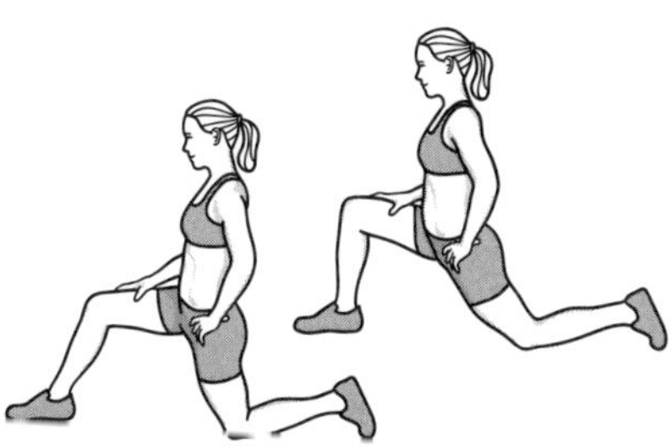

7 Dehnung Hüftbeuger

45 Rücken-, Hüft- und Beinentspannung 2

Trainingsdauer: 12 Minuten
Equipment: Gymnastikmatte
Trainingsmethode: Satztraining

1 2 3

	Übungen	Belastungszeit/ Wiederholungen	Pause in Sek.	Sätze	Intensität	Seite
1	Seitliches Kniekreisen im Vierfüßlerstand	10 Wdh. pro Seite		1	1	121
2	Beinkreuzen im Vierfüßlerstand	30 Sek. pro Seite		1	1	126
3	Beinpendel in Seitenlage	30 Sek. pro Seite		1	1	125
4	Dehnung seitliche Gesäßmuskulatur	20 Sek. pro Seite	20	2		140
5	Dehnung Oberschenkelrückseiten und Waden	20 Sek. pro Seite	20	2		139
6	Dehnung äußere Hüfte und Oberschenkel	20 Sek. pro Seite	20	2		139
7	Dehnung Gesäß und Lendenbereich	30 Sek.	20	2		138

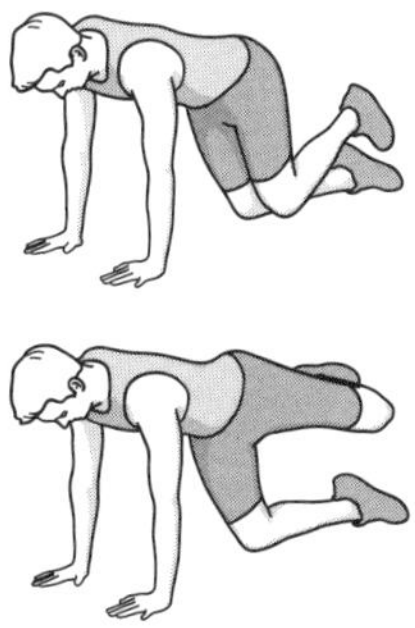

1 Seitliches Kniekreisen im Vierfüßlerstand

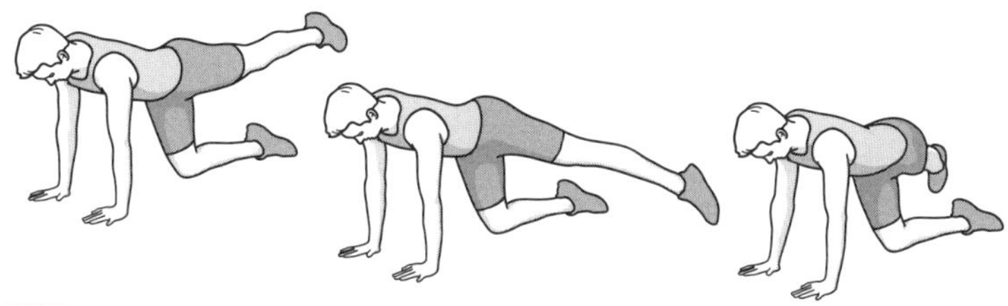

2 Beinkreuzen im Vierfüßlerstand

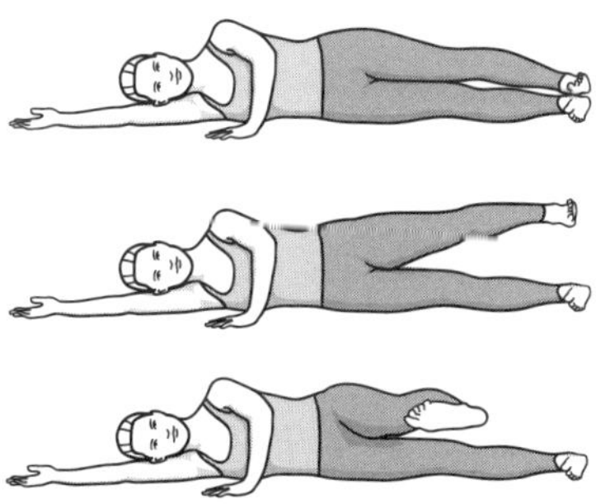

3 Beinpendel in Seitenlage

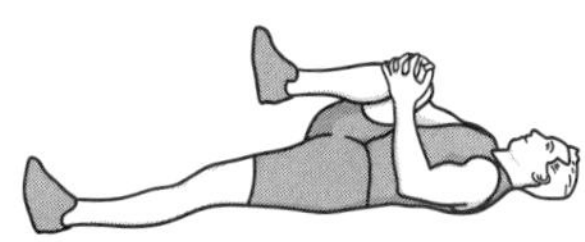

4 Dehnung seitliche Gesäßmuskulatur

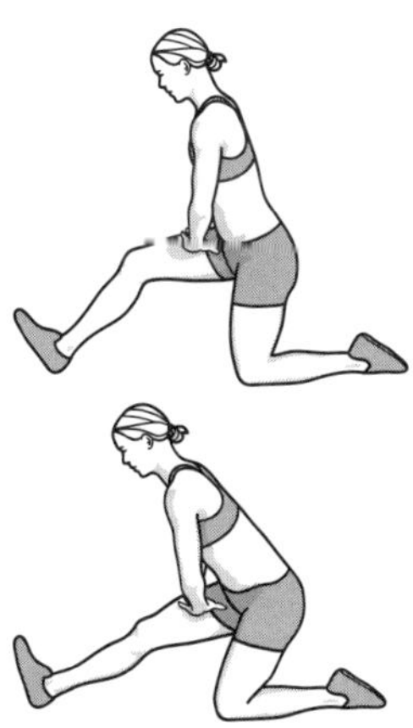

5 Dehnung Oberschenkel-rückseiten und Waden

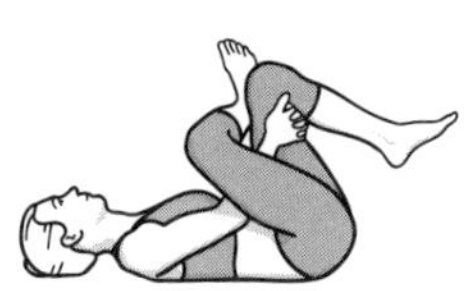

6 Dehnung äußere Hüfte und Oberschenkel

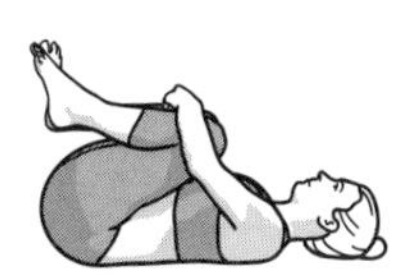

7 Dehnung Gesäß und Lendenbereich

46 Starker und beweglicher Rücken 1

Trainingsdauer: 25 Minuten
Equipment: Gymnastikmatte
Trainingsmethode: Zirkeltraining, 2 Zirkeldurchläufe, dazwischen 4–5 Minuten Pause

1 **2** 3

	Übungen	Belastungszeit/ Wiederholungen	Pause in Sek.	Intensität	Seite
1	Außenrotation im Vierfüßlerstand mit Nachfedern	60 Sek.	30	1	119
2	Innenrotation im Vierfüßlerstand mit Nachfedern	60 Sek.	30	1	121
3	Beinrückheben mit angewinkeltem Bein	30 Sek. pro Seite	30	1	123
4	Armheben im Knie-Hand-Stütz	60 Sek.	30	2	123
5	Diagonale Streckung im Vierfüßlerstand mit Zusammenziehen	30 Sek. pro Seite	30	2	124
6	Rumpfrotation im Ausfallschritt mit gestreckten Armen	30 Sek. pro Seite	30	2	129

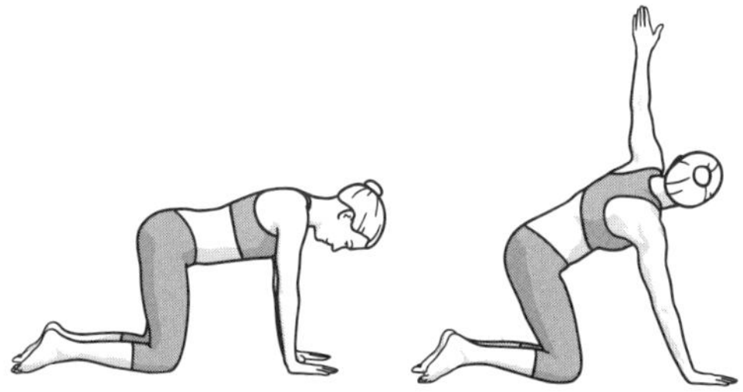

1 Außenrotation im Vierfüßlerstand mit Nachfedern

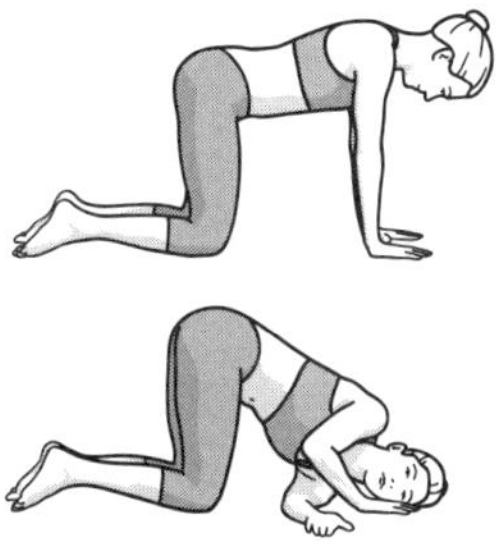

2 Innenrotation im Vierfüßlerstand mit Nachfedern

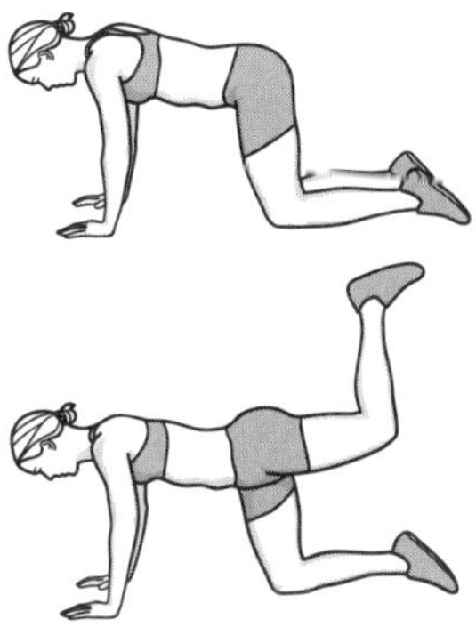

3 Beinrückheben mit angewinkeltem Bein

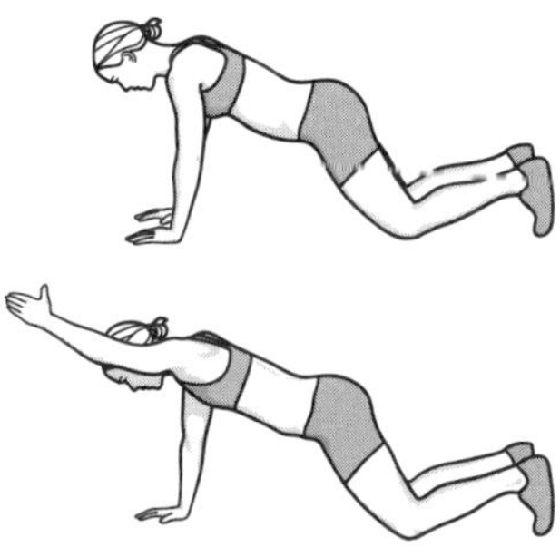

4 Armheben im Knie-Hand-Stütz

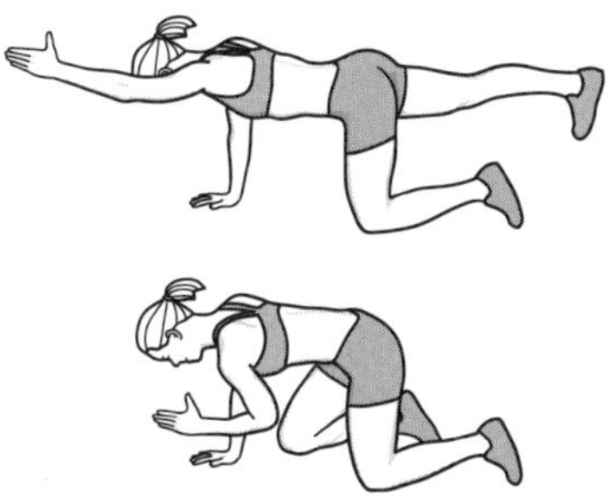

5 Diagonale Streckung im Vierfüßlerstand mit Zusammenziehen

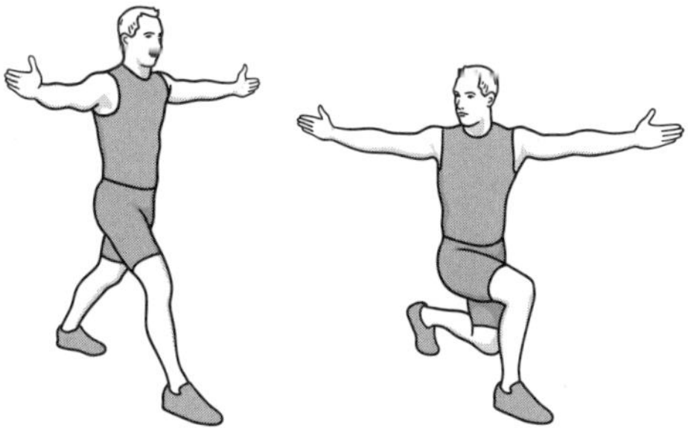

6 Rumpfrotation im Ausfallschritt mit gestreckten Armen

47 Starker und beweglicher Rücken 2

Trainingsdauer: 25 Minuten
Equipment: Gymnastikmatte, Gymnastikball, 2 Hanteln
Trainingsmethode: Zirkeltraining, 2 Zirkeldurchläufe, dazwischen 4–5 Minuten Pause

1 **2** 3

	Übungen	Belastungszeit/ Wiederholungen	Pause in Sek.	Intensität	Seite
1	Seitbeugen im Kreuzschritt mit Nachfedern	5 Wdh. pro Seite	30	1	119
2	Ausfallschritt mit T-Rotation	5 Wdh. pro Seite	30	2	122
3	Scheibenwischer mit angewinkelten Beinen	60 Sek.	30	2	127
4	Oberkörperrotation in Bauchlage	60 Sek.	30	2	129
5	Frontheben im Vierfüßlerstand	60 Sek.	30	2	133
6	Oberkörperrotation mit Kurzhantel	60 Sek.	30	3	136

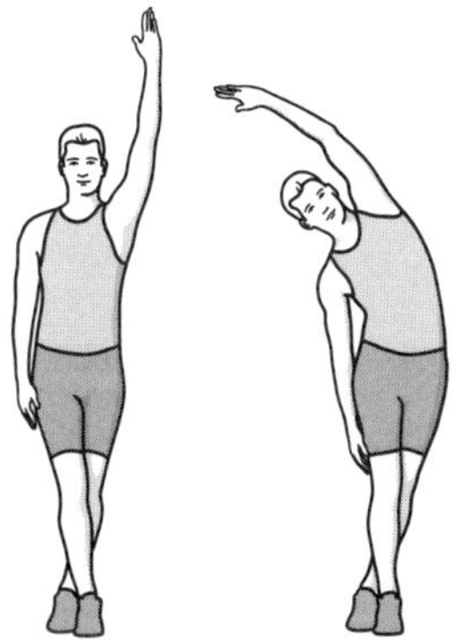

1 Seitbeugen im Kreuzschritt mit Nachfedern

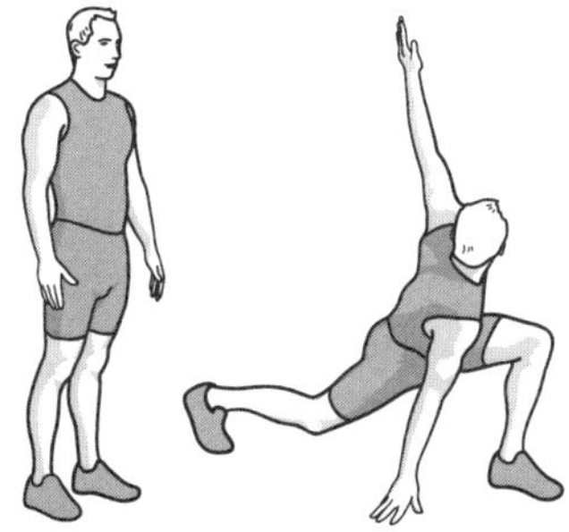

2 Ausfallschritt mit T-Rotation

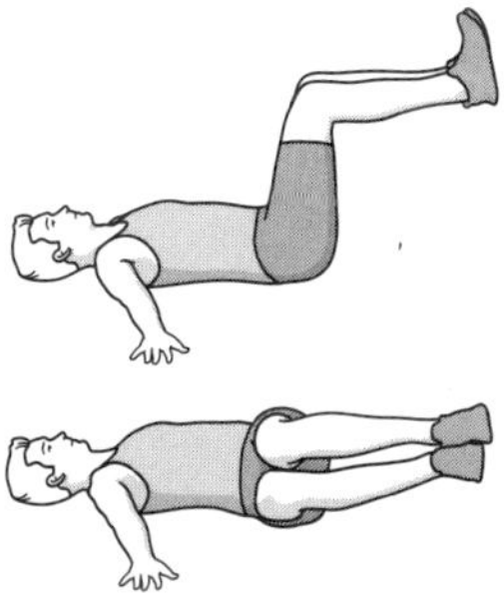

3 Scheibenwischer mit angewinkelten Beinen

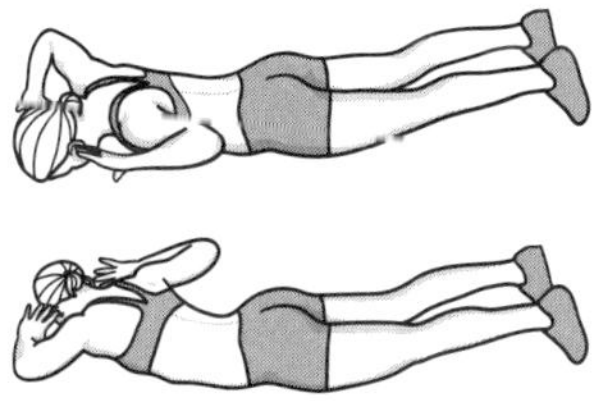

4 Oberkörperrotation in Bauchlage

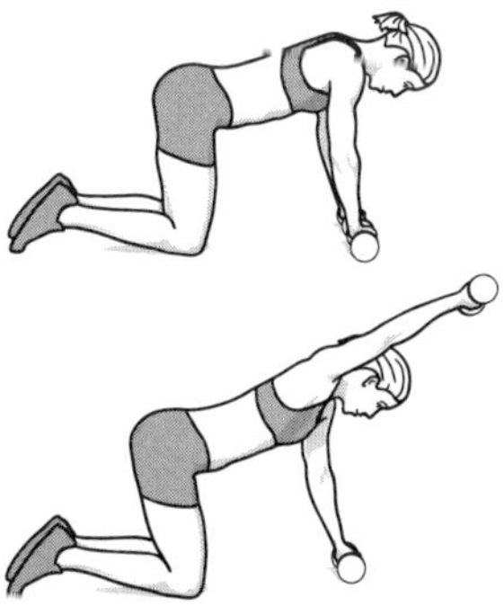

5 Frontheben im Vierfüßlerstand

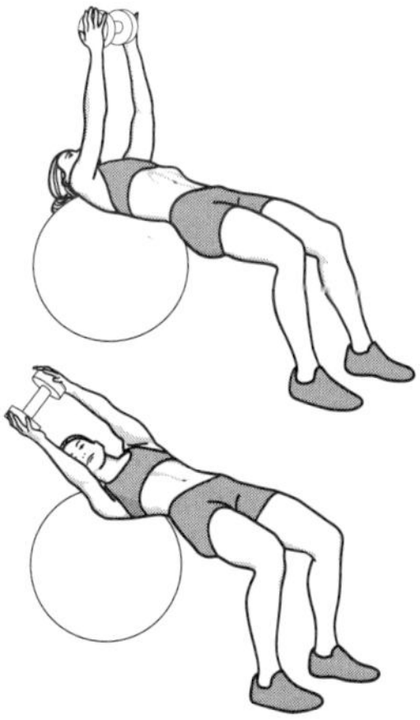

6 Oberkörperrotation mit Kurzhantel

48 Rückenfreundliches Ganzkörperworkout 1

1 **2** 3

Trainingsdauer: 30 Minuten
Equipment: Gymnastikmatte, 2 Hanteln
Trainingsmethode: Satztraining

	Übungen	Belastungszeit/ Wiederholungen	Pause in Sek.	Sätze	Intensität	Seite
1	Pferderücken/Katzenbuckel	10 Wdh.	20	2	1	118
2	Hüftaußenrotation im Vierfüßlerstand	8 Wdh. pro Seite	30	2	1	120
3	Unterarm-Fersen-Stütz	30 Sek.	30	2	2	127
4	Diagonales Arm- und Beinheben in Bauchlage	8 Wdh. pro Seite	30	2	2	128
5	Beinadduktion in Seitenlage	30 Sek. pro Seite	30	2	1	127
6	Reverse Flys in Bauchlage mit angewinkelten Armen	6 Wdh.	30	2	2	129
7	Schulterdrücken	12 Wdh.	30	2	2	131
8	Vorgebeugtes Rudern	12 Wdh.	30	2	2	132
9	Dehnung Hüftbeuger	20 Sek. pro Seite	20	2		140
10	Dehnung äußere Hüfte und Oberschenkel	20 Sek. pro Seite	20	2		139
11	Dehnung unterer Rücken, Schultern und Brust	45 Sek.	20	2		141

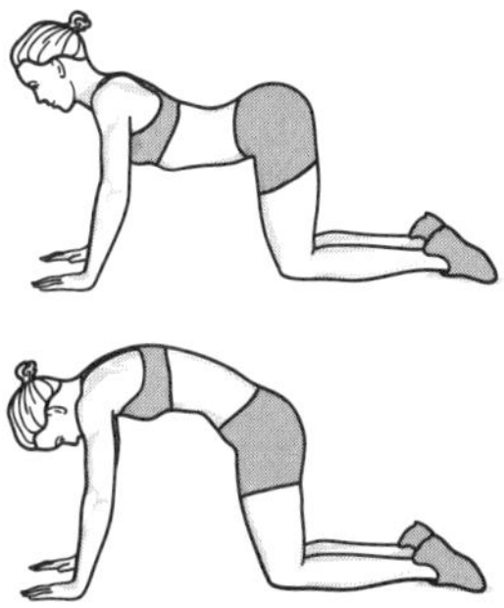

1 Pferderücken/ Katzenbuckel

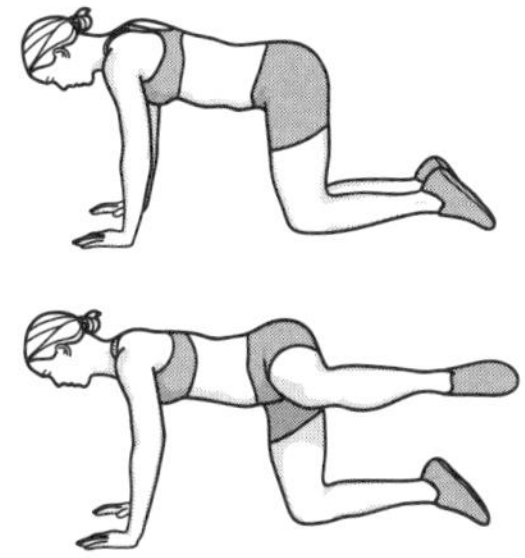

2 Hüftaußenrotation im Vierfüßlerstand

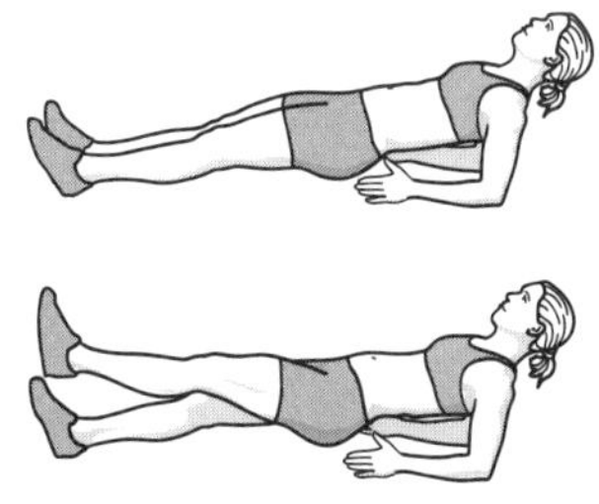

3 Unterarm-Fersen-Stütz

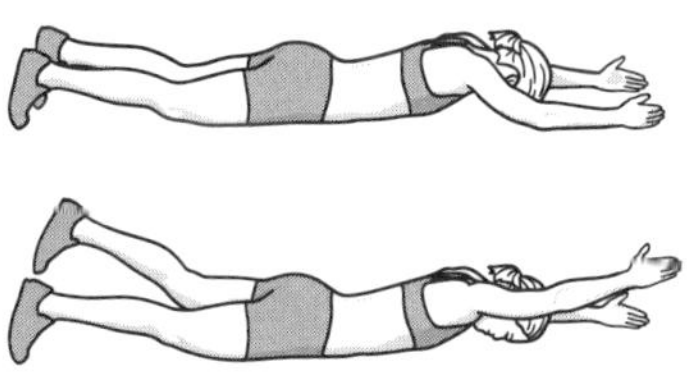

4 Diagonales Arm- und Beinheben in Bauchlage

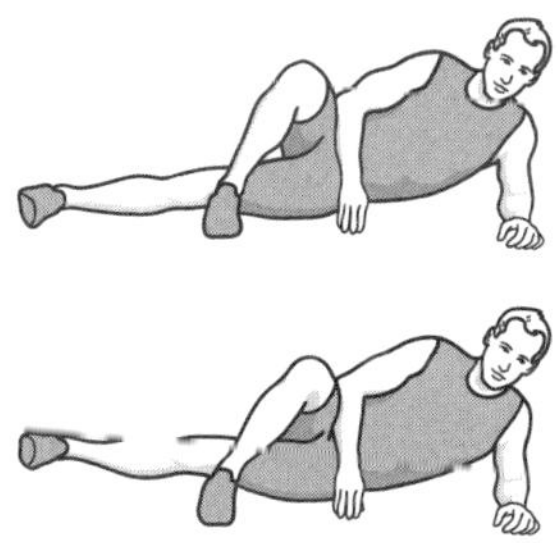

5 Beinadduktion in Seitenlage

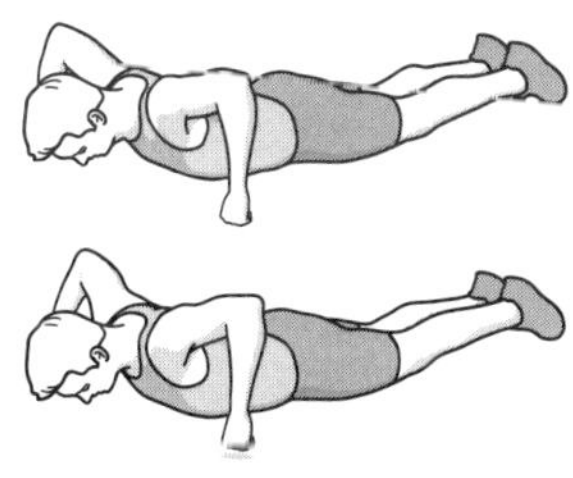

6 Reverse Flys in Bauchlage mit angewinkelten Armen

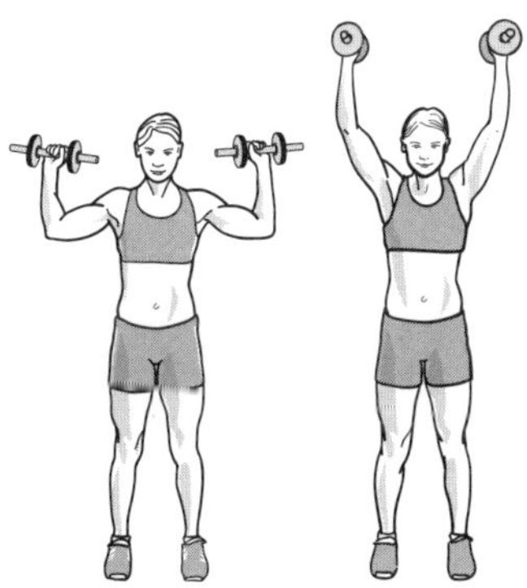

7 Schulterdrücken

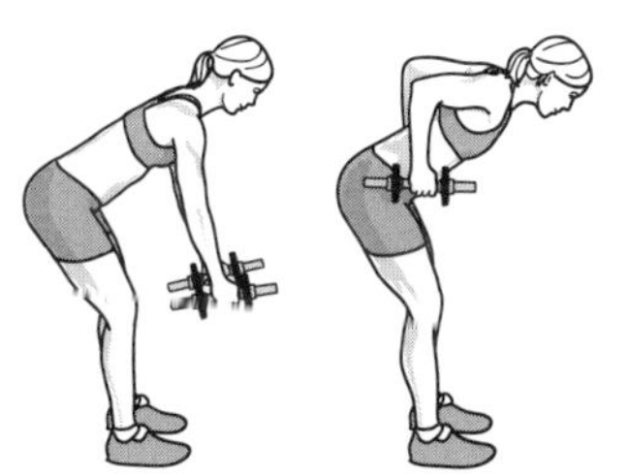

8 Vorgebeugtes Rudern

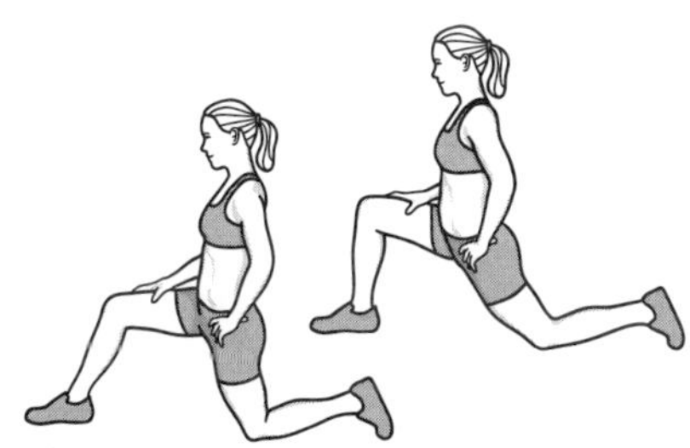

9 Dehnung Hüftbeuger

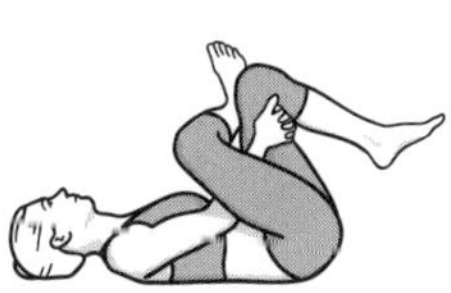

10 Dehnung äußere Hüfte und Oberschenkel

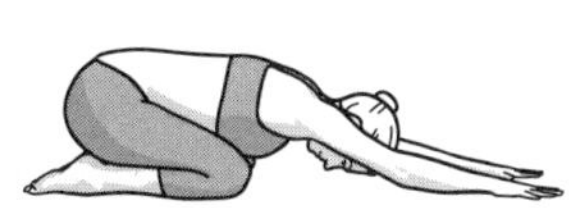

11 Dehnung unterer Rücken, Schultern und Brust

49 Rückenfreundliches Ganzkörperworkout 2

Trainingsdauer: 25 Minuten
Equipment: Gymnastikmatte, 2 Hanteln
Trainingsmethode: Satztraining

1 **2** 3

	Übungen	Belastungszeit/ Wiederholungen	Pause in Sek.	Sätze	Intensität	Seite
1	Seitliche Rumpfverschiebung im Stand	8 Wdh. pro Seite		1	1	120
2	Ellenbogenkreisen vorwärts und rückwärts	10 Wdh.		1	1	118
3	Seitliches Kniekreisen im Vierfüßlerstand	8 Wdh. pro Seite	20	2	1	121
4	Lat-Drücken in Rückenlage	6 Wdh.	20	2	2	125
5	Seitlicher Unterarmstütz auf Knie	30 Sek. pro Seite	20	2	2	126
6	Frontheben	10 Wdh.	20	2	2	131
7	Armrückheben	12 Wdh.	20	2	2	132
8	Dehnung Hüfte und Oberschenkel	30 Sek. pro Seite	20	2		140
9	Dehnung Brust- und seitliche Bauchmuskulatur	30 Sek. pro Seite	20	2		140
10	Dehnung Rücken- und Schultermuskulatur	45 Sek.	20	2		142

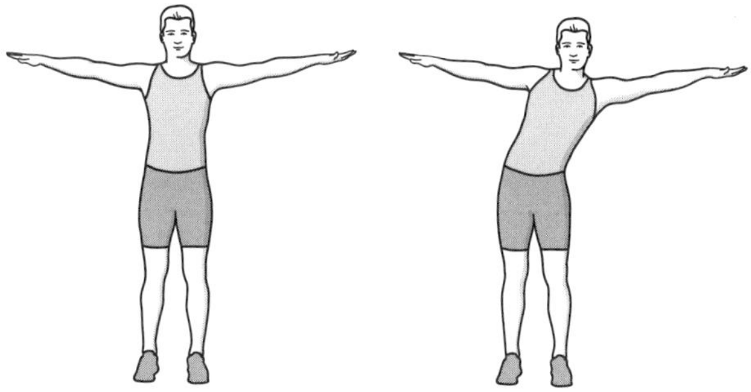

1 Seitliche Rumpfverschiebung im Stand

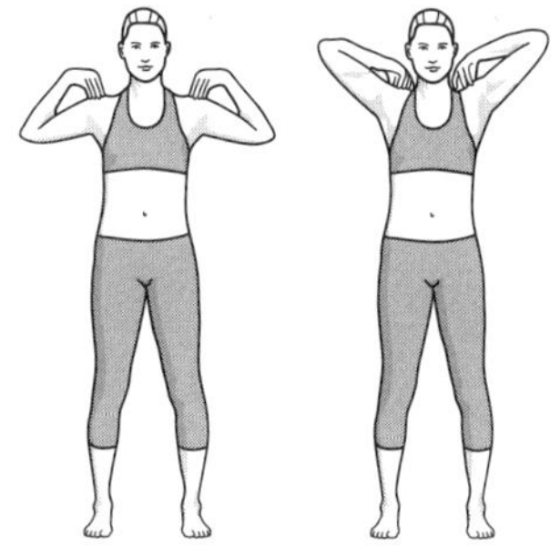

2 Ellenbogenkreisen vorwärts und rückwärts

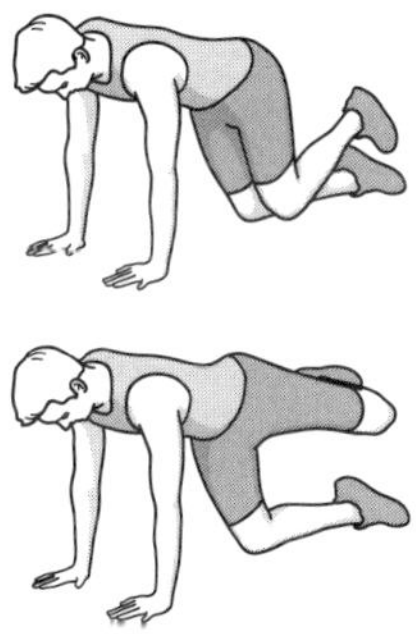

3 Seitliches Kniekreisen im Vierfüßlerstand

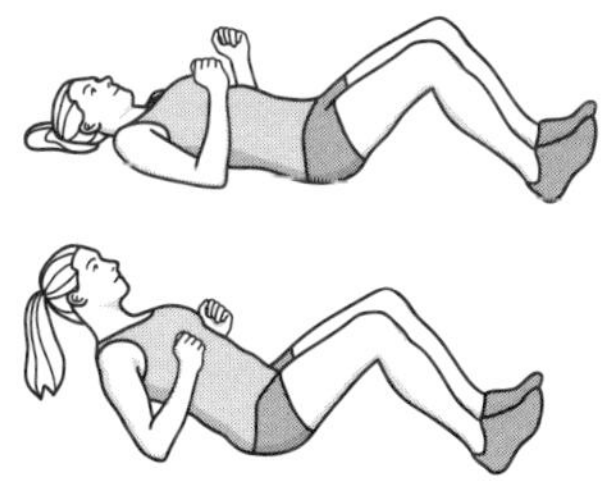

4 Lat-Drücken in Rückenlage

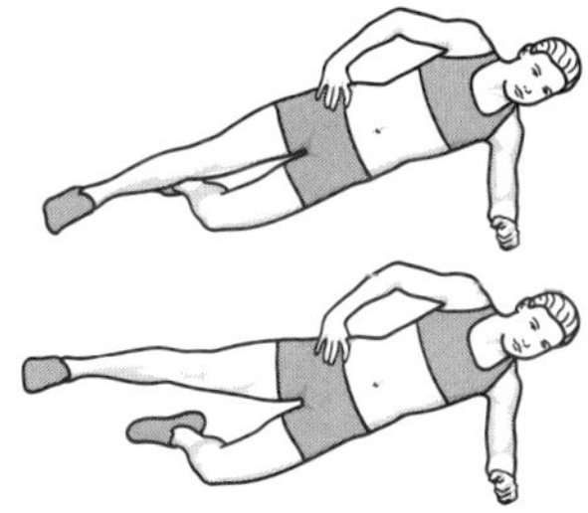

5 Seitlicher Unterarmstütz auf Knie

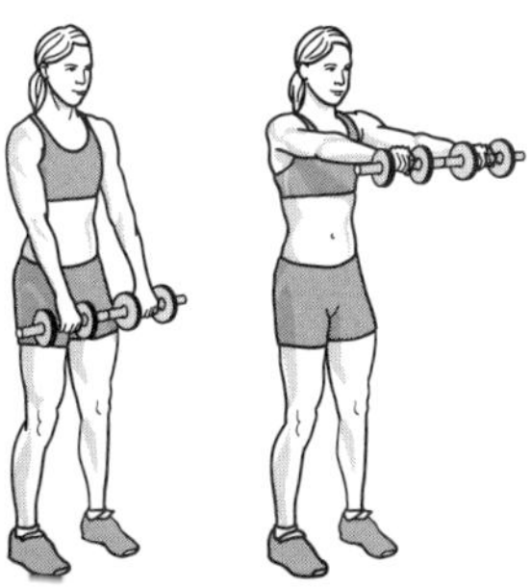

6 Frontheben

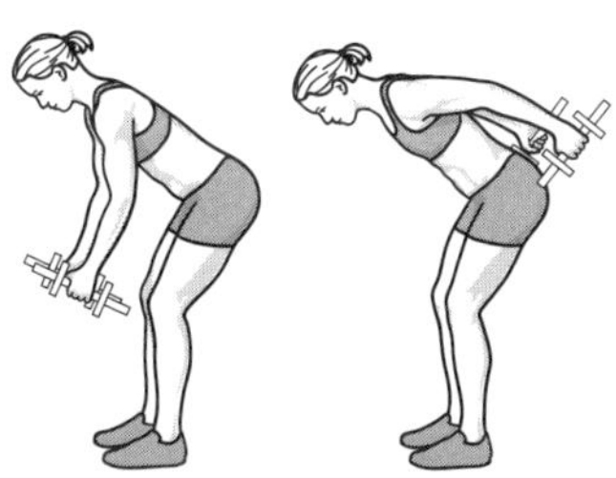

7 Armrückheben

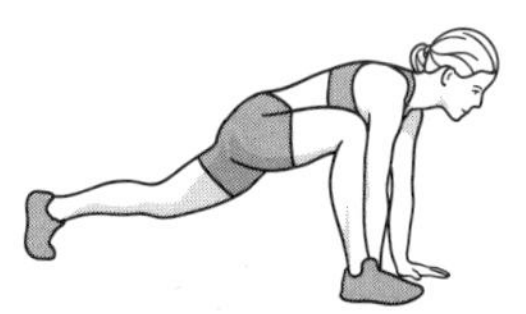

8 Dehnung Hüfte und Oberschenkel

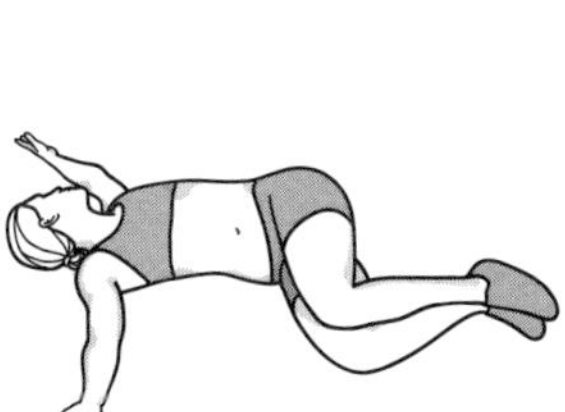

9 Dehnung Brust- und seitliche Bauchmuskulatur

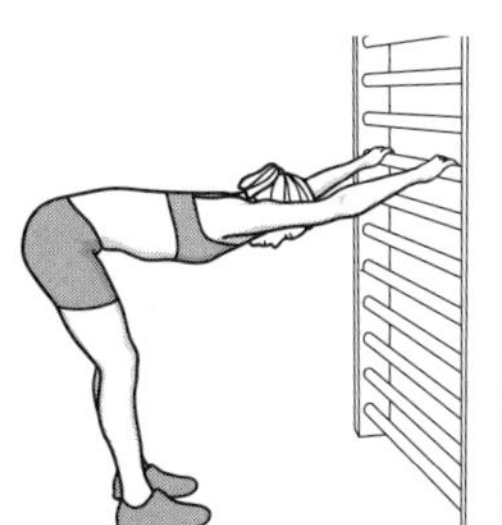

10 Dehnung Rücken- und Schultermuskulatur

50 Rückenfreundliches Ganzkörperworkout 3

1 2 **3**

Trainingsdauer: 30 Minuten
Equipment: Gymnastikmatte, Gymnastikball, 2 Hanteln
Trainingsmethode: Satztraining

	Übungen	Belastungszeit/ Wiederholungen	Pause in Sek.	Sätze	Intensität	Seite
1	Kniebeugen mit nach oben gestreckten Armen	8 Wdh.	20	2	2	122
2	Reverse Flys mit gestreckten Armen	10 Wdh.	30	2	2	134
3	Seitlicher Ballstütz	30 Sek. pro Seite	30	2	2	135
4	Wechselseitiger Überzug	30 Sek.	30	2	3	137
5	Standwaage mit zur Seite gestreckten Armen	30 Sek. pro Seite	30	2	3	130
6	Brustdrücken	60 Sek.	30	2	3	137
7	Dehnung Oberschenkelrückseiten und Waden	30 Sek. pro Seite	20	2		139
8	Dehnung Oberschenkelvorderseiten	30 Sek. pro Seite	20	2		138
9	Dehnung seitliche Gesäßmuskulatur	30 Sek. pro Seite	20	2		140
10	Dehnung Brust-, vordere Schultermuskulatur und Arme	30 Sek.	20	2		142
11	Dehnung Oberarme und Schultern	30 Sek. pro Seite	20	2		142

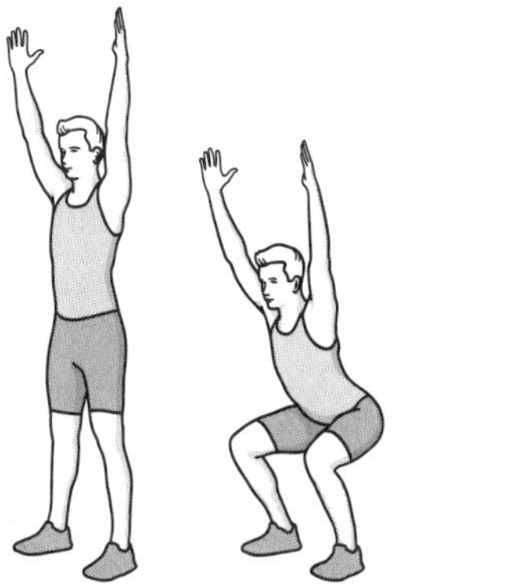

1 Kniebeugen mit nach oben gestreckten Armen

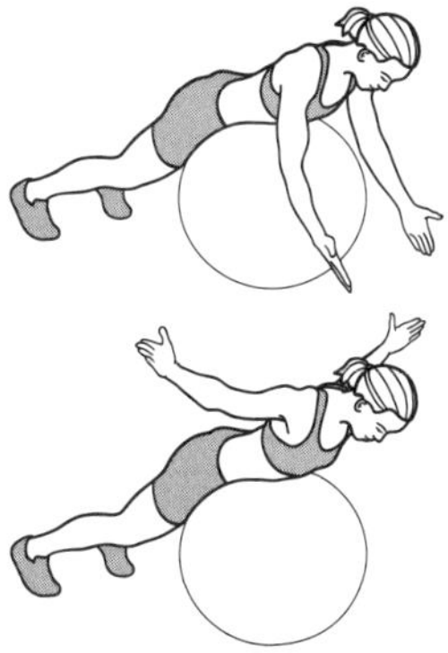

2 Reverse Flys mit gestreckten Armen

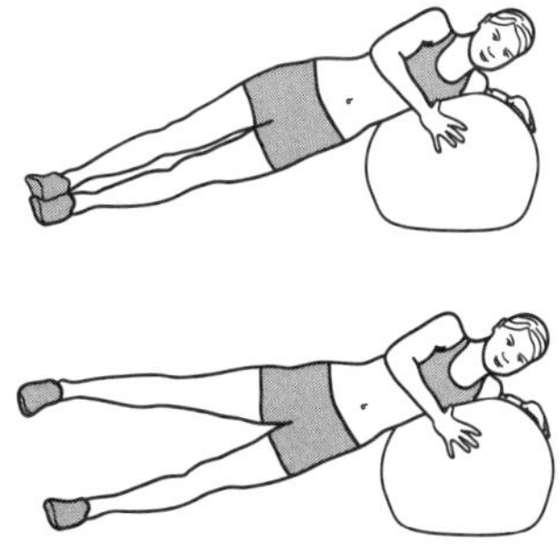

3 Seitlicher Ballstütz

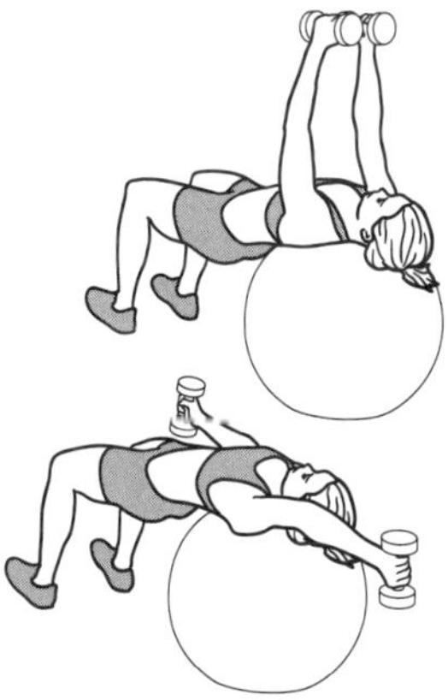

4 Wechselseitiger Überzug

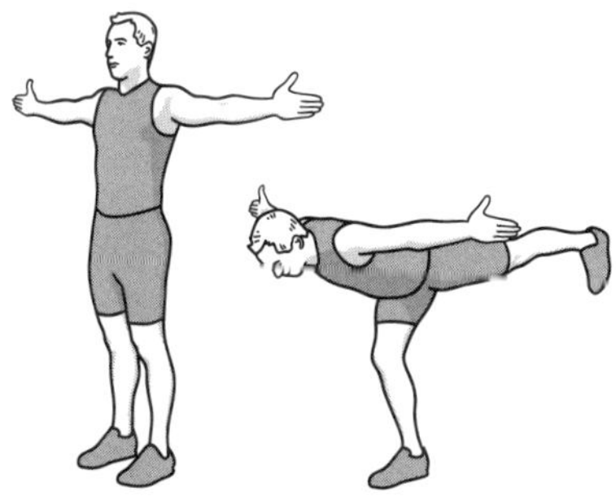

5 Standwaage mit zur Seite gestreckten Armen

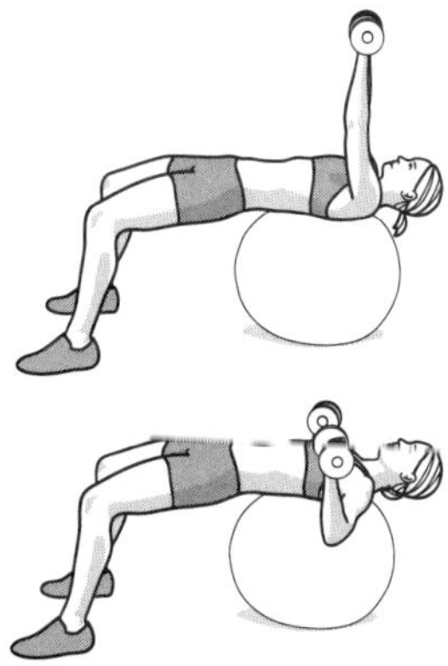

6 Brustdrücken

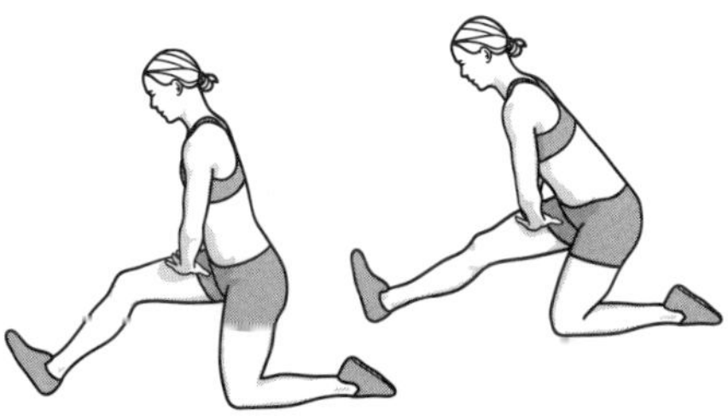

7 Dehnung Oberschenkelrückseiten und Waden

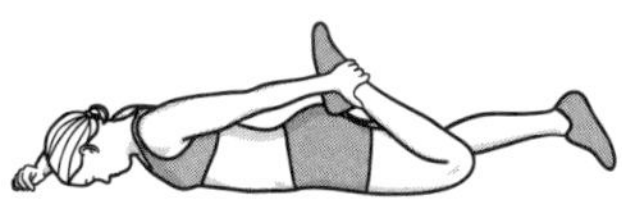

8 Dehnung Oberschenkelvorderseiten

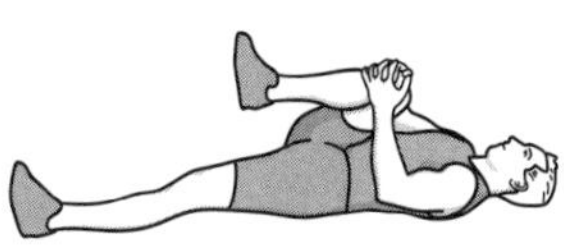

9 Dehnung seitliche Gesäßmuskulatur

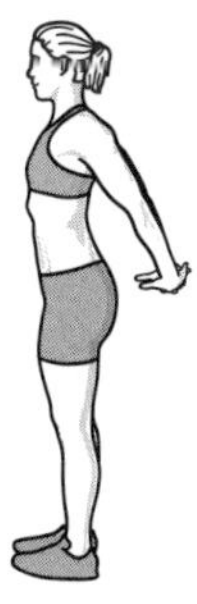

10 Dehnung Brust-, vordere Schultermuskulatur und Arme

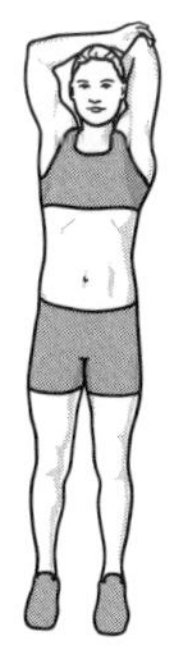

11 Dehnung Oberarme und Schultern

Die Übungen

3

Mobilisation und aktives Faszientraining

1
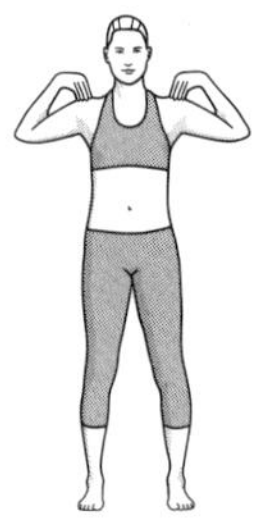

2
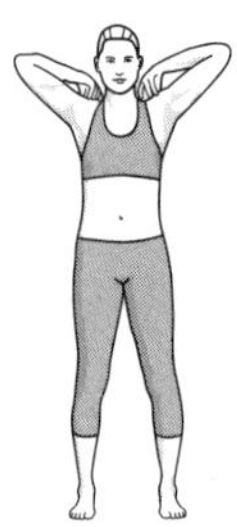

Ellenbogenkreisen vorwärts und rückwärts

1. Im aufrechten, schulterbreiten Stand die Finger auf den Schultern ablegen. Die Ellenbogen befinden sich seitlich des Körpers auf Schulterhöhe.
2. Die Ellenbogen mit einem großen Radius nach vorn kreisen und dabei dicht zusammenführen. Nach mehreren Kreisbewegungen vorwärts die Richtung wechseln und die Ellenbogen rückwärts kreisen. Dabei den Brustkorb anheben und die Ellenbogen so weit wie möglich nach hinten führen.

1
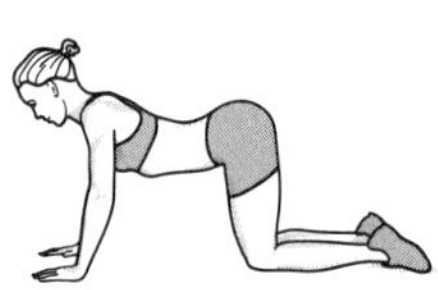

2
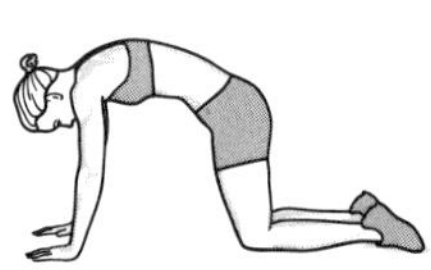

Pferderücken/Katzenbuckel

1. Im Vierfüßlerstand die Hände unter den Schultern und Knie unter den Hüften aufsetzen. Die Arme sind gestreckt, der Rücken ist gerade und der Blick zum Boden gerichtet. Beim Einatmen den Kopf zum Nacken ziehen, den Rücken durchhängen lassen und das Gesäß nach oben strecken.
2. Beim Ausatmen das Kinn zum Brustbein und den Bauchnabel zur Wirbelsäule ziehen. Gleichzeitig den Rücken nach oben runden und das Becken leicht nach vorn bewegen.

Hinweis: Mit fließenden Bewegungen zwischen Pferderücken und Katzenbuckel hin- und herwechseln.

Hüft- und Beinpendel in Rückenlage

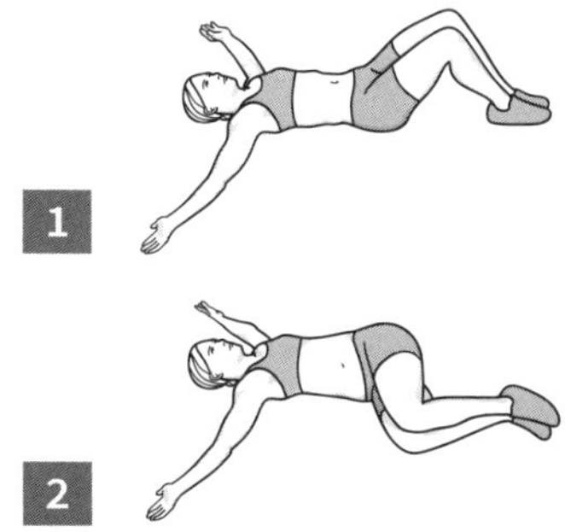

1. In der Rückenlage die Füße mit angewinkelten Beinen am Boden aufstellen und schließen. Die Arme seitlich vom Körper ausstrecken und auf dem Boden ablegen.
2. Die Beine abwechselnd zur rechten und linken Seite führen, bis sie den Boden berühren. Schultern und Rücken haben durchgängig Bodenkontakt. Die Pendelbewegungen langsam und kontrolliert ausführen.

Seitbeugen im Kreuzschritt mit Nachfedern

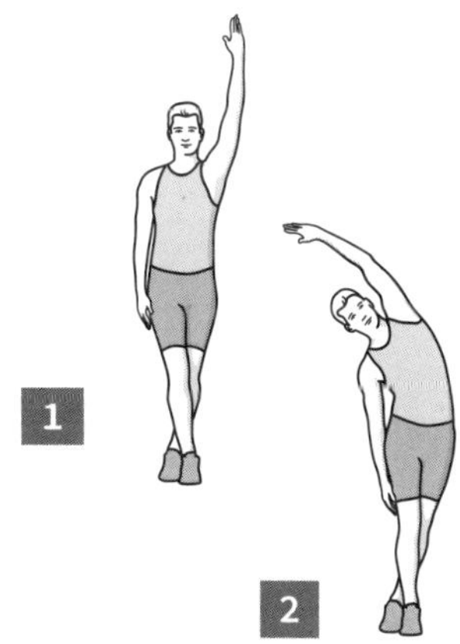

1. Im aufrechten, hüftbreiten Stand die Wirbelsäule strecken und den Blick nach vorn richten. Den linken Arm über den Kopf nach oben und den rechten Arm zum Fuß strecken. Das rechte Bein vor dem linken Bein kreuzen, Bauch- und Gesäßmuskulatur leicht anspannen.
2. Das Gewicht auf das linke Bein verlagern und den Rumpf mit dem gestreckten linken Arm so weit wie möglich über die Seite nach rechts neigen. In der Endposition der Neigung 5 Sekunden nachfedern. Den Oberkörper wieder aufrichten und die Seite wechseln.

Außenrotation im Vierfüßlerstand mit Nachfedern

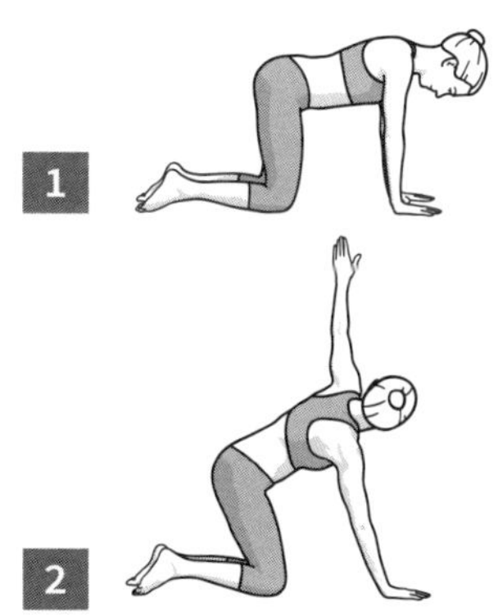

1. Im Vierfüßlerstand die Hände unter den Schultern und die Knie unter den Hüften aufsetzen. Die Arme sind gestreckt, der Rücken ist gerade und der Blick zum Boden gerichtet.
2. Die linke Hand vom Boden lösen und den gestreckten linken Arm so weit wie möglich über die Seite nach oben führen. Rumpf und Kopf folgen der Rotationsbewegung, der Blick geht nach oben zur Hand. In der Endposition den gestreckten Arm für 5 Sekunden nach rechts nachfedern. Den Arm zur Startposition zurückführen und die Seite wechseln.

Hüftaußenrotation im Vierfüßlerstand

1
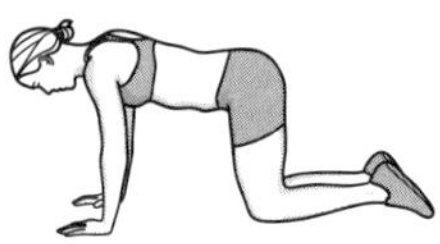
2
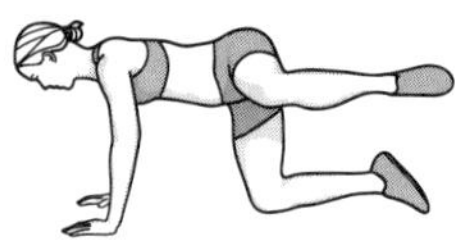

1. Im Vierfüßlerstand die Hände unter den Schultern und die Knie unter den Hüften aufsetzen. Die Arme sind gestreckt, der Rücken ist gerade und der Blick zum Boden gerichtet. Die Bauchmuskulatur ist angespannt.
2. Das linke Knie wenige Zentimeter vom Boden abheben und das angewinkelte Bein mit einer fließenden Bewegung seitlich nach oben führen, bis es fast parallel zum Boden zeigt. Dann das Bein kontrolliert absenken, ohne es am Boden aufzusetzen, und die nächste Rotationsbewegung einleiten.

Seitliche Rumpfverschiebung im Stand

1
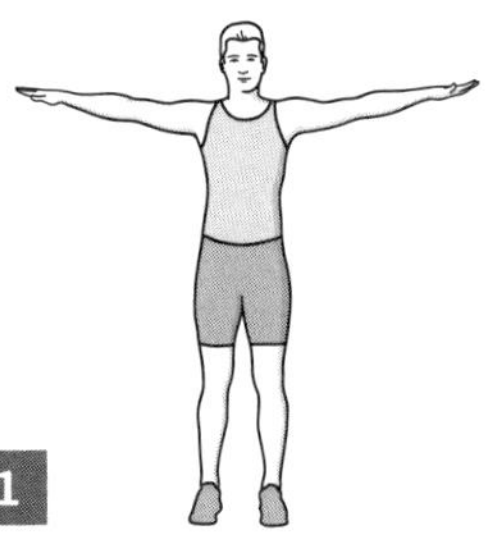
2
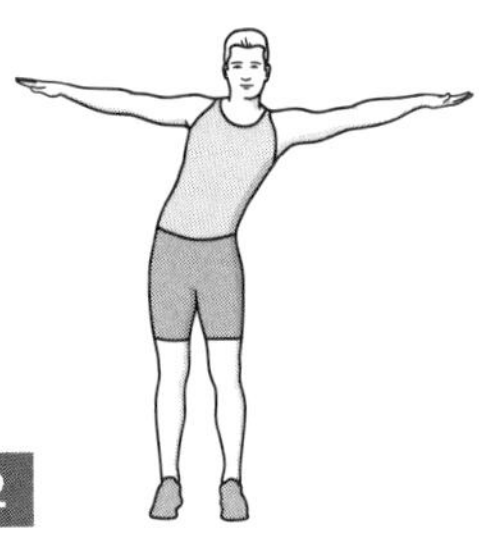

1. Im aufrechten, schulterbreiten Stand die Arme seitlich auf Schulterhöhe ausstrecken, die Handflächen zeigen nach oben.
2. Den Rumpf abwechselnd zur rechten und linken Seite verschieben. Die Hüften bleiben nach vorn gerichtet und möglichst stabil. Schultern und Arme sind in einer nahezu waagrechten Position.

Schultern öffnen und schließen im Stand

1
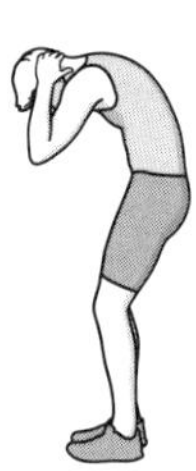
2
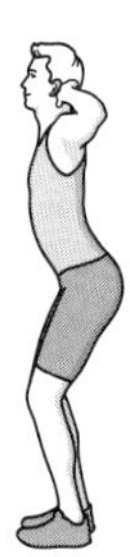

1. Im aufrechten, hüftbreiten Stand die Arme anwinkeln und die Hände seitlich am Kopf mit den Fingerspitzen anlegen. Die Knie sind ganz leicht gebeugt. Den Oberkörper im Bereich Brust- und Halswirbelsäule langsam nach vorn einrollen, ohne ihn nach vorn zu neigen. Kopf und Ellenbogen fließen in die Bewegung ein, das Kinn wandert zur Brust.
2. Den Oberkörper wieder aufrollen, dabei die Ellenbogen seitlich nach hinten ziehen und das Kinn leicht anheben. Den Bauch anspannen, um eine übermäßige Hohlkreuzbildung zu vermeiden.

Seitliches Kniekreisen im Vierfüßlerstand

1. Im Vierfüßlerstand die Hände unter den Schultern und die Knie unter den Hüften aufsetzen. Die Arme sind gestreckt, der Rücken ist gerade und der Blick zum Boden gerichtet. Die Bauchmuskulatur ist angespannt.
2. Das rechte Bein vom Boden abheben und das Knie seitlich nach außen führen, bis es sich neben der Hüfte befindet. Mit dem Knie Kreisbewegungen nach vorn ausführen und diese mit jeder weiteren Drehung vergrößern.

1
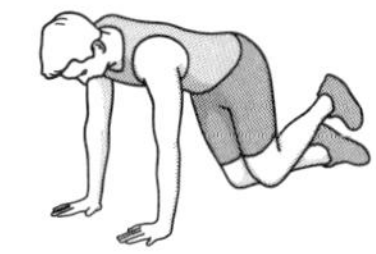

2
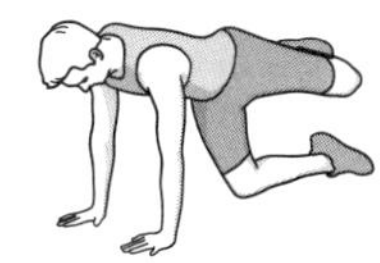

Rotation im Ausfallschritt

1. Einen aufrechten, hüftbreiten Stand einnehmen, den Rücken strecken und die Bauchmuskeln aktivieren.
2. Mit dem linken Bein einen großen Ausfallschritt nach hinten ausführen und das vordere rechte Bein um circa 90 Grad beugen. Dann den Oberkörper zur rechten Seite rotieren und dabei den rechten Arm auf Schulterhöhe so weit wie möglich nach hinten ziehen. Die linke Hand wandert zum rechten Oberschenkel. Nun wieder in den Stand drücken und auf derselben Seite wiederholen. Nach mehreren Wiederholungen die Seite wechseln.

1
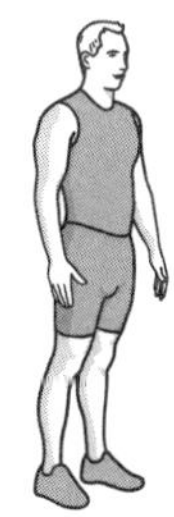

2
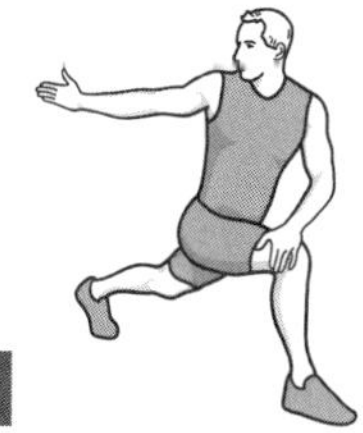

Innenrotation im Vierfüßlerstand mit Nachfedern

1. Im Vierfüßlerstand die Hände unter den Schultern und die Knie unter den Hüften aufsetzen. Die Arme sind gestreckt, der Rücken ist gerade und der Blick zum Boden gerichtet.
2. Die linke Hand vom Boden lösen und den linken Arm unterhalb der Brust so weit wie möglich zur rechten Seite führen. Rumpf und Kopf folgen der Rotationsbewegung. In der Endposition den gestreckten Arm für 5 Sekunden nach rechts nachfedern. Dann Arm und Rumpf zur Ausgangsposition zurückführen und die Seite wechseln.

1
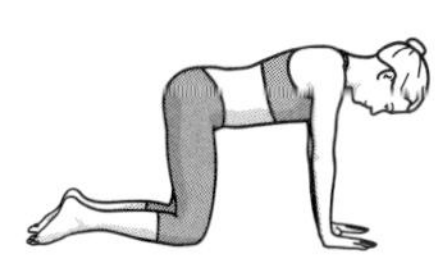

2
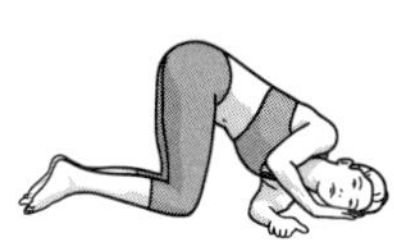

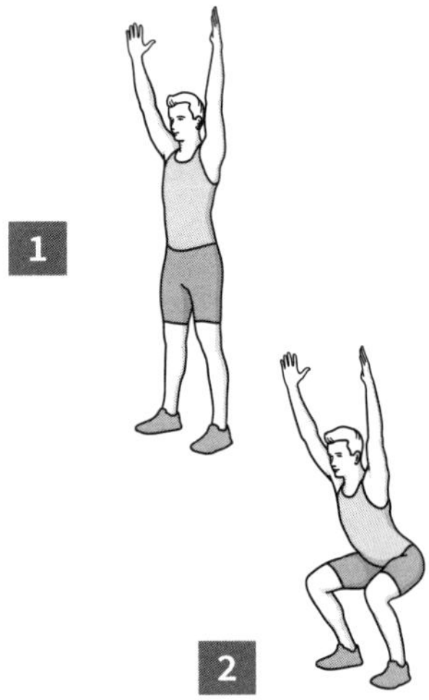

Kniebeugen mit nach oben gestreckten Armen

1. Einen aufrechten, schulterbreiten Stand einnehmen, den Rücken strecken, die Körpermitte anspannen. Die Fußspitzen zeigen nach vorn und leicht nach außen. Die Arme über den Kopf strecken, die Handflächen zeigen zueinander.
2. Die Knie beugen, den Oberkörper leicht nach vorn neigen und die Hüften nach unten und hinten schieben. Die Knie bleiben hinter den Fußspitzen und die Arme gestreckt. Der Nacken ist lang und der Oberkörper gerade.

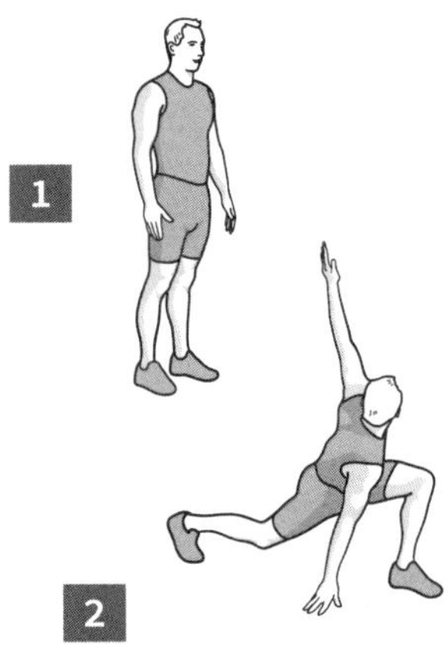

Ausfallschritt mit T-Rotation

1. Einen aufrechten, hüftbreiten Stand einnehmen, den Rücken strecken und die Bauchmuskeln anspannen.
2. Mit dem linken Bein einen Ausfallschritt nach vorn machen und das Knie um 90 Grad beugen. Das rechte Bein ist gestreckt und auf den Zehenspitzen aufgestellt. Die Hände rechts neben dem linken Fuß am Boden abstützen. Den Rumpf linksseitig aufdrehen und den linken Arm nach oben führen, bis er senkrecht nach oben zeigt. Der Blick geht zur Hand. Die Position kurz halten. Dann wieder nach unten eindrehen, in den Stand drücken und die Seite wechseln.

Rücken- und Ganzkörpertraining ohne Geräte

Beinrückheben mit angewinkeltem Bein

1. Im Vierfüßlerstand die Hände unter den Schultern und die Knie unter den Hüften aufsetzen. Die Arme sind gestreckt, der Rücken ist gerade und der Blick zum Boden gerichtet.
2. Die Gesäß- und Bauchmuskulatur anspannen, ein Bein vom Boden abheben und um 90 Grad anwinkeln. Das Knie des angewinkelten Beins bis kurz vor dem Boden absenken und wieder anheben.

1

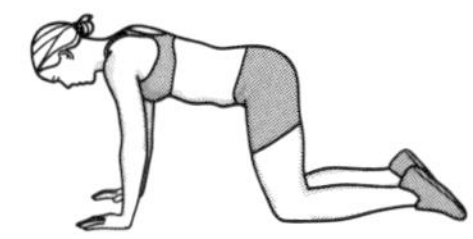

2

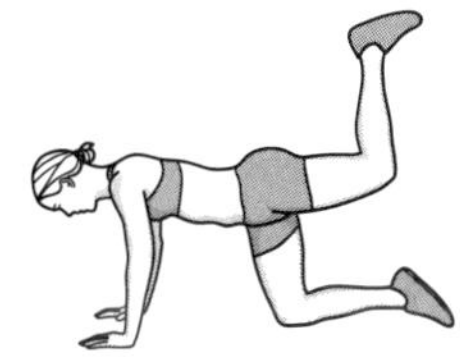

Armheben im Knie-Hand-Stütz

1. Im Vierfüßlerstand die Hände unter den Schultern und die Knie unter den Hüften aufsetzen. Die Arme sind gestreckt, der Rücken ist gerade und der Blick zum Boden gerichtet. Die Knie hinter die Hüften schieben, bis die Oberschenkel um circa 45 Grad geneigt sind.
2. Wechselseitig einen Arm anheben und in Verlängerung zum Oberkörper nach vorn strecken. Die Streckposition kurz halten, dann die Seite wechseln.

1

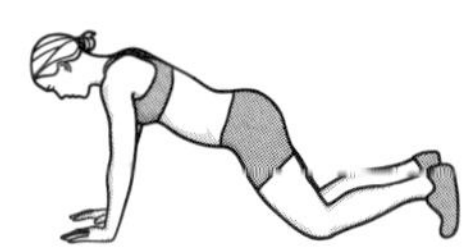

2

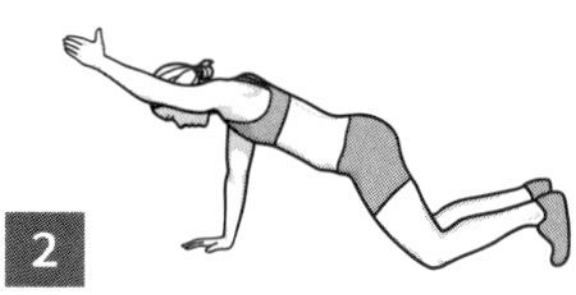

Beinrückheben mit gestrecktem Bein

1. Im Vierfüßlerstand die Hände unter den Schultern und die Knie unter den Hüften aufsetzen. Die Arme sind gestreckt, der Rücken ist gerade und der Blick zum Boden gerichtet.
2. Die Gesäß- und Bauchmuskulatur anspannen und ein Bein in Verlängerung zum Oberkörper nach hinten ausstrecken. Mit dem gestreckten Bein dynamische Auf- und Abwärtsbewegungen über eine kurze Distanz von circa 20 bis 30 Zentimetern ausführen.

1

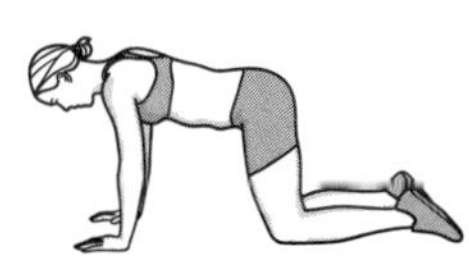

2

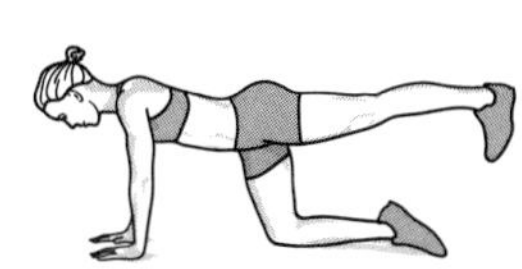

MOBILISATION UND AKTIVES FASZIENTRAINING
RÜCKEN- UND GANZKÖRPERTRAINING OHNE GERÄTE
ÜBUNGEN MIT KURZHANTELN FÜR DEN OBERKÖRPER
ÜBUNGEN MIT DEM GYMNASTIKBALL FÜR DIE RUMPFSTABILITÄT
ÜBUNGEN MIT KURZHANTELN AUF DEM GYMNASTIKBALL
DEHNÜBUNGEN ZUR MUSKELENTSPANNUNG

Diagonale Streckung im Vierfüßlerstand mit Zusammenziehen

1

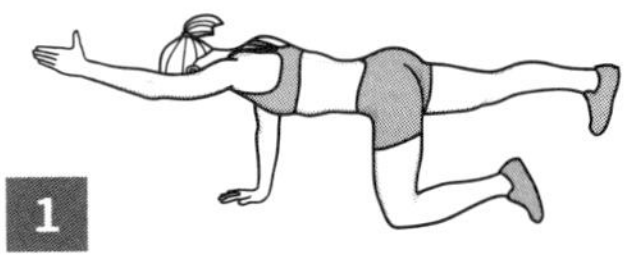

2

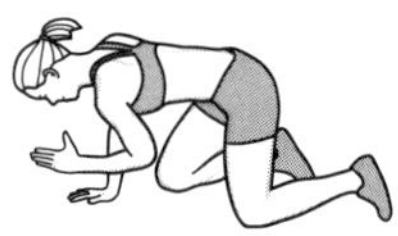

1. Im Vierfüßlerstand die Hände unter den Schultern und die Knie unter den Hüften aufsetzen. Die Arme sind gestreckt, der Rücken ist gerade und der Blick zum Boden gerichtet. Die Gesäßmuskulatur anspannen und das rechte Bein in Verlängerung zum Oberkörper nach hinten ausstrecken. Den linken Arm nach vorn ausstrecken. Arm, Rücken und Bein bilden eine Linie. Die Position kurz halten.
2. Rechtes Knie und linken Ellenbogen unter dem Bauch zusammenziehen, die Position kurz halten, dann Arm und Bein wieder strecken.

Dynamische Schulterbrücke

1

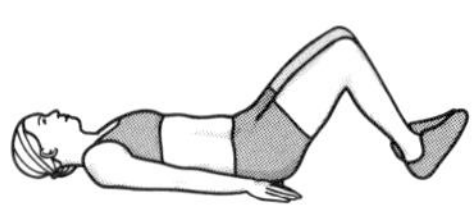

2

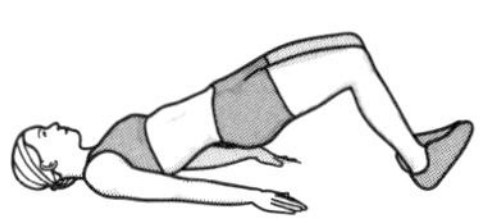

1. In der Rückenlage die Beine in einem Winkel von 90 Grad am Boden aufstellen, die Fersen in den Boden drücken und die Fußspitzen nach oben ziehen. Die Arme seitlich der Hüften am Boden ablegen.
2. Gesäß- und Bauchmuskulatur anspannen und das Becken anheben, bis der Körper von den Knien bis zu den Schultern eine gerade abfallende Linie bildet. Die Position kurz halten. Becken langsam wieder absenken, die Abwärtsbewegung kurz vor dem Boden stoppen, Becken erneut anheben.

Einbeinige Schulterbrücke

1

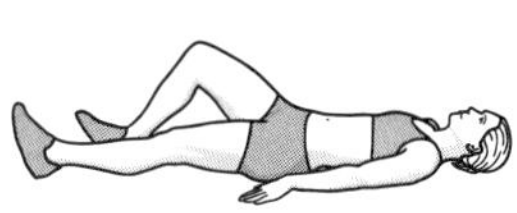

2

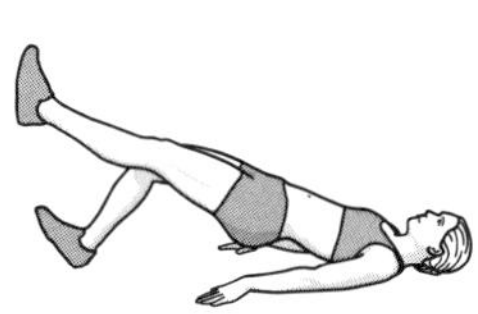

1. In der Rückenlage das rechte Bein in einem Winkel von 90 Grad am Boden aufstellen, die Ferse in den Boden drücken und die Fußspitze nach oben ziehen. Das linke Bein strecken und einige Zentimeter vom Boden abheben. Die Arme seitlich der Hüften am Boden ablegen, die Handflächen zeigen nach unten.
2. Gesäß- und Bauchmuskulatur anspannen. Becken und gestrecktes linkes Bein vom Boden abheben und den Rumpf stabilisieren. Die Oberschenkel laufen parallel, das gestreckte Bein und der Oberkörper bilden eine Linie. Die Position kurz halten. Becken und Bein kontrolliert absenken, die Abwärtsbewegung kurz vor dem Boden stoppen und erneut anheben.

Lat-Drücken in Rückenlage

1. In der Rückenlage die Beine um circa 90 Grad anwinkeln, die Fersen in den Boden drücken und die Fußspitzen anheben. Die Oberarme neben dem Oberkörper ablegen und anwinkeln. Die Unterarme stehen senkrecht.
2. Die Oberarme fest in den Boden pressen und den Oberkörper mit Armkraft so weit wie möglich nach oben drücken. Das Gesäß bleibt am Boden, der Nacken ist gestreckt. Dann langsam wieder absenken, ohne den Rücken am Boden abzulegen, und die nächste Wiederholung einleiten.

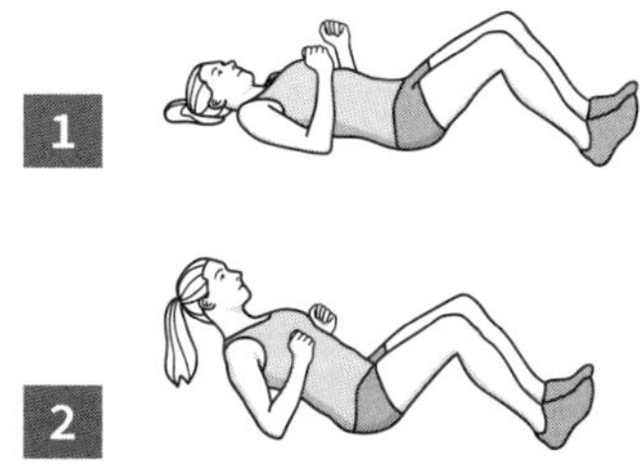

Beinpendel in Seitenlage

1. In der Seitenlage den unteren Arm strecken, den Kopf auf dem Arm ablegen und die Hand des oberen Arms in Brusthöhe am Boden abstützen. Die Beine sind gestreckt und liegen übereinander.
2. Die Körpermitte anspannen, das obere Bein leicht abspreizen und so weit wie möglich gestreckt nach hinten führen.
3. Die Bewegung umkehren und das Bein gestreckt nach vorn führen. Auf eine kontrollierte Bewegungsausführung ohne Schwung achten.

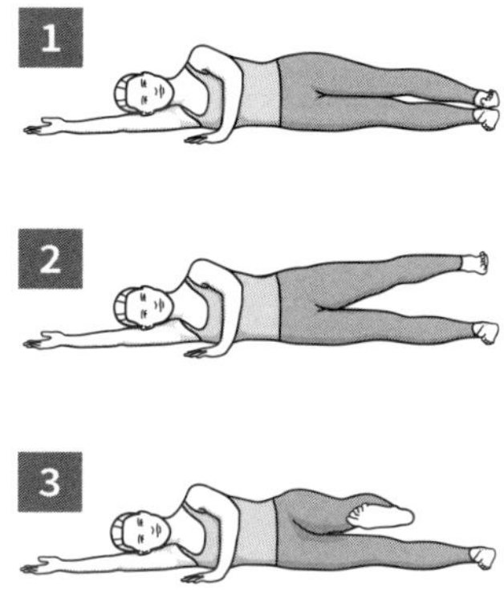

Beinheben in Seitenlage

1. In der Seitenlage den unteren Arm strecken, den Kopf auf dem Arm ablegen und die Hand des oberen Arms in Brusthöhe am Boden abstützen. Die Beine liegen gestreckt übereinander.
2. Die Körpermitte anspannen und beide Beine vom Boden abheben. Die gestreckten Beine mit geschlossenen Füßen kontrolliert auf und ab bewegen, ohne sie am Boden abzulegen.

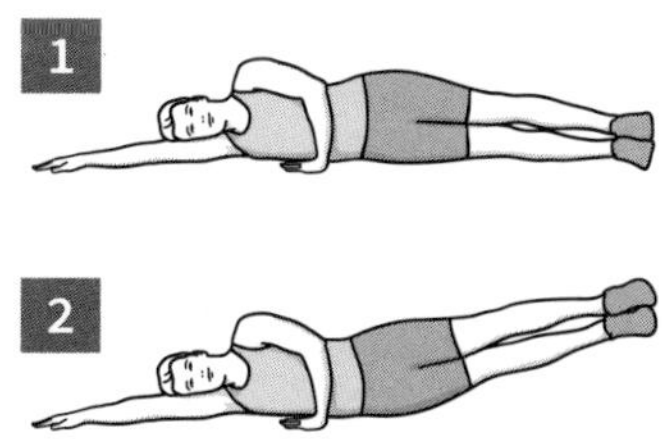

1
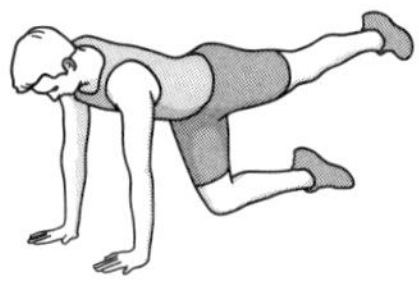

2
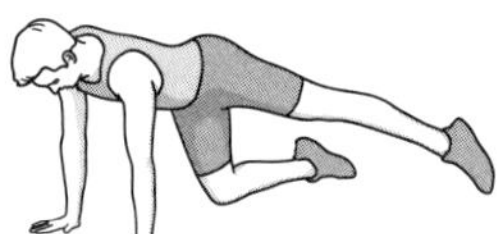

3
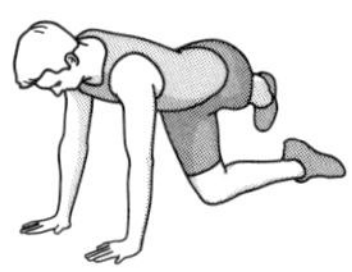

Beinkreuzen im Vierfüßlerstand

1. Im Vierfüßlerstand die Gesäß- und Bauchmuskulatur anspannen und das linke Bein in Verlängerung des Oberkörpers nach hinten ausstrecken.
2. Das gestreckte linke Bein so weit wie möglich nach links außen führen und mit der Fußspitze am Boden auftippen.
3. Dann das Bein zur Mitte bewegen, um es anschließend über dem rechten Bein so weit wie möglich zur rechten Seite zu führen. Erneut mit der Fußspitze am Boden auftippen.

1
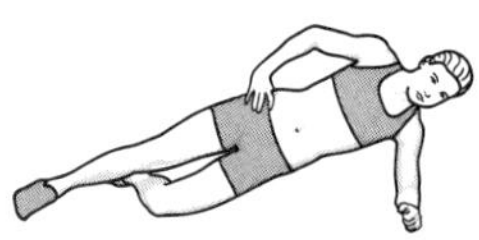

2
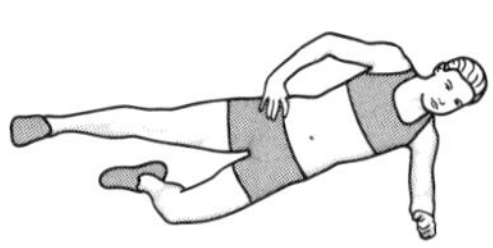

Seitlicher Unterarmstütz auf Knie

1. In der Seitenlage den unteren Arm anwinkeln und den Ellenbogen unterhalb der Schulter platzieren. Das untere Bein um 90 Grad anwinkeln, die Oberschenkel laufen parallel. Die Körpermitte anspannen und die Hüfte vom Boden abheben.
2. Das obere Bein so weit anheben, bis es waagrecht zum Boden zeigt, und die Position halten.

Tipp: Zur Intensivierung der Übung das obere Bein dynamisch auf und ab bewegen.

1
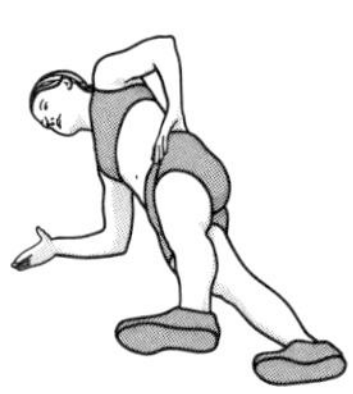

2
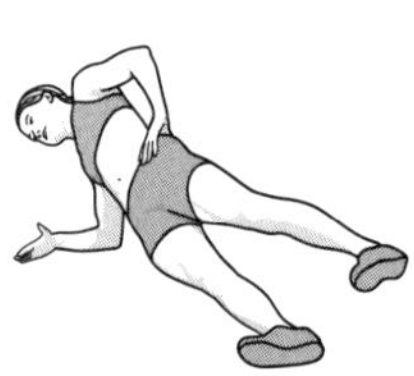

Seitstütz mit Beinpendel

1. In der Seitenlage den unteren Arm anwinkeln und den Ellenbogen unterhalb der Schulter platzieren, die Beine strecken und übereinanderlegen. Die Hand des oberen Arms in der Hüfte aufsetzen. Den Rumpf maximal anspannen, die Hüfte vom Boden abheben und das obere Bein leicht abspreizen.
2. Das Bein gestreckt vor den Körper, zur Mitte und hinter den Körper führen. An jedem Punkt die Bewegung kurz stoppen. Die Pendelbewegung langsam und ohne Schwung ausführen.

Unterarm-Fersen-Stütz

1. In der Rückenlage die Beine ausstrecken, die Ellenbogen unterhalb der Schultern platzieren und die Unterarme körpernah am Boden aufstützen. Die Füße liegen dicht beieinander, die Fersen sind aufgestellt. Die Körpermitte anspannen und das Gesäß vom Boden abheben, bis Oberkörper und Beine eine Linie bilden. Das Kinn leicht zur Brust ziehen und die Position halten.
2. Zur Intensivierung der Übung ein Bein vom Boden abheben, einige Sekunden halten, wieder absenken und mit dem anderen Bein wiederholen.

1
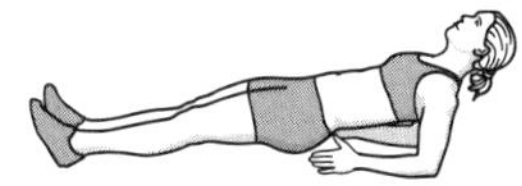

2
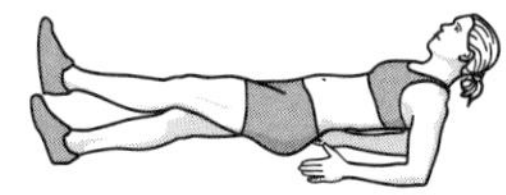

Beinadduktion in Seitenlage

1. In Seitenlage den Oberkörper auf dem Unterarm abstützen, das untere Bein in Verlängerung zum Rumpf ausstrecken und die Fußspitze zum Bein ziehen. Das obere Bein beugen und den Fuß vor dem unteren Bein am Boden aufsetzen. Die Hand des oberen Arms vor dem Körper aufstützen.
2. Das untere Bein so weit wie möglich nach oben anheben und wieder absenken, ohne es am Boden abzulegen, erneut anheben. Kontrollierte Bewegungsausführung ohne Schwung.

Tipp: Den Kopf mit der Hand vom unteren Arm abstützen.

1
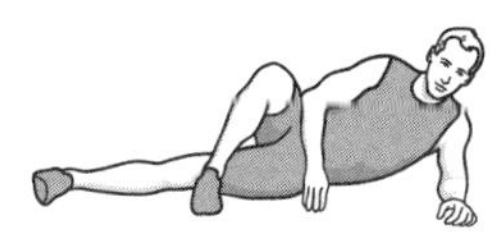

2
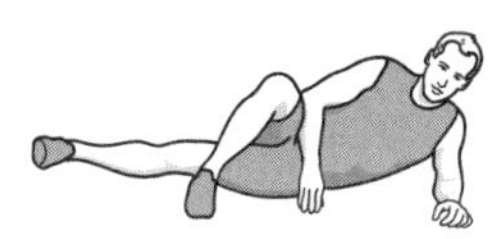

Scheibenwischer mit angewinkelten Beinen

1. In der Rückenlage die Beine vom Boden anheben und die Knie um 90 Grad beugen. Die Oberschenkel zeigen senkrecht zum Boden. Die Arme seitlich auf Schulterhöhe ausstrecken, die Handflächen zeigen zum Boden.
2. Die Bauchmuskulatur anspannen, die Beine schließen und zu einer Seite absenken, ohne sie am Boden abzulegen. Die Position am tiefsten Punkt kurz halten. Dann die Beine über die Startposition zur anderen Seite führen. Arme und Schultern haben durchgehend Bodenkontakt.

1
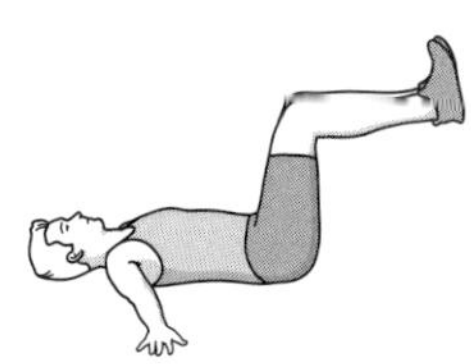

2
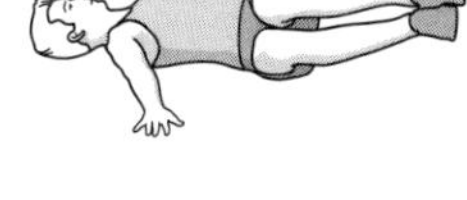

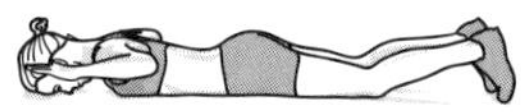

1

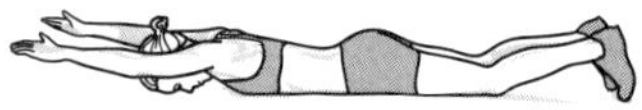

2

Rudern in Bauchlage

1. In der Bauchlage die Beine leicht öffnen und die Fußspitzen in den Boden drücken. Die Arme um 90 Grad anwinkeln, die Handflächen zeigen zum Boden. Die Rumpf-, Gesäß- und Beinmuskulatur anspannen und den Oberkörper und Kopf einige Zentimeter vom Boden abheben. Der Blick ist zum Boden gerichtet.
2. Die Arme gleichzeitig kontrolliert über Kopf nach vorn strecken und anschließend wieder beugen. Den Nacken immer gestreckt halten.

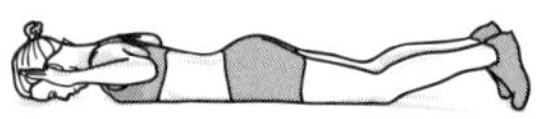

1

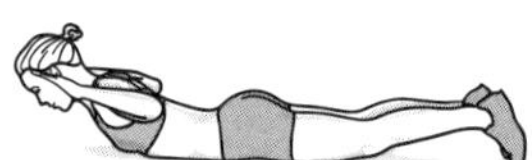

2

Rumpfheben in Bauchlage

1. In der Bauchlage die Beine leicht öffnen und die Fußspitzen in den Boden drücken. Die Arme um 90 Grad anwinkeln, die Handflächen zeigen zum Boden. Den Kopf leicht anheben und den Blick zum Boden richten.
2. Die Rumpf-, Gesäß- und Beinmuskulatur anspannen, den Oberkörper kontrolliert anheben und gleichzeitig die Schulterblätter zur Wirbelsäule ziehen. Der Blick bleibt zum Boden gerichtet. Die Position für 1 bis 2 Sekunden halten. Den Oberkörper langsam bis knapp über den Boden absenken und wieder anheben.

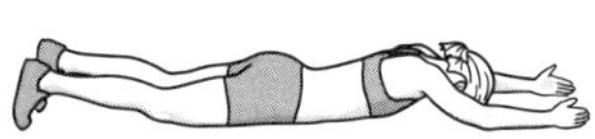

1

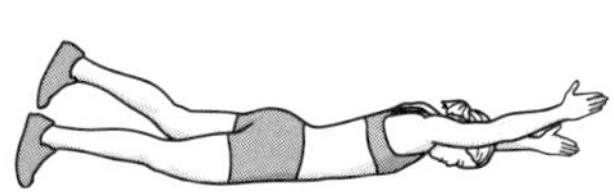

2

Diagonales Arm- und Beinheben in Bauchlage

1. In der Bauchlage die Arme über den Kopf strecken, die Beine hüftbreit öffnen und die Fußspitzen aufstellen. Den Kopf leicht anheben und den Blick zum Boden richten.
2. Die Rumpf- und Gesäßmuskulatur anspannen und den rechten Arm samt Schulter und das linke Bein gestreckt vom Boden abheben. Bein und Arm wieder zum Boden führen, ohne sie abzulegen, und das Anheben wiederholen.

Reverse Flys in Bauchlage mit angewinkelten Armen

1. In der Bauchlage die Fußspitzen am Boden aufstellen, die Arme seitlich vom Körper auf Schulterhöhe um 90 Grad anwinkeln und die Fäuste am Boden aufsetzen. Die Unterarme stehen senkrecht, die Handfläche nach außen drehen. Den Kopf leicht anheben, den Blick zum Boden richten.
2. Die Fäuste vom Boden abheben und die Schulterblätter so dicht wie möglich zur Wirbelsäule ziehen. Die Position 5 bis 10 Sekunden halten. Die Fäuste wieder auf dem Boden aufsetzen und nach circa 3 Sekunden die nächste Wiederholung einleiten.

1

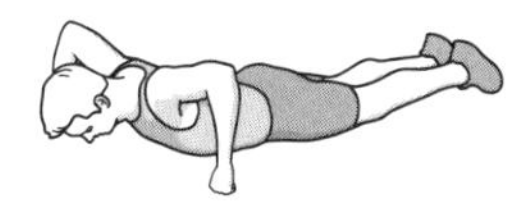

2

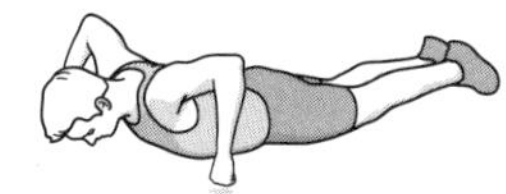

Oberkörperrotation in Bauchlage

1. In der Bauchlage die Beine leicht öffnen und die Fußspitzen in den Boden drücken. Die Arme anwinkeln und die Hände seitlich am Kopf mit den Fingerspitzen anlegen. Die Körpermitte anspannen, den Oberkörper leicht anheben und nach links ziehen.
2. Anschließend den Oberkörper über die Mitte zur rechten Seite bewegen. Den Nacken immer gestreckt halten und den Blick zum Boden richten.

1

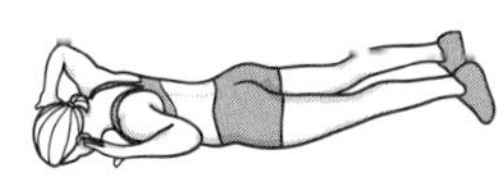

2

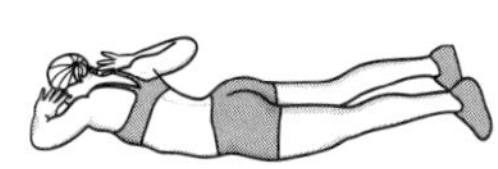

Rumpfrotation im Ausfallschritt mit gestreckten Armen

1. Einen aufrechten, hüftbreiten Stand einnehmen, den Rücken strecken und die Bauchmuskeln aktivieren. Mit dem rechten Bein einen großen Ausfallschritt nach vorn machen und die Arme seitlich auf Schulterhöhe ausstrecken. Die Handflächen zeigen nach vorn.
2. In der Schrittstellung beide Knie circa 90 Grad beugen und gleichzeitig Oberkörper und Arme zur rechten Seite eindrehen. Das hintere Knie nicht am Boden aufsetzen. Nun wieder in den Stand drücken, den Oberkörper zur Mitte drehen, die Schrittstellung beibehalten und auf derselben Seite wiederholen. Nach mehreren Wiederholungen die Seite wechseln.

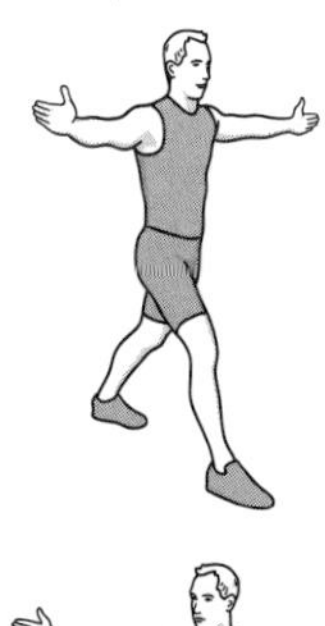

1

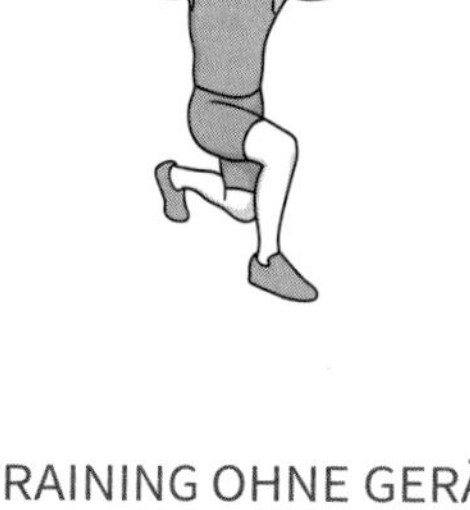

2

1

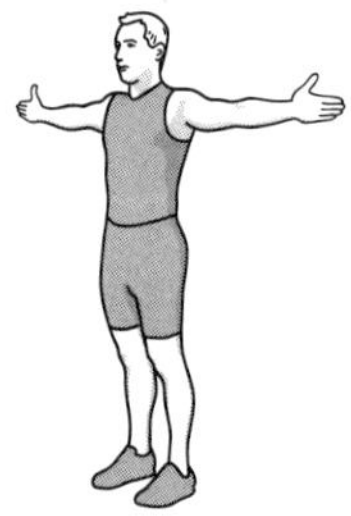

2

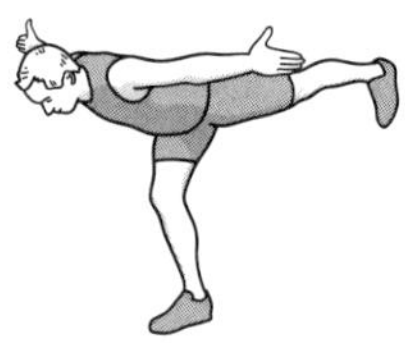

Standwaage mit zur Seite gestreckten Armen

1. Einen aufrechten, hüftbreiten Stand einnehmen, den Rücken strecken und die Bauchmuskeln anspannen. Die Arme seitlich auf Schulterhöhe ausstrecken.
2. Die Hüften beugen, den Oberkörper nach vorn neigen und das linke Bein gestreckt nach hinten führen. Das Standbein ist leicht gebeugt, Oberkörper und linkes Bein bilden eine Linie und zeigen fast waagrecht zum Boden. Der Blick ist nach unten gerichtet, die Position halten.

Tipp: Zur Intensivierung der Übung mit den gestreckten Armen schnelle Vor- und Zurückbewegungen über eine kurze Distanz von circa 20 Zentimetern ausführen.

Übungen mit Kurzhanteln für den Oberkörper

Schulterdrücken

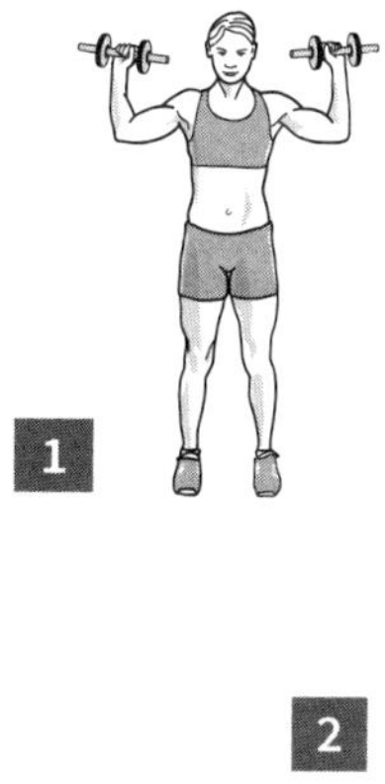

1. Im aufrechten, schulterbreiten Stand die Arme seitlich auf Brust- bis Schulterhöhe anwinkeln. Die Handflächen zeigen nach vorn, die Handgelenke sind gerade. Die Körpermitte anspannen, die Knie leicht beugen und die Schultern tief halten.
2. Die Hände kontrolliert nach oben drücken und dabei die Arme nach innen rotieren, sodass die Handflächen zueinander zeigen. Die Arme stehen senkrecht, der Rumpf bleibt angespannt. Die Position kurz halten, dann die Arme langsam wieder absenken.

Frontheben

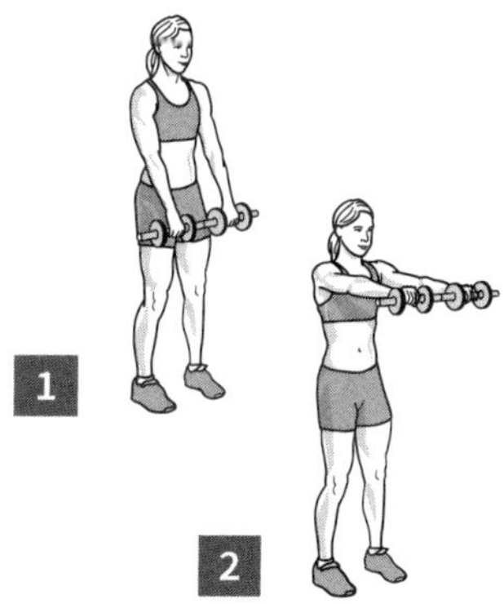

1. Im aufrechten, schulterbreiten Stand die Arme vor dem Körper Richtung Boden strecken und die Ellenbogen leicht gebeugt halten. Die Handflächen zeigen zum Körper, die Handgelenke sind gerade. Die Körpermitte anspannen und die Knie leicht beugen.
2. Die Arme kontrolliert frontal bis auf Schulterhöhe anheben. Die Handflächen zeigen zum Boden. Die Schultern tief halten und den Rumpf nicht nach hinten kippen. Die Position kurz halten, dann die Arme langsam wieder absenken.

Seitheben

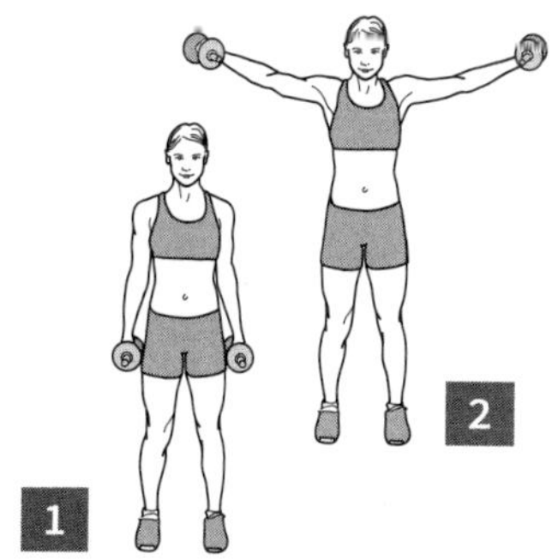

1. Im aufrechten, schulterbreiten Stand die Arme an den Körper halten und die Ellenbogen leicht gebeugt halten. Die Handflächen zeigen zum Körper. Die Körpermitte anspannen und die Knie leicht beugen.
2. Die Arme kontrolliert zu beiden Seiten bis auf Schulterhöhe anheben. Die Handflächen zeigen zum Boden, die Handgelenke sind gerade. Die Schultern nicht hochziehen. Position kurz halten, dann die Arme langsam wieder absenken.

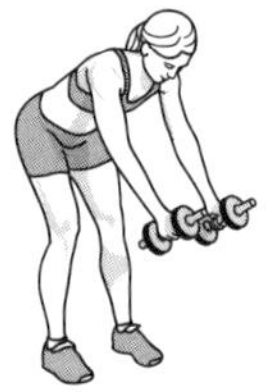

1

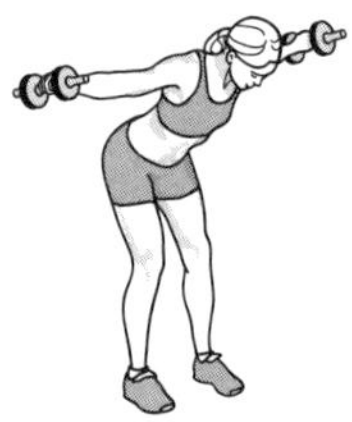

2

Reverse Flys vorgebeugt

1. Im schulterbreiten Stand die Knie leicht beugen und die Körpermitte anspannen. Den Oberkörper mit geradem Rücken um circa 45 Grad nach vorn neigen und die Arme Richtung Boden strecken. Die Ellenbogen leicht gebeugt halten, die Schultern nach hinten und unten ziehen. Die Handflächen zeigen zueinander.
2. Die Arme kontrolliert über die Seiten nach oben führen und gleichzeitig die Schulterblätter zusammenziehen. Die Handflächen zeigen zum Boden. Die Position kurz halten, dann die Arme langsam wieder absenken.

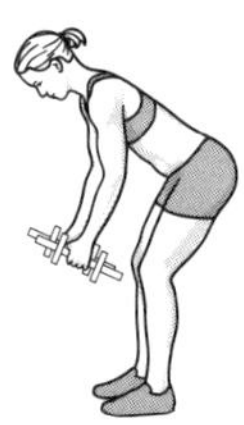

1

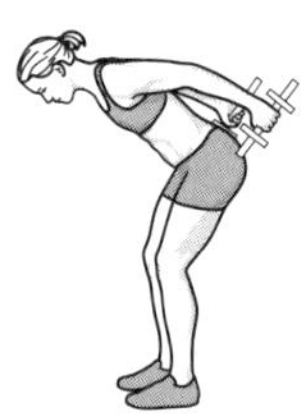

2

Armrückheben

1. Im schulterbreiten Stand die Knie leicht beugen und die Körpermitte anspannen. Den Oberkörper mit geradem Rücken um circa 45 Grad nach vorn neigen und die Arme Richtung Boden strecken. Die Ellenbogen leicht gebeugt halten, die Schultern nach hinten und unten ziehen. Die Handflächen zeigen zueinander.
2. Die Arme körpernah nach hinten oben anheben. Die Handflächen zeigen zueinander. Die Position kurz halten, dann die Arme langsam wieder nach vorn absenken. Die Arme ohne Schwung bewegen.

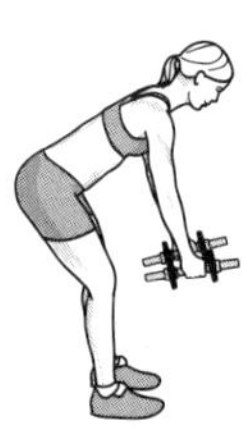

1

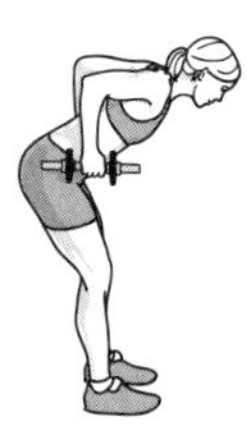

2

Vorgebeugtes Rudern

1. Im schulterbreiten Stand die Knie leicht beugen und die Körpermitte anspannen. Den Oberkörper mit geradem Rücken um circa 45 Grad nach vorn neigen und die Arme Richtung Boden strecken. Die Ellenbogen leicht gebeugt halten, die Schultern nach hinten und unten ziehen. Die Handflächen zeigen zueinander.
2. Die Arme beugen und die Ellenbogen an den Rumpfaußenseiten nach hinten und oben ziehen, bis die Arme um circa 90 Grad angewinkelt sind. Die Handflächen zeigen zum Körper. Die Position kurz halten, dann die Arme langsam wieder strecken. Der Rumpf bleibt angespannt und der Rücken gerade.

Frontheben im Vierfüßlerstand

1. Im Vierfüßlerstand die Hände auf den Hanteln aufstützen und unterhalb der Schultern platzieren. Die Knie befinden sich unterhalb der Hüften. Die Arme sind gestreckt, der Rücken ist gerade und der Blick zum Boden gerichtet.
2. Im Wechsel einen Arm vom Boden lösen und gestreckt nach vorn anheben, bis er eine Linie mit dem Rücken bildet. Die Position kurz halten, dann den Arm wieder absenken. Das Frontheben kontrolliert und ohne Schwung ausführen. Seitliche Drehungen des Rumpfes vermeiden.

1

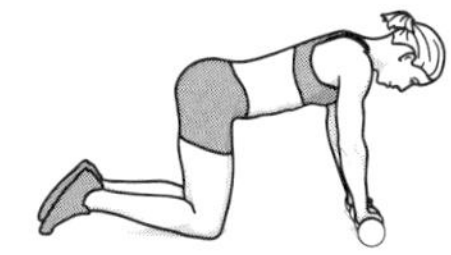

2

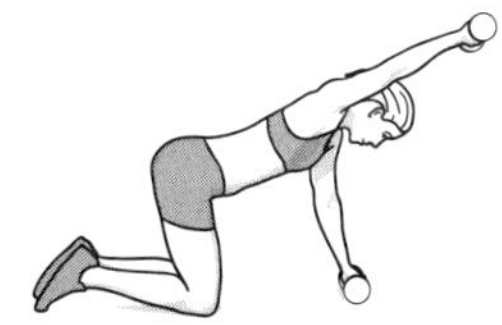

Wechselseitiges Armstrecken in Bauchlage

1. In der Bauchlage die Beine leicht öffnen und die Fußspitzen in den Boden drücken. Die Hanteln umfassen und die Arme seitlich vom Körper in Richtung der Füße strecken. Der Blick ist zum Boden gerichtet, die Handflächen zeigen nach oben.
2. Die Rumpf- und Gesäßmuskulatur anspannen und den Oberkörper leicht anheben. Dann die Arme wechselseitig über die linke und rechte Körperseite gestreckt nach vorn und wieder nach hinten führen. Wenn der Arm vorn ist, zeigt die Handfläche zum Boden. Die Bewegungen ohne Schwung ausführen und die Arme nicht komplett durchstrecken.

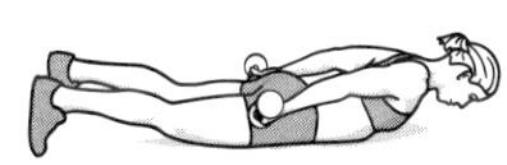

1

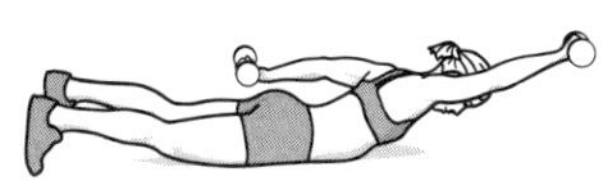

2

Übungen mit dem Gymnastikball für die Rumpfstabilität

1

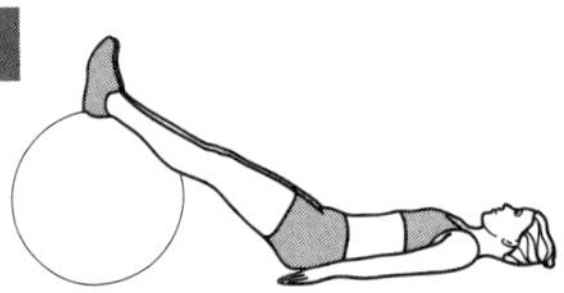

2

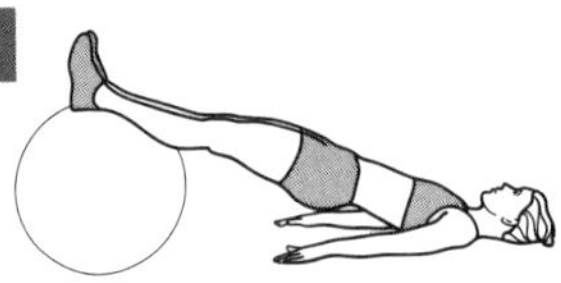

Dynamische Rückenbrücke

1. In der Rückenlage die Beine strecken, hüftbreit öffnen und die Fersen auf dem Gymnastikball ablegen. Die Arme seitlich vom Körper ausstrecken und Handflächen und Arme auf den Boden drücken. Der Blick ist nach oben gerichtet.
2. Die Bauch- und Gesäßmuskulatur anspannen und das Gesäß so weit vom Boden abheben, bis Beine und Oberkörper eine Linie bilden. Die Position 2 bis 3 Sekunden halten. Das Gesäß langsam absenken, ohne es am Boden abzulegen, und wieder anheben.

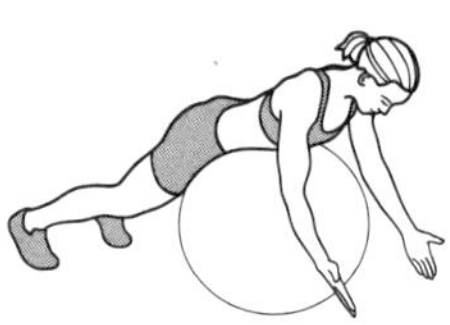

1

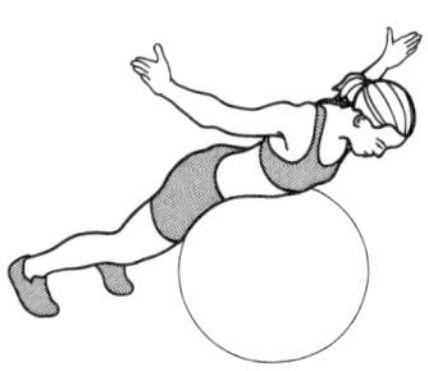

2

Reverse Fly mit gestreckten Armen

1. Mit dem Bauch über den Gymnastikball legen, die Füße mindestens schulterbreit am Boden aufstellen und die Arme vor dem Ball Richtung Boden strecken. Beine, Gesäß und Oberkörper bilden eine Linie. Den Blick diagonal nach vorn zum Boden richten.
2. Die gestreckten Arme seitlich auf Schulterhöhe kontrolliert anheben und gleichzeitig die Schulterblätter zur Wirbelsäule ziehen. Anschließend die Arme langsam wieder absenken.

Seitlicher Ballstütz

1. Den Oberkörper seitlich auf dem Gymnastikball ablegen und mit dem unteren Arm den Ball umfassen. Die Hand des oberen Arms stabilisiert den Ball von vorn. Die Beine liegen übereinander und sind gestreckt. Beine und Oberkörper bilden eine Linie.

1
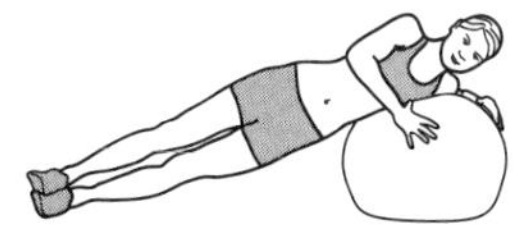

2. Das obere Bein seitlich abspreizen und dann dynamisch nach unten und oben bewegen. Die Bauch- und Gesäßmuskeln sind permanent angespannt. Der Blick ist nach vorn gerichtet.

2
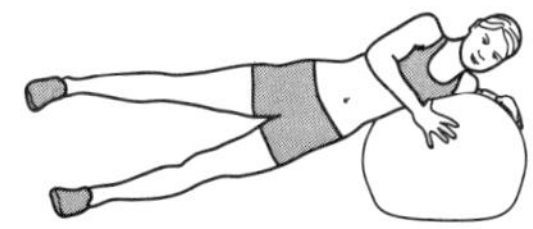

Bein-Curl

1. In der Rückenlage die Beine strecken, hüftbreit öffnen und die Fersen auf dem Gymnastikball ablegen. Die Arme seitlich des Körpers ausstrecken und auf den Boden drücken. Die Körpermitte anspannen und das Gesäß so weit vom Boden abheben, bis Beine und Oberkörper eine Linie bilden.

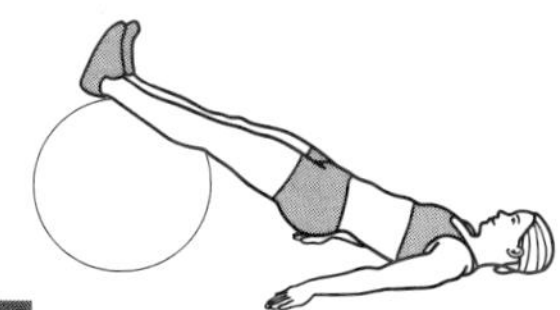
1

2. Langsam die Knie beugen und den Ball zum Körper heranrollen. Die Position kurz halten. Dann die Beine kontrolliert wieder strecken und den Ball zurück zur Ausgangsposition rollen. Das Gesäß hat während der Übungsausführung keinen Bodenkontakt.

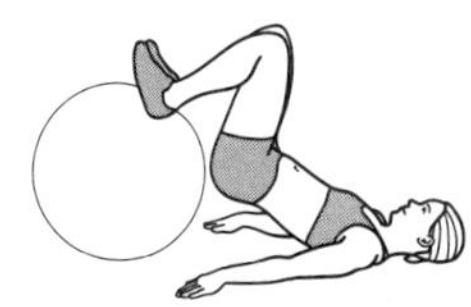
2

Ball-Plank

Mit den Unterarmen auf dem Gymnastikball abstützen und die Körpermitte anspannen. Die Beine strecken, schulterbreit öffnen und die Zehenspitzen am Boden aufstellen. In der Plank-Position bilden Oberkörper und Beine eine Linie. Der Rücken ist gerade, die Brust darf nicht den Ball berühren.

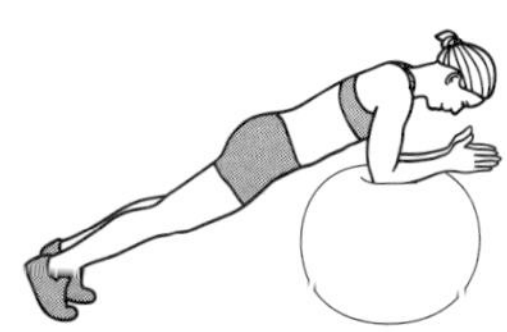

Übungen mit Kurzhanteln auf dem Gymnastikball

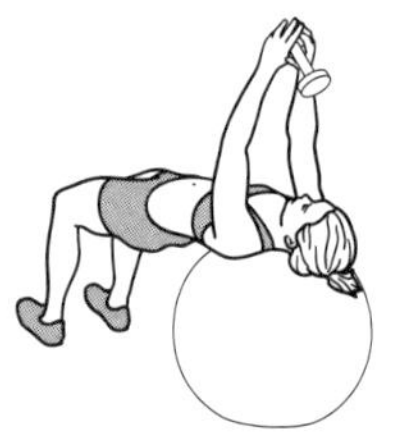

1

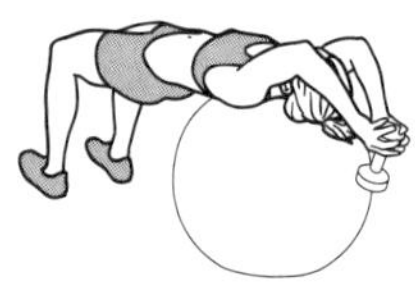

2

Überzug mit gestreckten Armen

1. In der Rückenlage auf dem Gymnastikball den oberen Rücken und Kopf auf dem Ball ablegen. Die Beine um 90 Grad anwinkeln und die Füße schulterbreit geöffnet am Boden aufstellen. Das Becken so weit anheben, bis Oberschenkel und Oberkörper eine Linie bilden. Eine Hantel mit leicht gebeugten Armen senkrecht über der Brust halten und den Blick nach oben richten.
2. Die Bauchmuskulatur maximal anspannen und das Gewicht über den Kopf nach hinten unten absenken. Die Ellenbogen bleiben leicht gebeugt, der Blick ist nach oben gerichtet. Die Endposition kurz halten, dann die Arme wieder zur Ausgangsposition führen.

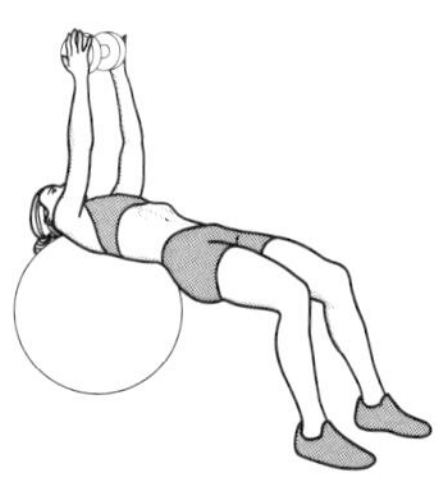

1

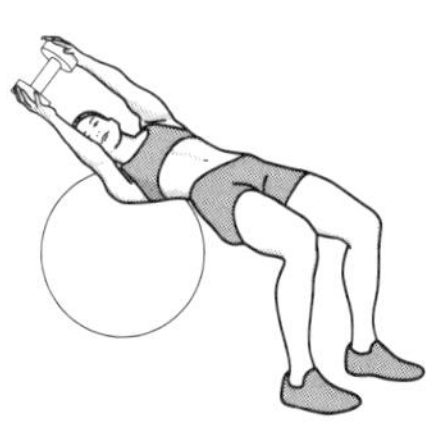

2

Oberkörperrotation mit Kurzhantel

1. In der Rückenlage auf dem Gymnastikball die Schulterblätter auf dem Ball ablegen. Die Beine um 90 Grad anwinkeln und die Füße schulterbreit geöffnet am Boden aufstellen. Das Becken so weit anheben, bis Oberschenkel und Oberkörper eine Linie bilden. Eine Hantel an den Seiten umfassen und mit leicht gebeugten Armen senkrecht über der Brust halten. Den Blick nach oben richten.
2. Den Oberkörper abwechselnd nach rechts und links drehen, bis die Arme mindestens horizontal zum Boden zeigen. Die Bewegung kommt allein aus dem Oberkörper, die Hüften bleiben gerade und die Beine stabil. Der Kopf befindet sich immer in Verlängerung zur Wirbelsäule.

Kurzhantel-Butterfly

1. In der Rückenlage auf dem Gymnastikball den oberen Rücken und Kopf auf dem Ball ablegen. Die Beine um 90 Grad anwinkeln. Oberschenkel und Oberkörper bilden eine Linie. Zwei Hanteln mit leicht gebeugten Armen senkrecht über der Brust halten, die Handflächen zeigen zueinander. Den Blick nach oben richten.
2. Die Hanteln langsam seitlich auf Schulterhöhe absenken, bis die Arme waagrecht zum Boden zeigen. Die Ellenbogen bleiben leicht gebeugt. Kurz halten, dann zur Ausgangsposition führen.

1
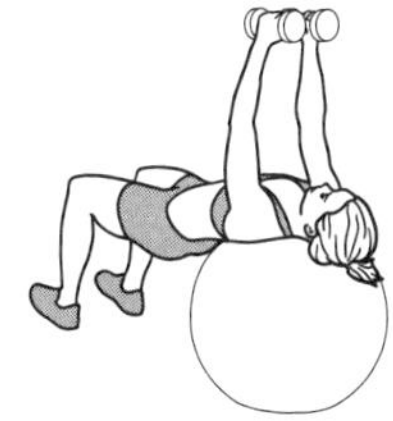

2
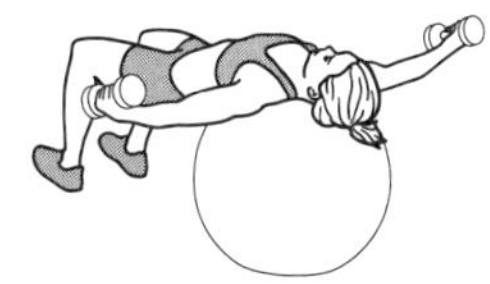

Wechselseitiger Überzug

1. In der Rückenlage auf dem Gymnastikball den oberen Rücken und Kopf auf dem Ball ablegen. Die Beine um 90 Grad anwinkeln und die Füße schulterbreit geöffnet am Boden aufstellen. Das Becken so weit anheben, bis Oberschenkel und Oberkörper eine Linie bilden. Zwei Hanteln mit leicht gebeugten Armen senkrecht über der Brust halten, die Handflächen zeigen zueinander.
2. Die Arme gegenläufig über den Kopf und zur Hüfte absenken, wieder anheben und in entgegengesetzter Richtung absenken. Die Ellenbogen bleiben leicht gebeugt, der Blick nach oben gerichtet. Den Körper möglichst stabil halten und die Bewegungen der Arme kontrolliert und ohne Schwung ausführen.

1
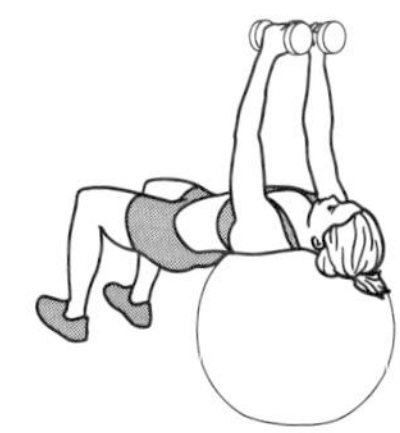

2
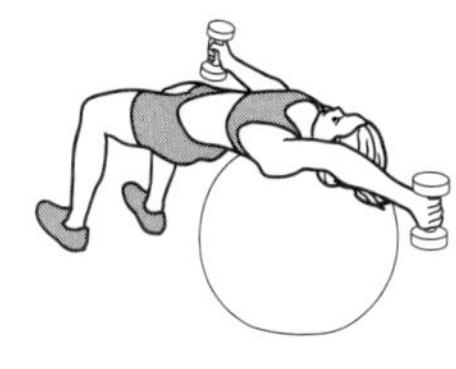

Brustdrücken

1. In der Rückenlage auf dem Gymnastikball den oberen Rücken und Kopf auf dem Ball ablegen. Die Beine um 90 Grad anwinkeln. Oberschenkel und Oberkörper bilden eine Linie. Zwei Hanteln mit durchgestreckten Armen senkrecht über der Brust halten, die Handflächen zeigen nach vorn. Den Blick nach oben richten.
2. Die Ellenbogen beugen und das Gewicht langsam absenken, bis die Oberarme waagrecht zum Boden zeigen. Die Unterarme bleiben in der Senkrechten und die Handgelenke gerade. Die Position kurz halten, dann die Gewichte dynamisch nach oben drücken.

1
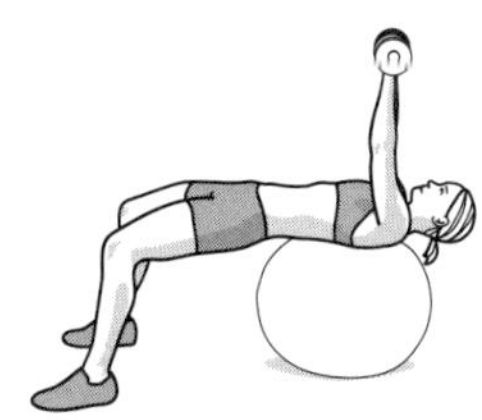

2
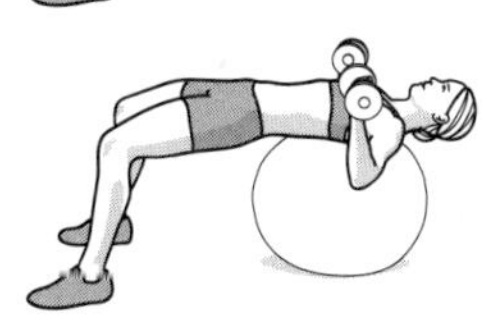

Dehnübungen zur Muskelentspannung

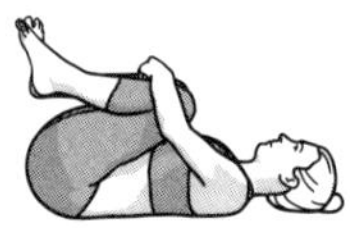

Dehnung von Gesäß und Lendenbereich

In der Rückenlage die Beine anwinkeln, die Füße vom Boden abheben und die Beine unterhalb der Knie mit den Händen umfassen. Nun die Knie langsam Richtung Brust ziehen. Kopf und Schultern bleiben am Boden, der Blick ist nach oben gerichtet. Die Position halten und beim Ausatmen die Dehnung verstärken.

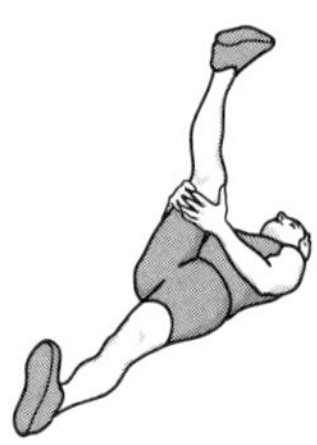

Dehnung der Oberschenkelrückseite und des Lendenbereichs

In der Rückenlage die Beine strecken. Ein Bein vom Boden abheben, den Oberschenkel umfassen und das gestreckte Bein behutsam in Richtung Kopf ziehen. Am Endpunkt die Fußspitze nach unten absenken. Die Position halten und beim Ausatmen die Dehnung verstärken.

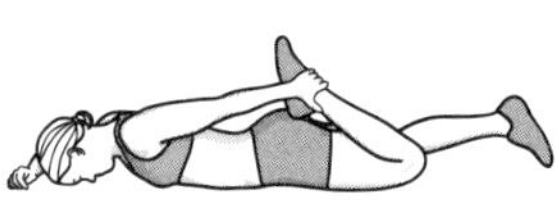

Dehnung der Oberschenkelvorderseite

In der Bauchlage die Beine parallel zueinander strecken. Nun ein Bein anwinkeln, das Sprunggelenk hinter dem Rücken umfassen und den Fuß in Richtung Gesäß ziehen. Der Oberschenkel bleibt am Boden und parallel zum gestreckten Bein. Den Kopf am Boden oder auf dem Unterarm des freien Arms ablegen.

Dehnung der Oberschenkelinnenseiten

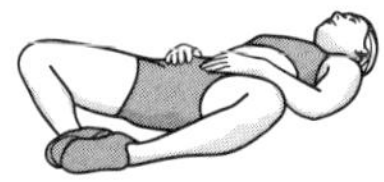

In der Rückenlage beide Beine anwinkeln, die Füße schließen und möglichst nah am Gesäß auf dem Boden aufstellen. Die Hände auf dem Bauch ablegen. Dann die Knie langsam so tief wie möglich zu beiden Seiten absenken und gleichzeitig die Fußsohlen aneinanderlegen.

Tipp: Zur Intensivierung der Übung die Hände auf den Oberschenkelinnenseiten ablegen und leichten Druck nach unten ausüben.

Dehnung der äußeren Hüfte und des Oberschenkels

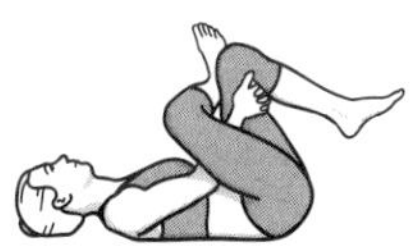

In der Rückenlage beide Beine anwinkeln und das rechte Sprunggelenk auf dem linken Oberschenkel ablegen. Den linken Fuß vom Boden lösen, mit beiden Händen den linken Oberschenkel umfassen und Richtung Brust ziehen. Kopf und oberer Rücken bleiben am Boden.

Dehnung der Oberschenkelrückseite und Wade

1. Aus dem Kniestand ein Bein vorn mit der Ferse am Boden aufsetzen und die Fußspitze zum Schienbein heranziehen. Die Körpermitte aktivieren, den Oberkörper strecken und die Hände auf dem Oberschenkel des vorderen Beins abstützen.
2. Den Oberkörper mit geradem Rücken nach vorn neigen, gleichzeitig das Becken nach hinten schieben und das vordere Bein strecken, bis eine deutliche Dehnspannung in der Beinrückseite spürbar ist.

1

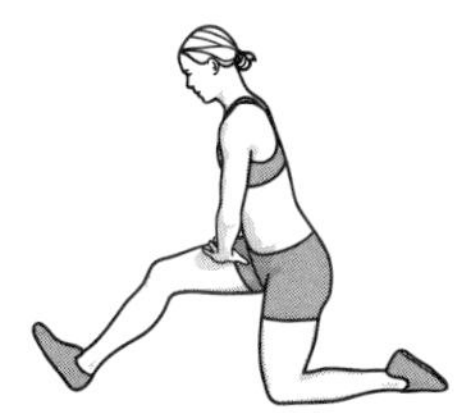

2

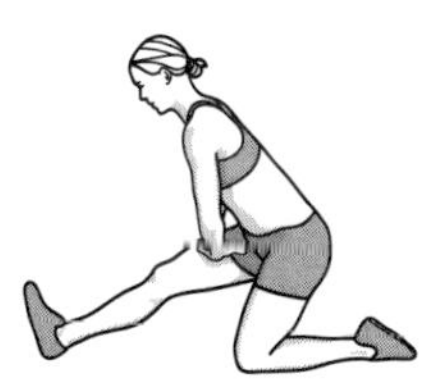

1
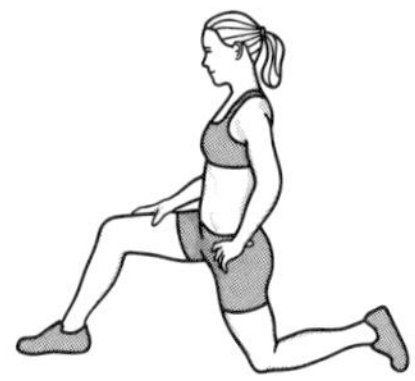

2
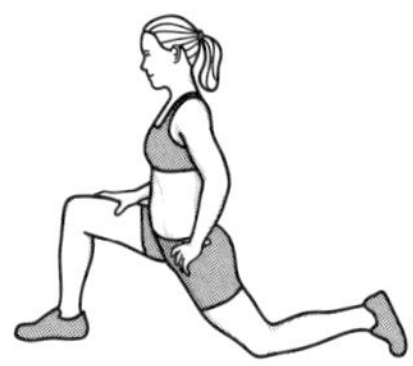

Dehnung des Hüftbeugers

1. Aus dem Stand einen Ausfallschritt nach vorn ausführen und das hintere Knie am Boden aufsetzen. Beide Knie sind um 90 Grad gebeugt. Den Oberkörper strecken und die Körpermitte aktivieren. Für mehr Stabilität mit einer Hand auf dem vorderen Oberschenkel abstützen.
2. Oberkörper und Becken nach vorn schieben und das hintere Bein im Hüftgelenk strecken, bis die Dehnspannung in der Leiste und an der Oberschenkelvorderseite spürbar ist. Der Oberkörper bleibt aufrecht.

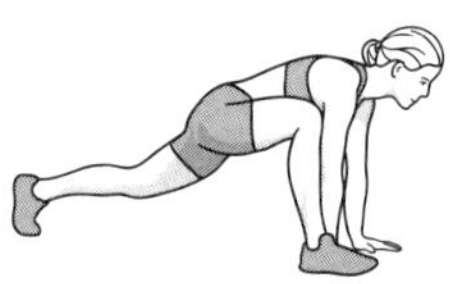

Dehnung der Hüfte und des Oberschenkels

Ausgangsposition ist der Ausfallschritt. Das hintere Bein ist fast ganz gestreckt, das vordere Bein circa 90 Grad im Kniegelenk angewinkelt. Die Hände seitlich des vorderen Beins am Boden abstützen. Der Rücken ist gestreckt, den Blick diagonal nach vorn zum Boden richten. Dann die Hüfte zum Boden absenken, bis eine deutliche Dehnspannung an der Oberschenkelvorderseite des hinteren Beins und der Oberschenkelinnenseite des vorderen Beins spürbar ist.

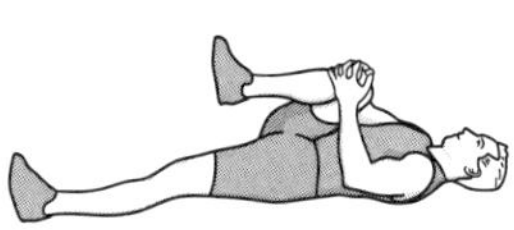

Dehnung der seitlichen Gesäßmuskulatur

In der Rückenlage die Beine strecken. Dann das rechte Bein beugen, das Knie mit beiden Händen umfassen und es diagonal über den Bauch in Richtung der linken Brust ziehen. Der Fuß ist nah am Gesäß, der Rücken bleibt am Boden.

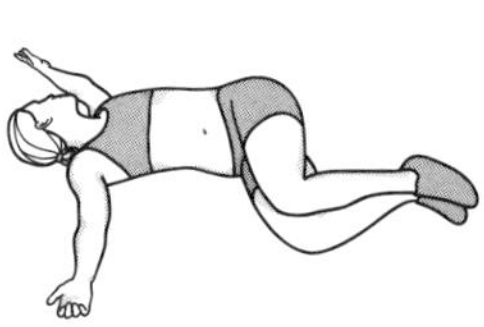

Dehnung der Brust- und seitlichen Bauchmuskulatur

In der Rückenlage die Beine vom Boden anheben, die Knie um 90 Grad beugen und die Beine schließen. Die Arme seitlich auf Schulterhöhe ausstrecken. Beide Beine zur rechten Seite kippen und ablegen, den Kopf nach links drehen. Die Beine liegen übereinander, das untere Bein hat Bodenkontakt. Beide Schultern bleiben am Boden.

Dehnung des unteren Rückens, der Schultern und Brust

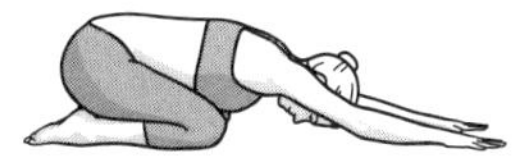

Aus dem Kniestand in den Fersensitz gehen und die Fußrücken ablegen. Den Oberkörper nach vorn neigen und auf den Oberschenkeln ablegen. Die Arme in Verlängerung zum Oberkörper nach vorn strecken, schulterbreit öffnen und die Handflächen mit gestreckten Fingern am Boden ablegen. Der Kopf befindet sich zwischen den Armen. Den Rücken durchstrecken und die Schultern sanft Richtung Boden senken.

Dehnung der Brust- und vorderen Schultermuskulatur

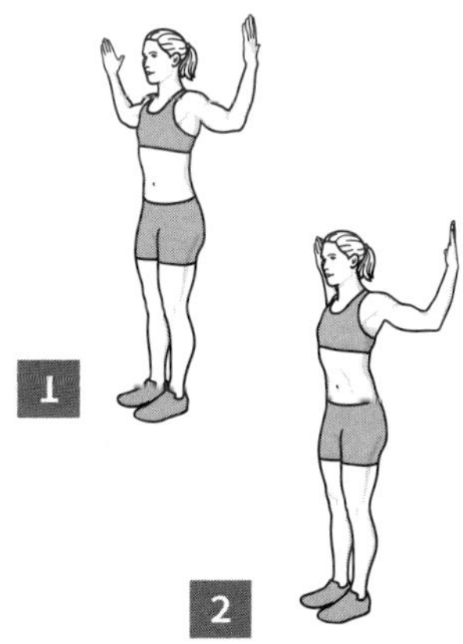

1. Im aufrechten, hüftbreiten Stand die Arme seitlich auf Schulterhöhe anheben und die Ellenbogen um 90 Grad anwinkeln. Die Schultern bleiben tief, der Blick nach vorn gerichtet und der Nacken gestreckt. Die Knie leicht beugen und die Bauchmuskulatur anspannen, um eine Hohlkreuzbildung zu vermeiden.
2. Dann die angewinkelten Arme nach hinten führen und dabei die Schulterblätter zur Wirbelsäule ziehen.

Dehnung des breiten Rückenmuskels und der Schulter

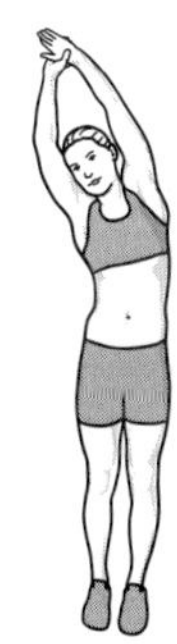

Im aufrechten, hüftbreiten Stand die Arme über den Kopf strecken und mit der rechten Hand das linke Handgelenk umfassen. Den Nacken strecken und den Blick nach vorn richten. Nun Oberkörper so weit wie möglich nach rechts neigen, ohne ihn dabei zu verdrehen. Mit der rechten Hand den linken Arm nach rechts ziehen, um die Dehnung zu verstärken. Der Kopf bleibt mittig zwischen den Armen.

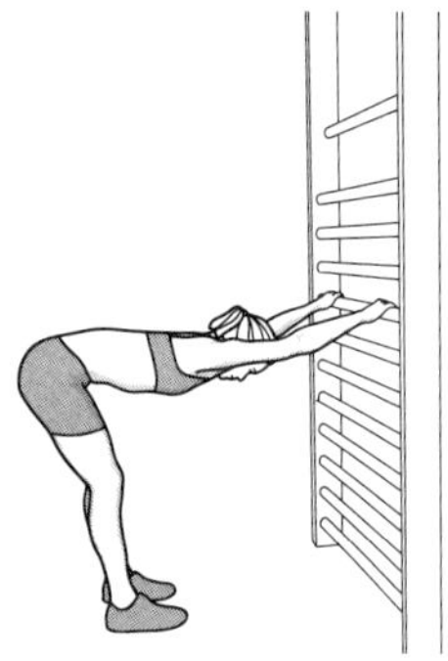

Dehnung der Rücken- und Schultermuskulatur

Im aufrechten, schulterbreiten Stand den Oberkörper leicht nach vorn beugen und die Hände in Hüfthöhe auf einem festen Gegenstand (zum Beispiel Fensterbrett, Tisch, Geländer) ablegen. Mit einem Schritt nach hinten die Arme strecken, schulterbreit öffnen und den Oberkörper so weit absenken, bis er beinahe waagrecht zum Boden zeigt. Den Blick zum Boden richten. Nun den Rücken komplett durchstrecken sowie Brust und Schultern in Richtung Boden senken, bis eine deutliche Dehnspannung im Rücken und den Schultern spürbar ist.

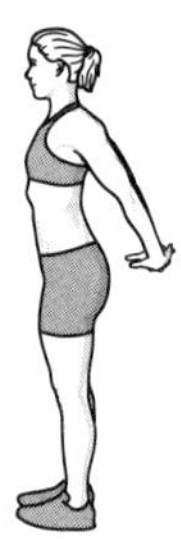

Dehnung der Brust-, vorderen Schultermuskulatur und Arme

Im aufrechten, hüftbreiten Stand mit den Fingern hinter dem Rücken ineinandergreifen und die Handflächen nach außen drehen. Den Oberkörper strecken, die Bauch- und Gesäßmuskulatur anspannen und den Blick nach vorn richten. Die Schulterblätter zur Wirbelsäule ziehen und die fast gestreckten Arme nach hinten oben anheben. Den Rumpf nicht nach vorn kippen. Die Körpermitte bleibt angespannt, um eine starke Hohlkreuzbildung zu vermeiden.

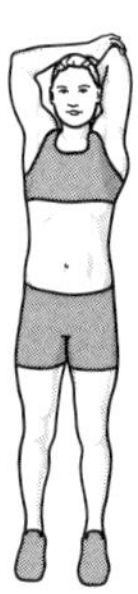

Dehnung des Oberarms und der Schulter

Im aufrechten, hüftbreiten Stand den linken Arm nach oben strecken, anwinkeln, den Unterarm hinter den Kopf führen und die Hand zwischen den Schulterblättern ablegen. Mit der rechten Hand den linken Oberarm direkt am Ellenbogen umfassen und diesen zur rechten Körperseite ziehen. Dabei die linke Hand am Rücken etwas tiefer gleiten lassen. Der Nacken bleibt gestreckt und der Blick nach vorn gerichtet.

Dehnung des Unterarms und des Oberarmbeugers

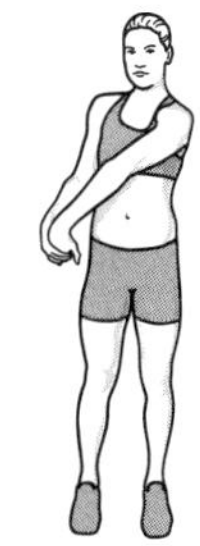

Im aufrechten, hüftbreiten Stand den linken Arm vor dem Körper in Richtung der rechten Hüfte ausstrecken und die Handfläche nach oben drehen. Mit der rechten Hand die Finger der linken Hand umfassen und diese nach unten und zum Körper ziehen. Gleichzeitig den linken Ellenbogen durchstrecken.

Dehnung der seitlichen Hals- und Nackenmuskulatur

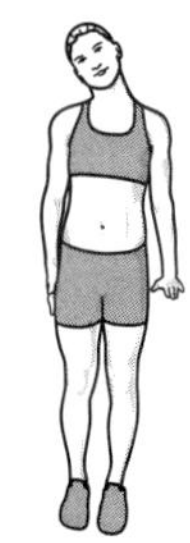

Im aufrechten, hüftbreiten Stand den Kopf so weit wie möglich zur rechten Schulter neigen und den linken Arm mit angewinkelter Hand bewusst in Richtung Boden schieben. Der Oberkörper bleibt aufrecht und der Blick nach vorn gerichtet.

Übungsregister